四川省社科联科研课题

重庆金阳集团热情支持

巴蜀名医遗珍系列丛书

主编 马烈光

李斯炽

医案206例

李斯炽 著

李克淦 整理

中国中医药出版社

·北京·

图书在版编目（CIP）数据

李斯炽医案 206 例 / 李斯炽著；李克淦整理 . —北京：中国中医药出版社，2016.10（2025.3 重印）

（巴蜀名医遗珍系列丛书）

ISBN 978 – 7 – 5132 – 3629 – 4

Ⅰ . ①李⋯ Ⅱ . ①李⋯ ②⋯李 Ⅲ . ①医案—汇编—中国—现代 Ⅳ . ① R249.7

中国版本图书馆 CIP 数据核字（2016）第 222781 号

中国中医药出版社出版

北京经济技术开发区科创十三街 31 号院二区 8 号楼

邮政编码 100176

传真 010 64405721

北京盛通印刷股份有限公司印刷

各地新华书店经销

开本 880×1230 1/32 印张 11.5 字数 274 千字

2016 年 10 月第 1 版 2025 年 3 月第 5 次印刷

书号 ISBN 978 – 7 – 5132 – 3629 – 4

定价 49.00 元

网址 www.cptcm.com

如有印装质量问题请与本社出版部调换

版权专有 侵权必究

服务热线 010 64405510

购书热线 010 89535836

微信服务号 zgzyycbs

书店网址 csln.net/qksd/

官方微博 http：//e.weibo.com/cptcm

淘宝天猫网址 http：//zgzyycbs.tmall.com

出版者言

　　《名医遗珍系列》旨在搜集、整理我国近现代著名中医生前遗留的著述、文稿、讲义、医案、医话等等。这些文献资料，有的早年曾经出版、发表过，但如今已难觅其踪；有的仅存稿本、抄本，从未正式刊印、出版；有的则是家传私藏，未曾面世、公开过，可以说都非常稀有、珍贵。从内容看，有研习经典医籍的心悟、发微，有个人学术思想的总结、阐述，有临证经验的记录、提炼，有遣方用药的心得、体会，篇幅都不是很大，但内容丰富多彩，各具特色，有较高的学术和实用价值，足资今人借鉴与传承。

　　寻找、搜集这些珍贵文献资料是一个艰难、漫长而又快乐的过程。每当我们经过种种曲折得到想要的资料时，都如获至宝，兴奋不已，尤其感动于这些资料拥有者的无私帮助和大力支持。他们大都是名医之后或其门生弟子，不仅和盘托出，而且主动提供相关素材、背景资料，很多人还亲自参与整理、修订。他们的无私品质和高度责任感，也激励、鞭策我们不畏艰难，更加努力。

有道是"巴蜀自古出名医"。巴蜀大地，山川俊秀，物产丰富独特，文化灿烂悠久，不仅群贤毕集，而且名医大家辈出，代有传人，医书诊籍充栋，分量十足，不愧为"中医之乡，中药之库"。因此，我们特别推出《巴蜀名医遗珍系列丛书》，精心汇集了陈达夫、吴棹仙、李斯炽、熊寥笙等16位现代已故巴蜀名医的珍贵遗著、文稿，以展现巴蜀中医的别样风采。尤其值得一提的是，此次由巴蜀名中医马烈光教授亲任主编，年逾九旬的中医泰斗李克光教授担纲主审，确保了这套丛书的高品质和高水平。另外，还有相当部分的巴蜀名医资料正在搜集整理中，会在近期集中出版。

今后，我们还将陆续推出类似的专辑。真诚希望同道和读者朋友提出意见，提供线索，共同把这套书做成无愧于时代的精品、珍品。

中国中医药出版社

2016 年 8 月 4 日

前言

　　自古以来，以重庆为中心所辖地区称为"巴"，以成都为中心的四川地区称为"蜀"，合称"巴蜀"或"西蜀"。隋代卢思道曾云："西蜀称天府，由来擅沃饶。"巴蜀大地，不仅山川雄险幽秀，江河蜿蜒回绕，物产丰富独特，而且文化灿烂悠久，民风淳朴安适，贤才汇聚如云。现代文学家郭沫若曾谓："文宗自古出西蜀。""天府"巴蜀，不仅孕育出了大批横贯古今、闪耀历史星空的大文豪，如汉之司马相如、扬雄，宋之"三苏"等，也让"一生好入名山游"的李白、杜甫等恋栈不舍。

　　更令人惊叹者，巴山蜀水，不仅群贤毕集，复名医辈出，代有传人。早在《山海经》中已有"神医"巫彭、巫咸，其后，汉之涪翁、郭玉，唐之昝殷、杜光庭，宋之唐慎微、史崧，清之唐宗海、张骥、曾懿等，举不胜举。尤其在近现代，名噪一时的中医学家，如沈绍九、郑钦安、萧龙友、蒲辅周、冉雪峰、熊寥笙、李重人、任应秋、杜自明、李斯炽、吴棹仙等，均出自川渝巴蜀。如此众多出类拔萃的中医前辈名宿，其医德、医术、医学著述、临床经验、学术思想及治学方法，都是生长、开放在巴蜀这块大地上的瑰丽奇葩，为我国中医药事业的发展增添了光辉篇章，是一份十分值得珍惜、借鉴和弘扬的、独具特色的宝贵民族文化遗产和精神财富。

"自古巴蜀出名医"，何也？

首先，巴蜀"君王众庶"历来重视国学。巴蜀地区历史文化厚重，广汉三星堆、成都金沙遗址等，不断有考古学新发现揭示着本地文化的悠久。西汉之文翁教化为巴蜀带来了中原的儒道文化，使巴蜀文化渐渐融入了中华文化之中。而汉之司马相如、扬雄之文风，又深深体现着巴蜀文化的独特性。巴蜀人看重国学，文风颇盛，即使在清末民国之初，传统文化横遭蹂躏时，巴蜀仍能以"国学"之名将其保留。另外，蜀人喜爱易学，宋朝理学家程颐就说"易学在蜀"，体现出易学是巴蜀文化的重要特征。"医易同源"，易学在巴蜀的盛行，使巴蜀中医尤易畅晓医理并发挥之。就这样，巴蜀深厚的文化底蕴为生于斯、长于斯的巴蜀中医营造了一块沃土，提供了丰厚的精神濡养。

其次，巴蜀地区中医药资源得天独厚。四川素有"中药之库"的美称。仅药用植物就有 5000 余种，中药材蕴藏量、道地药材种类、重点药材数量等，均居全国第一位。"工欲善其事，必先利其器"，有了丰富的中药材资源，巴蜀中医就有了充足的"利器"，药物信手拈来，临床疗效卓著，医名自然远扬。

最后，巴蜀名山大川众多，风光旖旎，道学兴盛，道教流派颇多，"仙气"氤氲。鲁迅先生曾谓"中国文化的根柢全在道教"，道学、道教与中华文化的形成有着密切的关系，与中医学更具"血肉联系"。于道而言，史有"十道九医"之说；于中医而言，中医"至道"中有很大部分内容直接源于道，不少名医精通道学，或身为道教中人，典型者如晋代葛洪及唐代孙思邈。巴蜀地区，道缘尤深。且不说汉成帝时，成都严君平著《老子注》和《道德真经指归》，使道家学说系统化，对道学发展影响深远。仅就道教名山而言，"蜀国多仙山"，如四川大邑县鹤鸣山为"道教祖庭"，东汉张道陵于此倡"正一盟威之道"，标志着道教的形成；青城山为道教"第五洞天"，至今前山数十座道教宫观完好保留；

峨眉山为道教"第七洞天"，今仍保留有诸多道教建筑。四川这种极为浓厚的道学氛围，泂为名医成长之深厚底蕴。

自古巴蜀出名医，后人本应承继其学，发扬光大。然而，即使距今尚近的现代巴蜀名医，其学术经验的发掘整理现状堪忧。有的名医经验濒于失传；有的以前虽然发表、出版过，但如今难觅其踪；间或有一些得以整理问世，也多由名医门人弟子完成，呈散在性，难保其全面、系统、完善。如现代已故巴蜀名医中，成都李斯炽、重庆熊寥笙、达县龚益斋、大邑叶心清、内江黄济川、三台宋鹭冰等，这些医家，虽有个人专著行世，但一直缺乏一套丛书将其学验进行系统汇总与整理。

此外，现有的名医经验整理专著，多将其学术思想和临床经验分册出版，较少赅于一书，全面反映名医的学术特点。而有些名医在生前喜手录医悟、医论与医方、医案，因未得出版，遂留赠门人弟子，几经辗转，终濒临失传。如20多年前去世的名医彭宪彰，虽有《叶氏医案存真疏注》一书于1984年出版，但此书仅为几万字的注解性专著，只反映了彭老在温病学方面的学术成就。而他利用业余时间，手录的大量临床验案，至今未得到全面发掘整理，近于湮没无闻，遑论出版面世。痛夫！这些乃巴蜀杏林的巨大损失！

吾从小跟名师学中医，于20世纪60年代末参加医疗卫生工作，70年代在成都中医学院毕业留校从事医、教、研工作至今。在此期间，与许多现代巴蜀名医熟识，常受其耳提面命和谆谆教诲。几十年来，深感老前辈们理用俱佳，心法独到，临床卓有良效，遗留资料内容丰富多彩，具有颇高的学术和应用价值，若不善加搜集整理，汇总出版，则有绝薪之危。有鉴于此，我们早冀系统搜集整理出版一套现代已故巴蜀名医丛书，这也是巴蜀乃至全国中医界盼望已久的大事。适逢中国中医药出版社亦有此意愿，不谋而合，颇为相惜。此套丛书的出版幸蒙年逾九旬的巴蜀中医泰斗李克光教授垂青、担纲主审，并得到了国家中医药管理局、四川省中医药管理局、重庆市中医药管理局、四川省中医药科学院、成都中医药大学等的政策支撑，以及重庆金阳等企业的资金支持。尚得到不少名医之后或其门生弟子主动提供文献资料和相关素材之鼎力相助，更因成功申报为四川省社科课题而顺利完成了已故巴蜀现代名医存世资料的搜集、整理研究工作。对此，实感幸甚，诚拜致谢！

恰逢由科技部、国家中医药管理局等15个部委主办的"第五届中医药现代化国际科技大会"在成都隆重召开及成都中医药大学60年华诞之际，双喜临门，盛事"重庆"，愿以是书为贺，昭显巴蜀中医名家近年来的成果，尤可贻飨同道，不亦快哉！

丛书付梓之际，抚稿窃思，前辈心法得传，于弘扬国医，不无小益，理当欣喜；然仍多名医无继，徒呼奈何！若是丛书克竟告慰先贤，启示后学之功，则多年伏案之苦，亦何如也！

纸牍有尽，余绪不绝，胪陈管见，谨作是叙！并拟小诗以纪之：

巴蜀医名千载扬，济赢获安久擅长；

川渝杏林高翥日，岐黄仁术更辉煌。

丛书主编　马烈光

2016 年 8 月于成都中医药大学

内容提要

　　李斯炽（1892—1979），四川省成都市人，著名中医学家。早年师事成都名医董稚庵，尽得其传。从医60余年，对中医理论、古典医籍有精深研究。临床经验丰富，主张理宜精，法宜巧，方宜平，效宜稳。对各种疑难杂证，常以四两拨千斤之法取得显著疗效，声名远播。

　　本书为《巴蜀名医遗珍系列丛书》之一，原分为两辑出版，现合二为一，共收录了李斯炽亲手诊治的医案206例，大都是久治无效的疑难慢性疾病，经李老诊治后，取得了显效的案例。每则案例都从症状、脉舌入手，详细评析了病因病理以及遣方用药根据，使读者能清晰了解李老的诊治思路和遣方用药技巧。

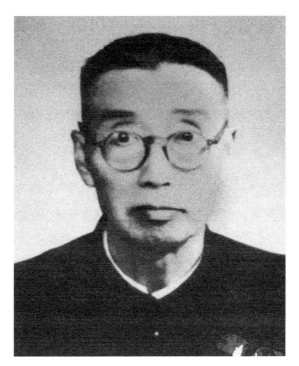

李斯炽像

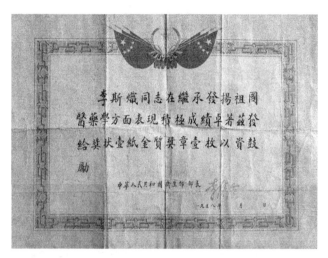

李斯炽同志在繼承發揚祖國醫藥學方面表現積極成績卓著茲發給獎狀壹紙金質獎章壹枚以資鼓勵

中華人民共和國衛生部部長

一九五八年　月　日

李斯炽获奖证书

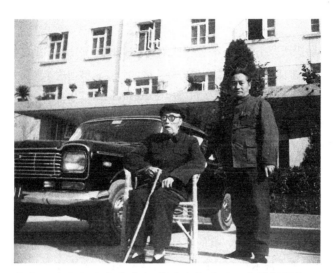

李斯炽晚年与子李克光留影（陈先赋副研究员提供）

几点说明（一）

一、《李斯炽医案》（第一辑）共搜集了101个临床上最常见的病例，是我用中医辨证施治的方法取得较好疗效的验案。整理这本医案的目的，是为了帮助广大初学中医的同志能尽快地掌握中医的辨证论治法则，并运用到临床中去，从而更好地诊断治疗常见病和多发病。所以纵然是一些比较简单的病例，因疗效显著，也一并整理出来，供初学者参考。对于较难诊断治疗的疾病，将搜集在第二辑内。

二、鉴于中医病名极不统一，有的是以病因命名，有的是以病状命名，有的则是病因、病状兼而有之，有的又是以症候群来命名的，有的则是一个病名而有几种概念，有的又是一种病而有多种名称，凡此种种，使初学者感到含混不清。为了使初学者易于阅读，本书基本上采取病状命名，在每一具体病案中，都按病理分型，这样使读者一目了然。

三、目前，中西医两个学术体系尚未完全贯通起来。中医的一个病种，很难说绝对相当于西医的某个病种。但中医的每一个具体病例，则完全可以相当于西医的某种病名本书中各个具体病例，曾经西医检查确诊为某种疾病者，一律注明西医病名，这仅是对个别病例说的，请读者不要误认为中医的这种病就等于西医的某种病，机械地加以套用。

四、本书所搜集的病案，大多是门诊随笔记录，原案对理法方药大多未做细致分析。为了补充原案的说理不足，所以整理的每一病案后面都加用了按语，使初学者易于了解该病案是怎样按辨证论治处理的。按语中一般都采取从病状、脉舌入手，分析病因病理及遣药根据。有的病案复诊次数较多，如病机转化不大的，就做综合分析；如病情较复杂，能分出阶段的，则按阶段做出分析。

本书是在成都中医学院党委大力支持下写成的。我因年老体衰，精力不足，手书困难，由我儿子李克淦执笔整理，李克光、李克琛和我一起参加了审阅。本书错误之处肯定不少，希望读者多批评指正。

李斯炽

1977 年 11 月

几点说明（二）

一、《李斯炽医案》（第二辑），共收集了105个病例。这些病例大多是些久治无效的慢性疾病，经家严辨证施治后，取得了显著疗效的案例。也有少部分是属于急性疾病，一经治疗，即获显效的案例。这105个病例绝大部分都是家严亲手诊治的，由于在他去世前几年，手书不便，故少部分病例是在他指导下治愈的。

二、本书主要供临床的中医工作者参考使用，故病例的命名、文字的体裁、理法方药的分析、古典医籍的引述等，一般都保持中医的传统形式。对曾经西医检查确诊为某种西医病名的案例，在中医病名下面加以注明，以便对照参考。

三、为了使读者易于明了和掌握家严对中医理法方药的运用，本书对每一个病例采用夹叙夹议的写法。一般均在初诊时做详尽的分析，如病理变化不大，复诊时仅做一些简要的补充叙议，以免过于冗赘。

四、本书大部分病例是在家严生前即已脱稿，并经过他亲自审阅。全书完成后，又由胞兄克光进行了全面审稿和补充。由于我们的业务水平和写作能力很差，谬误之处肯定是不少的，请读者多批评指正。

五、本书是在省、市领导的热情关怀下，在成都中医学院和附院领导、本院科研处和内科负责同志的大力支持及协助下完成，特表示热忱的谢意。

李克淦
1982 年 6 月

目录

第一辑

常见病医案

一、不寐

1. 脾虚胃滞证

单某，男，成年。1961年1月17日初诊。近来睡眠不安，短暂易醒；消化较弱，腹内胀气，大便日行两次，更兼心慌，头部昏胀。脉象缓和，舌苔微黄。此脾胃虚弱，传导功能阻滞，胃有积滞。胃不和则睡不安，法宜补脾行气和胃，稍佐育阴安神之品。

党参9g　白术9g　茯神9g　广陈皮6g　化橘红6g　法半夏9g　南藿梗6g　制香附9g　厚朴6g　谷芽12g　山药12g　制首乌9g　炒枣仁9g　炙甘草3g

服上方4剂后，睡眠即转正常。同时胃纳增进，胀气减少，大便日行一次，而心慌、头部昏胀现象亦趋缓解。

按：本例消化较弱，腹内胀气，大便日行两次，舌苔微黄，是脾胃虚弱运化无力所形成的气滞食积之象。《素问·逆调论》说："胃不和则卧不安。"睡眠不好是由于气滞食积所致，而气滞食积又是由于脾胃气虚所致；心慌亦是中气不足，头部昏胀为清阳不升。因此，本例失眠的主要原因是气虚，故以党参、茯神、白术、炙甘草补气扶脾为主。广陈皮、化橘红、法半夏、南藿梗、制香附、厚朴、谷芽、山药等行气运脾，消积和胃为辅，并以制首乌、炒枣仁、茯神等育阴安神以治其标。《伤寒·平脉法》说："人病脉不病，名曰内虚。以无谷神，虽困无苦。"本例脉象缓和，为无病脉象。虽然也出现了一些病状，病势是不会太严重的。故仅服药四剂，睡眠即转正常，诸症亦告缓解。

2. 阴虚肝旺证

张某，男，42岁。1964年4月11日初诊。睡眠不好，鼻孔干燥流血，眼结膜充血，腰脊酸痛，头目昏胀。经西医检查，胆固醇250以上。脉象弦数而细，舌苔干白不泽。此阴虚肝旺之证。用育阴平肝法。

石决明（先煎）9g 刺蒺藜9g 白芍9g 焦栀子9g 黄柏9g 青葙子9g 女贞子12g 旱莲草12g 夜交藤15g 生地黄9g 玄参9g 石斛9g 甘草3g

4月25日二诊：服上方4剂后，头目昏胀减轻，睡眠好转，白苔渐退，舌质转润，脉象至数清楚。肝气已得缓和。但尚有恶梦，腰脊仍有些酸痛，食量不旺。再本前法加味：

石决明（先煎）9g 菊花9g 丹皮9g 知母9g 玉竹9g 生地黄9g 女贞子12g 旱莲草12g 麦冬9g 玄参9g 夜交藤15g 焦杜仲9g 桑枝24g 蚕沙9g 生谷芽12g 甘草3g

服上方4剂后，诸症尽减，不服安眠药亦能入睡。以后仍本前法以巩固之。

按：本例眼结膜充血，肝连目系，为肝热象征；鼻孔干燥流血，舌苔干白不泽，为热甚伤阴之象。《灵枢·刺节真邪》说："腰脊者，身之大关节也。"今阴津受伤，关节失其濡养，故腰脊酸痛；阴虚则阳亢，阳热上冲，故头目昏胀；肝藏魂，今为阳热所扰，则不能安卧矣！弦脉为肝郁、数为热，细脉为阴血衰少之象。脉症合参，故本例不寐断为肝经郁热，热甚伤阴，阴虚阳旺所致。治法用刺蒺藜、丹皮以疏解肝郁，用焦栀、黄柏、青葙子、知母、菊花等以清肝热，白芍、女贞子、旱莲草、生地黄、玄参、石斛、玉竹、麦冬等以养阴液，用石决明、蚕沙以平肝息风，用夜交藤以安神。二诊时，因突出反应腰脊酸痛，食量不旺，故加焦杜仲、桑枝以治腰脊；加生谷芽以健脾、胃，由是诸症缓解，睡眠得安。

3. 气血两虚证

温某，女，44 岁。1963 年 10 月 4 日初诊。曾患肺结核，现未发展。失眠头昏，有时心悸，腹内胀气，舌见微颤，苔薄白，脉象细弱而缓。此气血两虚之象，宜补气养血，兼养心神。

党参 9g　白术 9g　当归 9g　白芍 9g　何首乌 12g　茯神 9g　炒枣仁 9g　炙远志 6g　炙甘草 3g　丹参 9g

10 月 11 日二诊：服上方 3 剂后，心悸头昏俱减，睡眠转好，精神较佳；脉象较前有力，舌苔已化。只自觉腹胀，舌微颤，是中气仍嫌不足，脾运尚不健旺，再本前法加入运脾之品以巩固之。

党参 9g　白术 9g　当归 9g　茯神 9g　炙远志 6g　炒枣仁 9g　厚朴 6g　莱菔子 12g　广陈皮 6g　蔻壳 9g　木香（后下）3g　炙甘草 3g　3 剂

按：本例因曾患肺结核，气血耗伤，故出现头昏心悸，舌微颤，脉细弱等气血两虚症状；中气不足，则脾运无力，故出现腹内胀气；胃中不和，则睡眠不稳；血不足，则不能安养心神，因而导致失眠现象。故用党参、茯神、白术、炙甘草以补气，用当归、白芍，何首乌、丹参以养心血。加入枣仁、远志以安神定志，标本兼治而取得较好疗效。二诊时，因反应仍有腹胀，故稍去养血药，再加入厚朴、莱菔子、广陈皮、蔻壳、木香等行气运脾之品以消导之。

4. 肝肾阴虚证

李某，男，成年。1960年2月29日初诊。失眠较重，心神难以安静。夜间头痛剧烈，自觉肩臂压痛，有如绷带紧束，有时右肋下痛，稍事劳动，即全身骨节酸软。脉象弦细，左尺脉沉弱，舌质干红，根部有白苔。此肝肾阴虚至极，不能濡润筋脉，以致紧缩压迫，宜养肝阴，柔肝气。

女贞子15g　玉竹15g　白芍9g　石决明（先煎）15g　麦冬9g　生地黄12g　牡蛎（先煎）15g　何首乌15g　夜交藤15g　郁金6g　甘草3g

3月4日二诊：服上方3剂后，自觉头痛稍减，睡眠多一小时，脉象亦较前根神稍足，似乎正气渐充。续用前法。

何首乌15g　女贞子15g　白芍9g　石决明（先煎）15g　天麻3g　生地黄9g　丹皮9g　牡蛎（先煎）15g　天冬9g　菊花9g　夜交藤15g　鲜石斛9g　甘草3g

3月9日三诊：服上方5剂后，睡眠又有增进，头痛大减，肩臂紧束感亦减轻，脉象稍大而有力。仍以前方加减。

制首乌15g　女贞子15g　石决明（先煎）15g　天麻6g　生地黄9g　枸杞子9g　菊花9g　钩藤（后下）9g　甘草3g　3剂

琥珀安神片9片，每次吞服3片，临睡前2小时服。

服上方后，睡眠一直稳定，中午、晚上皆能正常入睡。

按： 本例夜间头痛剧烈，属阴虚头痛范畴。肝主筋，肩臂紧束压痛感是肝阴不足，不能濡润筋脉，使筋脉紧张牵扯疼痛。脉弦为肝郁，细为阴血衰少。肾主骨，肾阴不足，稍事劳动，即发生骨节酸软现象；左尺属肾，左尺沉弱，亦主肾阴不充。右肋下痛是阴虚肝郁之征。综合脉症，显属肝肾阴虚，阴虚则阳亢，阳亢则心神难以安静，而造成严重的失眠现象。肝郁为其兼症。治法用玉竹、女贞子、白芍、麦冬、生地黄、何首乌、天冬、石斛、枸杞子等以滋养肝肾，用石决明、牡蛎、天麻、钩藤、菊花等以平肝潜阳，用夜交藤、琥珀以宁心安神，用郁金、丹皮以疏解肝郁。药证相应，故病势逐步好转，而终获痊愈。

5. 阴虚肝郁证

王某，男，40岁。初诊：常苦失眠，寐多恶梦，易致惊惕。头部昏晕，轻劳即心下悸动。背部酸痛，颜面有时浮肿，右肋胀满不舒，饮食甚少，精神困乏。长期医疗，总感效果不大。脉象左大右小、两关微弦，此阴分不足，肝郁克脾之征。首宜扶脾抑肝，以振胃气，待食欲渐进，再行辨证论治。

炒柴胡6g　南藿香6g　鸡内金6g　砂仁6g　沙参9g　白术9g　橘红9g　青皮9g　生谷芽9g　茯神12g　甘草3g　3剂

二诊：服药后，情况尚好，胃纳渐增，睡眠比较安定，但脉象忽较虚大。此阳气不潜，阴精亏损之故。改拟养阴潜阳，安神和胃法。

沙参（米炒黄）15g　山药15g　牡蛎15g　生谷芽15g　何首乌12g　丹参9g　柏子仁9g　茯神9g　枣仁（炒）9g　麦冬9g　鸡内金6g　甘草3g　4剂

三诊：睡眠时间增长，每次能延4小时，食欲渐振，精神转好。惟面部有时尚现浮肿，背痛胁满未除，脉象复见微弦，但不如前期显著。肝气还未条达，阴精尚不充沛，在前方中再加疏肝运脾，以期更有好转。

前方去枣仁，加厚朴花、腹皮、刺蒺藜。连服3剂后，病情继续好转，前症已基本消失。

按：本例初诊时，反映头部昏晕，心悸，惊惕等，是阴精不充之象。右胁胀满不舒，背部酸痛为肝气郁滞；肝郁则易克制脾土，脾运不健则饮食减少；食停中脘，则夜多恶梦；脾不能制水，则颜面有时出现浮肿现象，脉象左大右小，两关微弦，亦是肝强脾弱之征。阴精不足与脾胃不和，都可导致失眠现象。但初诊时的主要矛盾是肝郁克脾，故用柴胡、藿香、砂仁、橘红、青皮等以疏肝行气，用沙参、茯神、白术、甘草以扶脾，用沙参以育阴，用茯神以安神，加鸡内金、生谷芽以健胃消食。由此肝气得疏，脾运转旺，睡眠亦得改善。二诊时，脉象忽转虚大，是阴虚阳亢上升为主要矛盾。故用沙参、山药、何首乌、丹参、麦冬以育阴，用牡蛎、柏子仁、茯神、枣仁以潜阳安神，加鸡内金、生谷芽以兼健胃气，故症状得以缓解。三诊时，加刺蒺藜以疏肝，厚朴花以行气，腹皮以消水，合成一个滋阴潜阳、安神和胃、健脾行水全面兼顾的药方，故病情继续好转，终获痊愈。

6.气虚痰滞证

邹某，女，成年。1971年1月6日初诊。病人晚间入睡困难，周身乏力，痰涎涌盛，舌淡苔滑，寸脉较弱。此气虚痰滞之候，用温胆汤加参、术治之。

泡参9g　白术9g　茯苓9g　陈皮6g　法半夏9g　竹茹12g　枳实9g　甘草3g

服上方二剂后，即能安眠。服四剂后，诸症尽减。

按：本例舌淡脉弱，周身乏力，是气虚之象；气虚则阳不化水，聚液成痰，故痰多苔滑。气虚易导致脾失健运，胃中不和，睡眠不安，而痰滞亦可扰乱心神，造成失眠现象。《医宗必读》说："不寐之故有五：一曰气虚，六君子汤加酸枣仁、黄芪。一曰痰滞，温胆汤加南星、酸枣仁、雄黄末……"本例不寐，气虚复加痰滞，故用温胆汤加泡参、白术，使气足痰消，而睡眠得安。

7. 心肺阴亏证（风湿性心脏病）

王某，女，成年。1970 年 5 月 22 日，患者的爱人来家诉病求方。该患者原患风湿性心脏病，随时发生心慌心悸，怀孕时两足发肿，分娩后即发生剧烈咳嗽，咳血不止，心慌更甚，饮食减少，口舌干燥，晚间不能入睡，已连续几夜未曾合眼。据此症状分析，似属心肺阴亏，阳热上亢之象。暂拟一方，嘱其试服，以养心肺阴分为主，佐以安神敛肺、止咳止血之品。

沙参 12g　玄参 9g　麦冬 9g　玉竹 12g　生地黄 9g　知母 9g　百合 12g　柏子仁 9g　夜交藤 15g　五味子 6g　仙鹤草 9g　甘草 3g　前根 9g　紫菀 9g

试服上方后，效果较好。以后续服 10 余剂，不但睡眠转好，而且诸症亦得缓解。后加服胎盘粉，即恢复身体健康。

按： 该患者原患风湿性心脏病，随时发生心慌心悸，似为心血衰少，心阴不足之故。心血衰少，血液本身即难以达于下肢，加以怀孕耗血滞气，故发为子肿。分娩后，阴血更加耗伤，则心阴更感不足。心藏神，心阴愈亏，则心阳愈亢，神不守舍，而导致通宵不眠。心病传肺，则发为剧烈咳嗽，咳血不止。口舌干燥，饮食减少，亦为胃中阴亏，津液不足。故用沙参、玄参、麦冬、玉竹、生地黄、知母、百合以养心肺，益胃阴，退虚火；用柏子仁、夜交藤以安神镇静；用五味子、前胡、紫菀以敛肺止咳；用仙鹤草以止血。因此，收到较好的疗效。由于患者失血过多，诸症缓解后，即出现衰弱之象，故以胎盘粉大补气血，以善其后。

二、头痛

1. 肾虚脾湿证

刘某，男，48 岁。初诊：头痛已有 20 余年历史，开始左齿痛，太阳脉扩张，并有显著搏动，进而疼痛遍及整个头部，多于工作时发作。有时用脑思考，竟至引起意识麻痹，不知所以。血压常随痛觉增高，至痛止始告平复。近来头痛发作愈频繁，痛即思睡，精神萎靡，记忆减退，疲乏无力。诊其脉象缓苋，舌质淡而无苔。此属肝肾亏损，阴精阳气两虚，髓海不足，虚阳上僭；又自来早泄精液，性欲衰退，此足以表明肾阴素亏，不能上奉于脑。治宜补肾养肝助气之法，使肝肾充盈，脑髓丰满，方能阳潜痛止，恢复健康。

党参 15g　熟地黄 15g　鹿角霜 12g　淫羊藿 12g　枸杞子 9g　菟丝子 9g　枣皮 9g　补骨脂 9g　龟甲（先煎）9g　茯苓 9g　砂仁（后下）9g　桂木 6g　甘草 3g

二诊：服前温和肝肾、纳气潜阳之剂 7 剂，诸症大为好转，头痛已停止发作。但脉象根气尚差，四肢酸楚疼痛不适，舌润苔黄。此脾为湿困、中阳不能畅运之象，宜在前方中减去阴柔之品，加意扶助脾阳。

党参 15g　淫羊藿 12g　龟板（先煎）12g　桑寄生 12g　白术 9g　茯苓 9g　益智仁 9g　枸杞子 9g　菟丝子 9g　桂木 6g　鹿角霜 9g　姜半夏 9g　木香（后下）1.5g

服药后，诸症大减，精神转佳。继服丸方，以巩固疗效。

按：本例早泄精液，性欲衰退，其为肾阳不足可知。又因精液长期耗损，而终导致肾中之阴精阳气两亏。"齿为骨之余""肾主骨"，肾阴亏损，虚阳上僭，故开始即发为左齿疼痛。肝肾同源，肾阴不足，则肝阳易亢，肝胆二经相连，胆经循耳前后，肝经与督脉交于颠顶，肝阳上冲，故有头的两侧血管扩张搏动和遍头疼痛感觉，工作用脑时引血上行，则更易发作。且"肾生骨髓""脑为髓之海"，肾精不足，则脑髓不充，故有记忆减退，意识麻痹之症。阴阳互根，肾阴愈亏，则肾阳愈衰，肾中的真火不足，则脾神困顿，因此，出现精神萎靡，疲乏无力。脾运失常，则湿从内生。其舌淡为阳虚，脉芤为精血不足，缓为脾湿之象。初诊时，以肾中阴阳两亏为主，兼以脾虚脾湿之象。故用熟地黄、枸杞子、龟板、鹿角霜、淫羊藿、菟丝子、枣皮、补骨脂以两补肾之阴阳，填精补髓，养肝潜阳；用党参、茯苓、砂仁、桂木、甘草以补脾行水。二诊时，诸症好转，头痛未发，说明肾中的阴阳已暂得填补，其四肢酸楚疼痛，舌润苔黄，是宿湿未化现象已暴露较为明显。故应予前方中减去阴柔之品，而加重扶脾利湿。方中除保留淫羊藿、龟板，枸杞子、菟丝子、鹿角霜补肾填精外，用党参、白术、茯苓、桂木、姜半夏、木香以补脾行气除湿，用益智仁以补脾肾之阳，用桑寄生补肾兼以除湿。因病属慢性，在诸症好转后，续服丸方，以巩固之。

2. 肝肾阴虚，肝旺克脾证

杨某，男，31 岁。1965 年 9 月 6 日初诊。右偏头痛约八九年，失眠，头晕，腰痛胀，有时饮食不好，脉象弦数而虚，舌尖红，苔微黄。此肝肾阴虚，肝旺克脾之证，治宜滋养肝肾，平肝健脾。

女贞子 15g　旱莲草 15g　生地黄 9g　夜交藤 15g　丹皮 6g　石决明（先煎）12g　钩藤（后下）9g　白芍 9g　谷芽 9g　六神曲 9g　甘草 3g

9月20日二诊：服上方6剂后，诸症俱减，但头部有时尚有轻微晕痛现象，弦数之脉象亦未全平，舌边微红、中心白苔。再本上法以巩固之。

女贞子15g　旱莲草15g　生地黄12g　玄参9g　麦冬9g　玉竹12g　钩藤（后下）9g　白芍9g　刺蒺藜12g　六神曲12g　麦芽12g　甘草3g　10剂

按：本例失眠，头晕，脉弦数而虚，为肝阴不足、肝阳上亢之象；腰痛而胀，是肾阴亏耗。故本例头痛诊断为肝肾阴亏。肝旺则克脾，故出现饮食差，苔微黄等。用女贞子、旱莲草、生地黄、夜交藤、白芍、玄参、麦冬、玉竹等以滋养肝肾，用石决明、钩藤以平肝潜阳，用丹皮、刺蒺藜以疏肝气，用谷芽、麦芽、六神曲以健脾胃，由是而诸症得以缓解。

3. 阴虚气滞，兼夹湿热证（慢性肝炎）

王某，男，成年。1971年2月1日初诊。主诉头痛，肝区痛，脸上时肿时消，睡眠不好，小便黄，饮食差，食后反胀，少腹觉有气体。舌质干，上有微黄腻苔。此为肝阴亏损，肝脾气滞，兼夹湿热之候。用平肝敛肝，疏肝行脾，清热除湿，兼顾阴分之法。

钩藤（后下）12g　白芍12g　刺蒺藜12g　丹皮9g　金铃炭12g　薤白6g　菖蒲6g　厚朴9g　知母9g　豆卷9g　木通6g　茯苓9g

服上方10余剂后，头痛即止，肝区痛大减，眠食均有增进，小便转淡，舌上黄腻苔渐退。后用育阴疏肝之法，以巩固之。

按：本例头痛，睡眠不好，舌质干，为肝阴亏损现症；肝区痛，饮食差，食后反胀，少腹觉有气体，脸上时肿时消，为肝脾气滞之征；舌苔黄腻，小便黄为兼有湿热。此等阴虚气滞，兼夹湿热之候，如单用滋阴之法，不但气滞愈甚，而湿热之邪亦将胶结难解。如过用辛温苦寒之品，以驱湿热，则又有损阴之弊；用耗气药以行滞气，更非所宜。故用刺蒺藜、丹皮、金铃炭、薤白、菖蒲等以疏肝开痹，流畅气机，行滞气而不耗气；用知母、豆卷、木通、茯苓等以利湿热而不损阴；用钩藤、白芍以敛肝潜阳。如是则气机通畅，使湿热之邪不致胶结，而阴分亦得涵养。

4. 内有肝热，外伤风寒证

王某，女，成年。1971年2月15日初诊。主诉时发头痛，有时偏在一侧疼痛，面部时有烧热感，在吹风后，则头痛发作更剧；有时想吐，耳鸣，服热性药物则病情更加重。舌质红，脉微数。此素有肝热为外寒所束，治宜清肝、平肝、解表。

菊花9g　蝉蜕6g　薄荷（后下）6g　枯黄芩9g　僵蚕9g　钩藤（后下）12g　珍珠母9g　白芍9g　防风9g　白芷6g　甘草3g

服上方4剂后，诸症即缓解，头痛痊愈。半年后，其父亲来诊病时说："她的病再未复发。"

按：本例舌红、脉数、面部发热、耳鸣欲呕等症，显系肝热所致。肝胆经脉相为表里，足少阳胆经循耳前后，故其头痛多发在侧面，今遇风则发作更剧，故知肝热为外寒所束。用菊花、蝉蜕、薄荷、枯黄芩、僵蚕、钩藤、珍珠母、白芍以清肝平肝，用防风、白芷以解外束之风寒，内清外透，使火热不郁于头面，则头痛自愈。

5. 肝阴素亏，阳亢生风，心窍闭阻证（脑溢血）

徐某，男，成年。1972年3月19日初诊。素嗜烟酒，突然剧烈头痛，时发昏迷，不能言语，鼾声如雷，满面红赤，唇口干燥，大便秘结，小便黄少，左侧手足不能活动。经西医检查，确诊为脑溢血。诊得脉浮弦大，舌干赤上有黄苔。此为肝阴素亏，阳亢生风，心窍闭阻之候。治宜养肝潜阳，豁痰开窍，清心行血。

女贞子 12g　白芍 12g　玉竹 12g　牡蛎（先煎）12g　钩藤（后下）12g　石决明（先煎）9g　石菖蒲 6g　远志 6g　知母 9g　莲心 6g　地龙 6g　甘草 3g

3月21日二诊：服上方2剂后，鼾声消失，上午神清，右手已能自由伸展，两足均能屈伸，饮食改善，尿量增加，大便正常，喜喝水，稍能说话，能自述头部尚有些昏痛，咽痛，心中难受，左手酸痛。脉浮弦稍减，舌干红上有黑苔。仍本前法立意。

竹茹 12g　牡蛎（先煎）12g　龙骨（先煎）12g　白芍 12g　麦冬 9g　知母 9g　莲心 6g　石菖蒲 6g　地龙 6g　生地黄 9g　花粉 12g　石决明（先煎）9g　甘草 3g

服上方3剂后，情况继续好转，头痛大减。后以养阴益胃潜阳法出入加减，共服一百余剂，头痛与全身症状均已消失，后遗左侧手足不太灵便。

按： 本例因患者素禀阴亏，兼嗜烟酒，使津液更行亏耗，故发病时即出现唇口干燥，大便秘结；肝主筋，肝阴亏损，则筋脉失其濡养，而出现左侧手足不能自由伸展；阴虚则阳亢，阳亢则生热，热甚则生风，故出现头痛、咽痛、满面红赤、小便黄少、舌上黄苔、脉浮弦大等象征；热甚则炼液成痰，痰阻心窍，则出现时发昏迷，不能语言，鼾声如雷。故用女贞子、白芍、玉竹、麦冬、生地黄、花粉以育阴，用牡蛎、钩藤、石决明、龙骨以潜阳，用知母、莲心以涤心热，用竹茹、远志以驱顽痰，用石菖蒲以宣窍开闭，用地龙以凉血行血。

6. 湿热困脾证

贺某，1972 年 6 月 20 日，主诉头痛，间日寒热往来，呕不能食。前医以疟疾论治，未能奏效。诊得舌苔白腻，脉沉而数。此湿热困脾似疟非疟之候，治当清利湿热，略加辛开之法。

滑石 12g　芦根 9g　知母 9g　黄芩 9g　冬瓜仁 12g　苡仁 9g　木通 6g　瓜壳 12g　法半夏 9g　石菖蒲 6g　甘草 3g

服上方 3 剂后，头痛即止，诸症亦愈。

按：本例舌苔白腻，脉沉而数，为湿热之邪阻滞中焦，故呕不能食，其间日寒热往来，似疟而实非正疟也。正如王孟英所说："盖有一气之感证，即有一气之疟疾……时疟岂可以正疟法治之，其间二日而作者正疟有之，时疟亦有之。"头痛者，是湿热困脾，清阳不升也。故用滑石、芦根、知母、黄芩、冬瓜仁、苡仁、木通以清利湿热，用瓜壳、石菖蒲、法半夏以轻开之。使湿热尽去，脾运得健，清阳自开，诸症即愈。

7. 肝阴亏损，外感风热证

黄某，女，37 岁。1971 年 1 月 24 日，主诉头痛，眉棱骨痛，睡眠不好，欲吐。诊得脉浮微数，舌苔干红。此系肝阴亏损，外感风热所致。治宜养肝平肝，去风热，和胃气。

白芍 12g　生地黄 9g　防风 9g　菊花 9g　钩藤（后下）12g　蝉蜕 6g　桑叶 9g　葛根 9g　蚕沙 9g　法半夏 9g　山药 12g　甘草 3g

服上方 2 剂后，头痛即止，诸症亦解。

按： 本例睡眠不好，舌苔干红，为阴虚之候；阴虚阳旺，逆气上冲，则心下欲吐；脉浮微数是外感风热；足厥阴肝经连目系，上出额与督脉会于颠，故头痛眉棱骨痛，系肝阴亏损，外感风热所致。用白芍、生地黄、山药以养肝阴，用菊花、钩藤以平肝阳；用防风、蝉蜕、桑叶、葛根、蚕沙以祛风热；加法半夏和胃止吐安神。使肝阴得养，风热得解，诸症即痊愈。

8. 心肺阴亏，胃失和降证（冠心病合并支气管炎）

王某，女，成年。1971 年 5 月 31 日，主诉咳嗽，头痛，心慌气紧，口苦，不思饮食，肠胃鼓气，大便秘结，晚上生眼屎。经西医检查，诊断为冠心病合并支气管炎。诊得脉象浮细。此心肺阴亏、胃失和降之候。治宜养心肺之阴，降气健胃。

生地黄 9g　百合 12g　知母 9g　玄参 9g　朱麦冬 9g　当归 9g　火麻仁 12g　苏子 9g　山药 15g　法半夏 9g　谷芽 9g　甘草 3g

服上方 4 剂后，头痛即止，余症亦趋缓解。以后以上方加减服用数十剂后，诸症即基本上得到控制。

按： 本例脉浮细，为阴亏脉象；咳嗽系肺阴不足；心慌气紧，系心阴不足；口苦，晚上生眼屎，为阴亏生内热；头痛系阴亏阳亢，逆气上冲头部所致。肺胃之气不降，则消化受阻，而产生不思饮食，大便秘结，肠胃胀气现象。故用生地黄、百合、玄参、朱麦冬以养心肺阴分，用苏子、法半夏、当归、火麻仁以降气润肠，用知母以退虚热，用山药、谷芽以健胃气。使阴平阳秘，上逆之气得降，诸症即缓解。

三、眩晕

1. 阴虚阳亢，肝郁克脾证

高某，女，35 岁。1965 年 8 月 28 日初诊。主诉眩晕，睡眠欠佳，面目浮肿，饮食不好，腹内发胀。舌质净红，脉象弦细。此阴虚阳亢，肝气不舒之证。用养阴潜阳疏肝法。

女贞子 12g　旱莲草 12g　生地黄 9g　石斛 9g　麦冬 9g　石决明（先煎）12g　雅黄连 4.5g　白芍 12g　乌梅炭 3 枚　刺蒺藜 12g　丹皮 6g　甘草 3g

9 月 15 日二诊：服上方 9 剂后，眩晕减轻，浮肿消退，食欲增进，睡眠有时不稳。脉象虚弦，舌苔干净。仍本前法。

女贞子 15g　玉竹 12g　玄参 9g　桑枝 15g　石决明（先煎）18g　牡蛎（先煎）18g　夜交藤 15g　白芍 9g　乌梅炭 3 枚 刺蒺藜 12g　丹皮 9g　甘草 3g　10 剂

10 月 16 日三诊：病情稳定，但感腹胀。于上方中加重疏肝理气之品。

女贞子 15g　旱莲草 15g　生地黄 9g　石斛 9g　刺蒺藜 15g　丹皮 9g　郁金 9g　枳壳 9g　莱菔子 15g　青皮 9g　槟榔 9g　木通 16g　6 剂

11 月 15 日四诊：眩晕已止，诸症俱减，肿胀亦消，惟中气尚嫌不足。前法中稍加补气之品，以巩固之。

石斛 9g　钩藤（后下）9g　刺蒺藜 12g　丹皮 9g　枳壳 9g　青皮 9g　郁金 6g　泡参 9g　谷芽 9g　黄芩 9g　甘草 3g　6 剂

按：本例舌质净红，脉象弦细，睡眠欠佳，皆肝阴亏损，肝阳上亢之象。《素问》说："诸风掉眩，皆属于肝。"故本例眩晕为肝阴亏损，阳亢生风所致。饮食不好，腹内发胀，面目浮肿等，系肝强克脾，脾失健运。故用女贞子、旱莲草、生地黄、石斛、麦冬、玉竹、玄参、桑枝等以养育肝阴，用石决明、牡蛎、钩藤、夜交藤等以潜阳安神，用白芍、乌梅炭以收敛肝气，用雅黄连、黄芩以清除肝热，用刺蒺藜、丹皮、郁金、枳壳、青皮等以疏解肝郁，用泡参、莱菔子、槟榔、木通、谷芽等以健脾行气。由是而肝阴得养，肝阳得平，肝热得泄，肝郁得解，不但眩晕得止，而诸症亦得尽除。

2. 阴虚阳亢，肝郁湿热证

李某，男，52岁。1965年10月23日初诊。主诉头眩，左臂经络疼痛，上半身出汗。脉象弦数有力，舌苔中心黄厚。此肝阴亏损，肝阳上亢，肝郁湿热之候。治宜养阴潜阳疏肝，兼除湿热。

玄参9g　生地黄9g　桑枝18g　白芍12g　牡蛎（先煎）12g　浮小麦18g　刺蒺藜12g　丹皮9g　茵陈9g　连翘15g　甘草3g　7剂

11月4日二诊：头眩减轻，只用脑后才觉头眩，臂痛自汗亦减，舌苔已退。再用前法。

麦冬9g　女贞子12g　玉竹12g　桑枝15g　牡蛎（先煎）12g　浮小麦18g　刺蒺藜15g　丹皮9g　苡仁15g　连翘9g　知母9g　甘草3g　7剂

11月15日三诊：头眩已愈，脉舌正常，惟臂痛尚未尽除，时发微热。再用丸方，以巩固之。

玄参30g　麦冬30g　玉竹30g　白芍30g　桑枝60g　木瓜30g　秦艽30g　独活30g　苍术60g　冬瓜仁60g　豆卷60g　苡仁

60g　黄柏 30g　黄芩 30g　连翘 30g　甘草 30g

蜜丸。每日 3 次，每次 9g 。

按：本例肝阴不足，阴液不能濡养筋脉，故左臂疼痛；阴虚生内热，故时发微热；阴虚阳亢生风，则发为头眩。舌苔中心黄厚，显系夹有湿热之象；脉象弦数，亦为肝经郁热之候；上半身汗出，系湿热熏蒸所致。故用玄参、生地黄、白芍、麦冬、女贞子、玉竹等以培育肝阴；用牡蛎、浮小麦以潜阳止汗；用刺蒺藜、丹皮以疏解郁热；用桑枝、茵陈、连翘、苡仁、知母、木瓜、秦艽、独活、苍术、冬瓜仁、豆卷、黄柏、黄芩等以清热除湿。由于辨证用药，故收效良好。

3. 心肝阴亏，阳亢化火证（高血压）

孙某，男，31 岁。1959 年 12 月 15 日初诊。主诉头晕，心慌，唇红舌赤，经西医检查为高血压和心脏病。脉象弦劲有力。此心肝阴亏，阳亢化火之象。用育阴清热法。

鲜石斛 9g　麦冬 9g　花粉 9g　玄参 9g　焦栀子 9g　丹皮 9g　龙胆草 9g　枯黄芩 9g　连翘 9g　薄荷 6g　知母 9g　甘草 3g

服上方 4 剂，诸症即缓解，血压亦趋正常。

按：本例头晕，脉弦劲，为肝阴亏损、阳热偏亢所致；心慌，唇红，舌赤，为心阴亏损，心火旺盛所致。脉症合参，断为心肝阴亏，阳亢化火。故用鲜石斛、麦冬、花粉、玄参、知母以育阴分，用焦栀子、丹皮、龙胆草、枯黄芩、连翘、薄荷以清解火热。由此而阴分得养，火热得除，而诸症即缓解。

4. 湿气困脾，水泛为痰证

雷某，男，成年。1961 年 5 月 13 日初诊。眼中时发黑花，头晕眩，心悸，下肢微肿，腹部胀满。脉象滞涩，舌苔白滑而腻。此湿气困脾，水不运化，聚液成痰，发为头眩心悸。用温脾运脾，化痰行水法。

桂木 6g　苍术 9g　白术 9g　法半夏 9g　厚朴 9g　砂仁（后下）6g　茯苓 9g　炒苡仁 12g　泽泻 9g　甘草 3g

服上方 3 剂后，头眩、心悸大减，肿胀渐消，舌苔滑腻已退，精神尚好。嘱其续服前方，以巩固之。

按：本例腹部胀满，下肢微肿，脉象滞涩，显系脾为湿困，水不运化之征；舌苔滑腻，是水饮内聚成痰。朱丹溪说："无痰则不作眩。"《金匮》说："心下痞，膈间有水，眩悸者，半夏加茯苓汤主之。""假令瘦人脐下有悸，吐涎沫而癫眩，此水也，五苓散主之。"本例眩、悸，水与痰二者均兼而有之，故用二陈、五苓二方加减调治。用桂木、甘草以温阳，用苍术、白术以燥湿，用厚朴、砂仁以运脾，用法半夏、茯苓以驱痰，用苡仁、泽泻以行水。使脾运健旺，水去痰消，眩、悸诸症亦渐平息。

5. 阴亏肝旺，血虚生风证（梅尼埃综合征）

瞿某，男，35 岁。初诊：于 1956 年发作头目眩晕，长期不能工作，经治愈后历时四年，至今夏复又再发，服中西药一直未见好转。每半月或一月即发作一次，每次持续约一日之久。症见眩晕，呕吐，神志若失，过此便数日不能起床；平素性情急躁易动，不能自已，夜眠甚短。经医院检查，诊断为梅尼埃综合征。诊得脉象细微、至数正常，面色青白，舌质红，目睛赤，精神困乏。此肝脏阴血不足，阳亢生风，上扰清窍，发为眩晕。当其中乘胃土，呕吐频作之时，肝郁借此一泄，风阳得以暂缓其势，此眩晕发作所以有时也。脉症合参，宜予益血养肝，潜阳息风，俾阴阳和协而风气亦趋平静，即所谓"治风先治血，血行风自灭"也。

菊花 9g　刺蒺藜 9g　蚕沙 9g　防风 9g　当归 9g　白芍 9g　黄柏 9g　石决明 12g　女贞子 12g　川芎 6g　甘草 3g　10 剂

二诊：服上方历时半月，未见发作。有时稍感头昏，睡眠、食欲均无不良反应，脉象与前无异。再本前法论治。

生地黄 9g　当归 9g　白芍 9g　川芎 9g　石决明（先煎）15g　生谷芽 12g　女贞子 12g　龙骨（先煎）9g　钩藤（后下）9g　菊花 9g　防风 6g　全蝎 6g　天麻 3g　甘草 3g　10 剂

三诊：眩晕一直未发，病情相继好转，精神逐渐恢复正常，脉象较平，惟舌尖尚红，目睛尚有细小赤纹。肝阴未充，风阳未得宁息。再以前方增省，俟稳定稍久，再用丸药巩固之。

上方去女贞子，加草决明 12g　沙参 15g　丹皮 9g　10 剂

四诊：前症基本消失，已能上班工作。再用丸方调理，以杜再发。

沙参 30g　生地黄 30g　钩藤 30g　石决明 30g　女贞子 30g　旱莲草 30g　丹皮 15g　泽泻 15g　当归 15g　川芎 15g　蚕沙 15g　天麻 15g　防风 15g　龙骨 15g　牡蛎 15g　全蝎 10 只

伴蜜作丸剂服用，淡盐汤下。

按：本例面色青白，精神困乏，神志若失，脉象细微，皆属血虚之象。《古今医统》说："眩晕一症……有血虚者，乃因亡血过多，阳无所附，当益阴补血。"故本例眩晕，血虚为其因素之一，肝藏血，血属阴，血虚则易导致肝阴不足，肝阴不足更易导致阳亢生风，因而出现呕

吐、急躁、失眠、舌红，目赤等一系列阴虚阳亢之象。肝风内动，则眩晕发作更为严重。故治法当以益血养肝，潜阳息风为主。用四物汤以补血，用女贞子、沙参、旱莲草以养肝，用菊花、石决明、龙骨、牡蛎、钩藤、天麻以平肝潜阳，用防风、蚕沙、全蝎以驱风邪，因折其阳亢化火之势，故加黄柏、草决明以清解之，加刺蒺藜、丹皮、泽泻等以疏解之。

6. 气血不足，虚风上扰证

芩某，女，28岁。初诊：于1960年1月20日突然昏倒，眩晕呕吐，发病时正值月经期，经急治后，神志已渐恢复。两旬以来，头目仍苦眩晕，四肢无力，倦怠尤甚。目前虽能勉强行动，但需人扶持，大便时见结燥，胃纳亦少。诊得脉象弦细而微，身体瘦弱，气怯神疲，舌质淡，苔白。此缘中气不足，肝血素虚，经后冲脉空乏，肝失所养，又值春令，风气动而上逆，所以有如此病态。现在肝逆虽降，但中气败馁，风气未宁，拟益中养阴镇逆法处理。

党参12g　黄芪12g　茯神9g　枣仁9g　法半夏9g　当归9g　白芍9g　菟丝子9g　龙骨（先煎）9g　甘草3g

二诊：服上方2剂后，无不适反应，眩晕较前有所减轻，但动则加剧，其他症状如前。再用前法主治。

党参12g　山药12g　桑寄生12g　当归9g　菟丝子9g　枸杞子9g　牡蛎（先煎）9g　龙骨（先煎）9g　石决明（先煎）9g　黄芪9g　升麻3g　甘草3g

三诊：服上方5剂后，诸症均有好转，精神亦佳。但面部发生疖疮，口干，鼻衄。予滋阴潜阳降逆之剂，助其恢复。5剂之后，诸症皆痊愈。

　　按：本例身体瘦弱，气怯神疲，脉微细，舌淡白，均为气血不足之征，经后气血更虚。气虚则清阳不升，血虚则阳无所附，故使虚风内动，而发为眩晕、呕吐、昏仆、脉细微而带弦象等症。故用党参、黄芪、升麻、甘草等以补气升清，用当归、白芍、龙骨、牡蛎、石决明等以补血育阴镇逆，用法半夏、山药以和胃止吐，加茯神、枣仁以宁心，用菟丝子、枸杞子、桑寄生以滋肾。意使水火既济，阴阳调和，诸症即缓解。

四、咽痛

1. 风热夹湿,血燥成毒证(血小板减少性紫癜)

余某,女,6岁。1971年2月14日初诊。高烧不退,咽喉红肿疼痛,目睛红赤,腮下有小包,全身发疹,口腔发炎,牙龈流血,大便带血,小便深黄,剧烈咳嗽。经西医检查,诊断为血小板减少紫癜症。已发病月余,经治疗无效。诊得脉象微浮,舌质赤红无苔。此为风热血燥成毒之证。先予祛风清热,凉血解毒。

生地黄9g 丹皮9g 石膏(先煎)12g 知母9g 防风6g 荆芥6g 地肤子12g 蝉蜕6g 木通6g 银花(后下)9g 土茯苓15g 甘草3g

2月16日二诊:服上方2剂后,昨日大便3次,尚微带血,咳痰黏稠亦带血,觉有腹痛现象,余症仍在,舌质鲜红,脉象浮而无力,是热病耗伤气阴。于前方意中佐以补气育阴之品。

黄连6g 生地黄9g 玄参9g 银花9g 连翘9g 麦冬9g 丹皮9g 白芍9g 泡参9g 大枣3枚 土茯苓15g 甘草3g 6剂

3月8日三诊:前方续服数剂,诸症稍觉缓解,但两足微肿,舌质鲜红上有水滑苔。是前症尚夹有湿气,再加入渗利湿热药品。

银花9g 连翘9g 牛膝9g 木通6g 苡仁12g 冬瓜仁12g 泽泻9g 丹皮9g 赤芍9g 土茯苓15g 板蓝根9g 甘草3g 6剂

3月15日四诊:服上方后,发烧已退,足肿渐消,尿已不黄,全身红疹渐退,只脸上尚有疹子,咳嗽痰中已不带血,腮下尚有小包,舌仍红赤,脉象微数。再予清热凉血解毒利水。

丹皮 9g　赤芍 9g　生地黄 9g　银花 9g　连翘 9g　板蓝根 9g　木通 6g　地肤子 12g　茯苓 9g　知母 9g　白术 9g　夏枯草 15g　谷芽 9g　甘草 3g　6 剂

3 月 29 日五诊：服上方后，诸症已解，目前只食量尚未恢复，口腔尚有轻微炎症，舌红少苔。再加入益胃扶脾以善其后。

扁豆 12g　芡实 12g　山药 12g　银花 9g　木通 6g　丹皮 9g　冬瓜仁 12g　苡仁 12g　莲子 12g　泡参 9g　茯苓 9g　甘草 3g

服上方数剂后，即告痊愈。经随访两年多，未见复发。

按：本例高烧，咽喉红肿，眼目红赤，剧烈咳嗽，舌赤便黄，为风热象征。全身发疹，口腔发炎，腮下生泡，牙龈流血，痰中及大便带血，均为血分热毒所致。因热势羁留过久，耗伤气阴，故脉象浮而无力。在治疗过程中，曾出现两足浮肿，舌上水黄苔，是其中尚夹有湿气，故在各次诊断中，按照其所出现的症状，分别进行祛风清热，凉血解毒，补气育阴，渗湿利水。故用防风、荆芥、蝉蜕以祛风，用石膏、知母、黄连、连翘、夏枯草以清热，用生地黄、丹皮、赤芍、地肤子以凉血，用银花、土茯苓、板蓝根以解毒，用泡参、茯苓、白术、大枣、甘草以补气，用麦冬、白芍、玄参以育阴，用牛膝、木通、苡仁、冬瓜仁、泽泻以渗湿。在诸症缓解后，仅余胃纳较差，是热病伤及胃阴，故用扁豆、芡实、山药、莲子、谷芽等益胃消食，以善其后。

2. 阴亏肺热，兼风夹痰证（慢性咽炎）

谢某，男，成年。1960 年 9 月 3 日初诊。主诉咽喉干燥疼痛，咳嗽，痰质黏稠，鼻内结痂。经西医检查，诊断为慢性咽炎。诊得脉象浮弦而数，舌苔微黄。此为肺阴不足，阴亏肺热兼风夹痰之候。治宜润肺利痰，祛风清热。

玄参 9g　花粉 9g　麦冬 9g　瓜壳 12g　枳壳 9g　浙贝母 9g　知母 9g　射干 9g　钩藤 9g　薄荷 6g　甘草 3g　2剂

11月19日二诊：服上方多剂后，病情大有好转，咳嗽减轻，喉头已不干燥，但鼻孔尚有时结痂，脉象细弦，舌苔微黄。仍本前法为丸服。

生地黄 30g　花粉 30g　女贞子 60g　天冬 21g　麦冬 30g　旱莲草 30g　杏仁 15g　瓜壳 30g　紫菀 30g　浙贝母 21g　桔梗 15g　枇杷叶 30g　桑皮 24g　知母 30g　连翘 30g　夏枯花 30g　焦黄柏 24g　银花 30g　苍耳子 30g　甘草 9g

上药共研细末，炼蜜为丸。每丸重 9g，每日早中晚各服一丸。服完后，即基本痊愈。

按：本例咳嗽，咽喉干燥疼痛，鼻内结痂，脉数舌黄，为肺阴不足，阴亏肺热之征。脉浮弦而咳，是兼风之象；阴亏风热炼液，故痰质黏稠。故用玄参、花粉、麦冬、生地黄、女贞子、旱莲草、天冬等以滋养肺阴，用知母、射干、桑皮、连翘、夏枯花、焦黄柏等以清肺利咽，用钩藤、薄荷、银花、苍耳子等以祛风散热，用瓜壳、枳壳、浙贝母、杏仁、紫菀、桔梗、枇杷叶等以宣肺化痰。由于病属慢性，故在取得疗效后，即以丸药调理之。

3. 风温夹湿证（斑疹伤寒）

刘某，男，成年。1972年4月15日初诊。主诉高烧不退，咽喉疼痛，小便黄少，不思饮食，全身乏力。经西医检查，诊断为斑疹伤寒。诊得脉浮微数，舌苔黄腻。此为风温夹湿之候。治宜疏风清热，除湿运脾，用银翘散合三仁汤加减。

银花 9g　连翘 9g　芦根 9g　滑石 12g　冬瓜仁 12g　杏仁 9g　厚朴 9g　淡豆豉 9g　枯黄芩 9g　木通 6g　甘草 3g

服上方一剂后，高烧即退，顿觉精神爽快。连服数剂后，咽已不痛，诸症即解。后以调理脾胃而收全功。

按：本例高烧不退，咽喉疼痛，小便黄少，脉浮微数，为风温之候，舌苔黄腻，全身乏力，不思饮食，为夹湿之征。故用银花、连翘、淡豆豉、枯黄芩以疏风解热，用芦根、滑石、冬瓜仁、杏仁、厚朴、木通等以除湿运脾。使风解于外，湿渗于下，热势则退。

4. 肝肾阴虚证（视网膜出血）

陈某，女，成年。1971 年 8 月 14 日初诊。眼睛突然在 6 月 9 日看不见东西，咽喉疼痛，头胀，睡眠不好，眼皮有沉重感，耳内发痒，大便干燥。经西医检查，诊断为视网膜出血。脉象微浮，舌上有少量白苔。此系肝肾阴虚。用杞菊地黄丸加味。

菊花 9g　木贼 9g　生地黄 9g　丹皮 9g　牛膝 9g　山药 12g　泽泻 9g　茯苓 9g　枸杞子 9g　菟丝子 12g　赤芍 9g　地龙 9g　4 剂

8 月 20 日二诊：服上方四剂后，视力已逐渐恢复，左眼已能看小字，右眼能远视而不能近视，咽喉已不痛，但觉干燥。头胀耳痒、眼皮沉重现象都有减轻，睡眠亦有改善，大便还有些干燥。再本前方立意。

生何首乌 12g　菊花 9g　枸杞子 9g　生地黄 9g　丹皮 9g　山药 12g　泽泻 9g　菟丝子 12g　石斛 9g　赤芍 9g　地龙 9g　木贼 9g　牛膝 9g　4 剂

上方加减续服 10 余剂，诸症均趋缓解。以后她即回到重庆，未经随访。

按：本例睡眠不好，头部发胀，脉象微浮，均属阴亏阳亢象征。肝连目系，肝阴不足，则出现视力减退、眼皮沉重等现象。肾脉络舌本，肾开窍于耳，肾阴不足，则出现咽痛，咽干，耳痒等现象。阴亏则津液不足，故大便干燥。治法当以滋补肝肾为主，用杞菊地黄丸加木贼以明目，用石斛、何首乌以育阴，用赤芍、地龙以行血止血，用牛膝引血下行。意使阴平阳秘，则诸症即得缓解。

5. 阴虚肝郁，脾滞夹痰证（慢性咽炎）

贾某，女，成年。1973年10月17日初诊。咽喉梗痛，睡醒后觉口中有痰，解大便前感觉腹痛，平时腹微胀，右胁肋疼痛。经西医检查，诊断为慢性咽炎。久治无效。诊得脉微浮滑，舌苔红净。此为阴虚肝郁，脾滞夹痰之候。先予疏肝运脾祛痰，用七气汤加味。

苏叶6g　法半夏9g　茯苓9g　厚朴9g　生姜2片　白芍12g　柴胡6g　郁金9g　陈皮9g　甘草3g　四剂

10月24日二诊：服上方后，咽喉已感轻快，睡醒后口中痰涎减少，解大便前腹已不痛，但觉腹响，肝区在饥饿时感疼痛，适逢经期，觉颈项两侧有筋牵引头顶作痛，并有头昏、头重感觉，视物有些模糊。右脉浮弦，左脉沉细，舌质红净。此因月经去血，阴分更损。于前方意中加入育阴平肝之品：

刺蒺藜12g　丹皮9g　郁金9g　白芍12g　法半夏9g　茯苓9g　钩藤（后下）12g　厚朴9g　玉竹12g　玄参9g　瓜壳12g　甘草3g　四剂

11月2日三诊：服上方后，喉头更觉轻快，只在气候变化时有微梗感觉，头已不昏，眼亦不花，胁痛减轻，痰更减少，右脉渐平，舌质红净。仍按前方增减：

钩藤 12g　白芍 12g　玉竹 12g　刺蒺藜 12g　丹皮 9g　石斛 9g　瓜壳 12g　法半夏 9g　厚朴 9g　茯苓 9g　金铃炭 12g　甘草 3g

服上方四剂后，诸症即趋缓解。

按：《灵枢·经脉》说：足厥阴肝经"布胁肋，循喉咙之后上入颃颡，连目系，上出额与督脉会于颠"。故咽喉梗痛，右胁肋作痛，是肝气郁滞所致。颈两侧牵引头顶作痛，视物模糊，是肝阴亏损所致。阴亏则阳亢，故觉头昏头重；肝郁则克脾，脾滞则出现腹痛、腹胀、腹响等症状，且脉浮、舌质红净亦属阴亏。脉弦为肝郁，滑脉为痰饮，气郁夹痰，多致咽喉梗阻，而成梅核气。故先以七气汤行气化痰为主，并加柴胡、郁金、白芍、刺蒺藜、瓜壳、丹皮、金铃炭、陈皮以疏肝运脾，加玉竹、玄参、石斛、钩藤以养肝平肝。使肝木条达，气行痰化，阴生阳潜，诸症即趋缓解。

五、咳嗽

1. 寒湿凝滞，水泛为痰证

陈某，男，48岁。1963年11月23日初诊。动则咳嗽上气，受凉最易引发。近来常咳嗽，气逆咽喉不利，觉痰阻塞，咳出后爽快，痰色灰黑；周身肌肉酸痛，舌苔薄白，口不渴，二便如常，体冷畏寒，面色黄而暗滞，口唇瘀紫，脉象沉细、两尺微弱。证属寒湿凝滞，水泛为痰。用温阳行水、降气祛痰法。

桂木6g 白芥子6g 细辛3g 茯苓9g 白术9g 苏子19g 杏仁9g 厚朴9g 法半夏9g 瓜蒌18g 陈皮9g 炙甘草3g

12月21日二诊：服上方12剂，咳嗽已止，且无气紧现象，二便、饮食均正常，咳痰较爽，痰色仍带灰黑，下肢肌肉仍觉酸痛，舌苔薄白，舌质淡红，脉象沉细而缓。再从前方加减。

桂木6g 白芥子6g 细辛3g 茯苓9g 白术9g 苏子霜9g 杏仁6g 厚朴9g 法半夏9g 广陈皮9g 杜仲9g 独活6g 桑寄生15g 炙甘草3g 4剂

按：本例体冷畏寒，面色黄暗，口不渴，舌苔薄白，脉象沉细等，均为寒湿现症。寒湿郁于肌表，则周身肌肉酸痛，寒湿凝聚于肺中，不但使气道与咽喉不利，且使水泛为痰。气道不利与寒痰相结合，则使咳嗽频发。如遇外感，则肺道更为不利，而咳嗽亦更加剧烈。《金匮要略》说："病痰饮者，当以温药和之。"故用桂木、白芥子、细辛以温阳解表，用茯苓、白术、独活、桑寄生燥湿行水，用苏子、杏仁、厚朴以降肺下气，用法半夏、瓜蒌、陈皮行气祛痰。因其尺弱肾虚，故用杜仲以补肾气。

2. 肝阴不足，肝热冲肺证

毕某，女，29 岁。1959 年 9 月 29 日初诊。近十年来患胸痛骤发骤止，咳嗽痰中带血，常感头眩晕，心慌心悸，食欲欠佳。经医院检查，证明无结核，疑诊为心绞痛及支气管扩张。诊得脉象弦细，舌质红、苔薄少津。此为肝阴不足，肝热冲肺，肺失清肃，气逆络伤，以致咳血。肝脉贯膈络肺还循胃口，不仅有关食欲，且胸痛亦有关联。治当滋肝潜阳，兼肃肺气。

玉竹 9g　花粉 9g　瓜壳 9g　天冬 9g　石决明（先煎）9g　牡蛎（先煎）9g　女贞子 9g　菊花 9g　石斛 9g　夜交藤 9g　丹皮 6g　甘草 3g　3 剂

10 月 23 日二诊：续服上方后，诸症消失，胃纳渐增，惟目眩未减，脉象依然弦细。此木郁未达，肝阴尚属不足，仍本前法。

刺蒺藜 9g　玉竹 9g　瓜壳 9g　石决明（先煎）9g　牡蛎（先煎）9g　女贞子 9g　枯黄芩 9g　白芍 9g　当归 9g　枳壳 9g　石斛 9g　丹皮 6g　谷芽 15g　甘草 3g　4 剂

服上方数剂后，诸症即基本上得到控制。

按：本例头眩心悸，脉象弦细，舌红少津，为肝阴不足现症。肝阴不足，则阳亢化火，肝热冲肺发为咳嗽。胸痛，食少，为肝脉所过部位发病。故用玉竹、女贞子、石斛、当归、白芍等以涵养肝阴，用石决明、牡蛎、菊花、夜交藤等以平肝潜阳，用刺蒺藜、丹皮疏肝以解郁火，用花粉、天冬、瓜壳、枳壳、枯黄芩以清肃肺气，并稍加谷芽以健胃。使阴平阳秘，肺得清肃，诸症即解。

3. 肺气不降，痰郁化热证

刘某，男，18岁。服西药驱血吸虫药后，出现咳嗽，呼吸困难，四肢无力等反应。前医认为气血虚弱，给予大补气血，反致呼吸更加迫促，四肢更加无力，咳嗽气涌，痰质浓稠，脉象浮数，右脉更甚。此肺气不降，痰郁化热之证。治当降肺驱痰，用苏子降气汤、泻白散、葶苈大枣泻肺汤加减。

苏子9g　法半夏9g　化橘红9g　茯苓9g　桑白皮12g　大枣3枚　杏仁9g　地骨皮12g　枯黄芩9g　葶苈子6g　竹茹9g

服上方3剂后，咳嗽即止，诸症亦缓解。

按：本例先因肺气不降，误服补药，以致肺气更加壅遏，使水液不得输布，聚液成痰，痰郁化热，出现上述症状。故用苏子、杏仁、桑白皮、地骨皮、葶苈子、大枣以降气泻肺，用法半夏、化橘红、茯苓、枯黄芩、竹茹以清热化痰。使肺气通畅，诸症即消。

4. 心肺阴亏，肺热气逆证（肺气肿、心脏动脉粥样硬化）

马某，男，成年。1970年11月5日初诊。素患咳嗽气紧，咳吐稠痰，心慌头昏，喉中干痒。经西医检查，确诊为肺气肿，兼心脏动脉粥样硬化。诊得脉象浮弦，舌质干、微黄苔。此为心肺阴亏，阳亢动火，肺热气逆之证。治以养心肺阴分为主，佐以泻火降肺。

生地黄9g　知母9g　百合12g　麦冬9g　玉竹12g　白芍12g　女贞子12g　紫菀9g　百部9g　前根9g　地骨皮12g　桑白皮12g　甘草3g　6剂

12月9日二诊：服上方30剂后，咳嗽大减，诸症亦缓解。但消化欠佳，大便微溏，口微干，舌苔微黄。上方中加益胃之品。

桑白皮 12g　地骨皮 12g　白芍 12g　山药 12g　百合 12g　谷芽 12g　法半夏 9g　竹茹 9g　紫菀 9g　前根 9g　鸡内金 6g　炙甘草 3g

1971年1月8日三诊：服上方4剂后，消化转好，以后仍服初诊时的药方，咳嗽基本控制，诸症更见好转。

近来感冒，咳嗽又发，痰多，流鼻涕，口发干，于育阴方中稍加开提宣肺。

丹参 9g　知母 9g　百合 12g　桔梗 6g　瓜壳 9g　苏子 9g　白芍 9g　竹茹 12g　百部 9g　朱麦冬 9g　玄参 9g　前根 9g　炙枇杷叶 9g　薄荷（后下）6g　炙甘草 3g

服上方3剂后，感冒即解，咳嗽亦停止。以后又续服二诊时药方加减，以巩固疗效。

按： 本例心慌头昏，为心阴不足，心阳上亢现症；咳嗽气紧，喉中干痒，脉象浮弦，为肺阴不足现症。阴虚生内热，故出现咳吐稠痰，舌质干黄等病状。故用生地黄、百合、麦冬、玉竹、白芍、女贞子、玄参等以养心肺阴分，用桑白皮、地骨皮、知母、苏子等以清肺降气；用紫菀、前根、百部、法半夏、竹茹以止咳化痰。二诊时，出现消化不良，因其素禀阴亏，故仅用山药、谷芽、鸡内金等益胃药使其不伤阴分。三诊时，突患感冒，因其阴亏不堪发汗，故仅用桔梗、瓜壳、炙枇杷叶、薄荷等轻宣开提而奏效。总之，阴分不足的患者，又患其他病证时，应处处照顾其阴分，如重竭其阴，则病难速愈。

5. 肺肾阴亏证

王某，男，成年。1970年12月4日。咳嗽有痰，睡眠不好，遗精盗汗，大便秘结。诊得脉象浮大，舌干红无苔。此肺肾阴亏之候，以养肺肾阴分兼以安神为法。麦味地黄丸加味。

熟地黄 9g　丹皮 9g　菟丝子 12g　山药 12g　茯苓 9g　麦冬 9g　五味子 6g　竹茹 12g　白芍 9g　牡蛎（先煎）12g　肉苁蓉 9g　柏子仁 9g　法半夏 9g

服上方 6 剂后，咳嗽大减，余症亦有好转。以后嘱其续服，而收到了较为满意的疗效。

按：本例遗精，盗汗，失眠为肾阴不足，肾病及肺，伤及肺阴，发为咳嗽；肺合大肠，液枯肠燥，致大便秘结；脉象浮大，舌干红无苔，亦与阴亏症状相符。故用麦味地黄丸，加牡蛎、白芍、肉苁蓉以养肺肾阴分，用柏子仁、法半夏以安神，用竹茹以豁痰。使阴液得复，病即痊愈。

6. 风热夹痰证

黄某，女，50 岁。1970 年 12 月 27 日。素患痰饮，近感风热，咳嗽有痰，恶寒发热，热多寒少，口干食差，脉象浮数。此风热夹痰，治宜散风清热，养阴健胃，化痰行水。

防风 9g　荆芥 6g　枯黄芩 9g　知母 9g　玄参 9g　麦冬 9g　神曲 9g　谷芽 12g　法半夏 9g　橘红 9g　茯苓 9g　木通 6g　甘草 3g

服上方 2 剂后，即未见咳嗽，诸症亦大减。

按：本例恶寒发热，热多寒少，脉象浮数，口中干燥，为风热所致。风热犯肺，加之素患痰饮，致使肺道更为不利，发为咳嗽吐痰。故用防风、荆芥以驱风，用枯黄芩、知母以清热。因其热甚伤阴，故用玄参、麦冬以育阴，并用二陈汤加木通以化痰行水，用神曲、谷芽以健胃。由于药证相应，故疗效显著。

7. 风热夹毒证（扁桃腺炎）

魏某，男，8岁。1971年1月5日。突发高烧，咳嗽急剧，咳痰不爽，咽喉两侧红肿疼痛，流鼻血。经西医检查，确诊为扁桃体炎。诊得脉象浮数，舌质鲜红。此风热夹毒之候，以清解为主。

玄参9g　麦冬9g　百合12g　银花9g　连翘9g　知母9g　板蓝根12g　大青叶9g　桔梗6g　藕节9g　神曲9g　甘草3g

服上方2剂后，热退咳止，咽喉两侧肿消，诸症即痊愈。

按： 本例脉浮数，舌鲜红，发烧咳嗽，显系风热症状。因其发病急剧，加之喉侧红肿疼痛，流鼻血，非夹毒不致如此猛烈。故用银花、连翘以清风热，用板蓝根、大青叶以解毒消肿。高烧必致伤阴，故用玄参、麦冬、百合、知母以养阴退热，再加桔梗以驱痰，藕节以止血，神曲以健胃。使风散毒消，热退身和。

巴蜀名医遗珍系列丛书

六、心悸

1. 心气不足，阴亏肝郁证（冠心病）

朱某，女，34岁。1964年5月11日初诊。1960年5月开始发肿，上下肢交替出现，心悸，偶发心绞痛，头昏耳鸣，肝脏微大。性情急躁，手腕胀痛。经医院检查，诊断为冠心病。脉象模糊，沉取无力；舌质萎白，伸出抖。食量尚好。此属心气不足，阴亏肝郁之象。治宜补心气，养阴疏肝。

党参9g　茯神9g　柏子仁12g　女贞子12g　刺蒺藜9g　牡蛎（先煎）12g　麦冬9g　山药12g　丹参9g　旱莲草12g　郁金9g　川贝母6g　甘草3g

5月28日二诊：服上方12剂后，病情好转，肿胀减轻，脉象至数较前清楚，根气稍足，舌质恢复正常。惟仍感心悸。仍本上方酌加清肝之品。

泡参12g　女贞子12g　旱莲草12g　丹参9g　玄参9g　生地黄9g　牡蛎（先煎）9g　郁金9g　刺蒺藜12g　草决明9g　雅黄连6g　甘草3g

6月20日三诊：上方服20剂后，情况继续好转，心悸减轻，肿胀逐步消失，脉象微细，心律整齐，舌质红润。嘱其续服前方。

7月18日四诊：前方又服20余剂，前症已基本稳定。但近来月经时间过长，脉象弦细，舌上少苔。前方中加入固血之品。

泡参12g　生地黄9g　山药12g　牡蛎（先煎）9g　女贞子12g　旱莲草12g　柏子仁9g　麦冬9g　刺蒺藜9g　白芍12g　焦陈艾

9g 甘草 3g

9月15日五诊：服上方数10剂后，心慌转为平静，月经接近正常，诸症均得缓解。脉象微数，至数清楚，但左右手足尚见微肿，舌心微白。仍本前法加味。

泡参12g 茯神9g 黄芪12g 柏子仁9g 天冬9g 丹参9g 生地黄9g 女贞子12g 旱莲草12g 麦冬9g 郁金9g 桑皮9g 甘草3g

11月10日六诊：上方服20剂，诸症已恢复正常。体重增加，只有时发现短暂的心动不宁，脉象弦而微数，舌质正常，用养阴疏肝涤热法以善其后。

玉竹12g 丹参9g 生地黄9g 麦冬9g 花粉12g 刺蒺藜12g 郁金9g 瓜蒌壳9g 浙贝母9g 焦栀子9g 知母9g 莲子心6g 甘草3g

1965年3月18日患者来信说，服上方数剂后，诸症尽除，已于3月1日全天上班，并无不适反应。

按：本例脉象模糊，沉取无力，为心气虚弱鼓动乏力之象；舌为心之苗，心气不足，则舌头萎软无力，伸出颤抖；心主脉，心搏无力，则脉道不通，不通则易发绞痛；四肢离心较远，血流更易瘀阻，水液流溢则发为水肿、胀痛等症。肾开窍于耳，肾阴不足，则发耳鸣；足厥阴肝经上连颠顶，肝肾之阴不足，则肝阳上亢，而发为头痛。《石室秘录》说："怔忡之证，扰扰不宁，心神恍惚，惊悸不定，此肝肾之虚而心气之弱也。"本例心悸，正属此种情况。至于肝脏微大，性情急躁是肝气郁滞之征。故用党参、泡参、茯神、黄芪、甘草以补心气，用女贞子、旱莲草、玄参、生地黄、麦冬、白芍、天冬、玉竹、山药、花粉、牡蛎以育阴潜阳。加郁金、刺蒺藜、贝母、瓜蒌壳等以疏解肝郁，加柏子仁、丹参以宁心安神。治疗过程中因出现脉数，此为虚火之象，故曾分别加入草决明、雅黄连、焦栀子、知母、莲子心等以折其势。曾出现月经时间过长，故加入焦陈艾以摄之。因水肿长期未能全消，故加入桑皮以泻之。本病为顽固性的慢性病，故服药达一百余剂，才基本上得到缓解。

2. 气血不足，脾肾阳虚证（风湿性心脏病）

李某，女，36岁。1964年8月28日初诊。1953年开始心悸，全身水肿。经西医检查，诊断为风湿性心脏病，服药后已得好转。目前，时发心悸，头晕，有时跌仆，有时感到呼吸困难，眠食欠佳，头痛，小便多，头发脱落较多，胸部疼痛，面目无神。每到冬季即病情加重。诊得脉极细微，舌淡无苔。此气血不足，脾肾阳虚之候。先予补气血，扶脾，强肾安神。

泡参12g　当归9g　熟地黄9g　白芍12g　何首乌15g　山药12g　法半夏9g　广陈皮9g　菟丝子12g　炒枣仁9g　磁石9g（火煅醋淬）　甘草3g

9月3日二诊：服上方4剂后，心悸减轻，头发已未继续脱落。但睡眠仍差，头痛牵引两侧颈项，食欲不佳，时吐白沫，倦怠无力，两眼昏花，舌质淡，脉细弱。再按前法。

当归9g　川芎6g　熟地黄12g　白芍12g　党参9g　黄芪15g　茯神9g　白术9g　广陈皮9g　五味子6g　肉桂3g　枣仁9g　远志6g　炙甘草3g

10月13日三诊：服上方10剂后，效果良好，已未出现心悸，睡眠尚佳，头不痛，发渐长，精神好转，诸症亦告缓解。但胃纳尚差，面色微苍白，舌质淡红，脉细无力，左脉尤甚。仍按前法，并嘱其常服以巩固之。

当归 9g　川芎 6g　熟地黄 9g　白芍 12g　制首乌 12g　党参 9g　黄芪 15g　白术 9g　茯苓 9g　广陈皮 9g　肉桂 3g　炙甘草 3g

按：本例脉象细弱，舌淡少苔，面色苍白，面目无神，倦怠无力，睡眠欠佳，头晕头痛，有时跌仆，均系气血不足之征。呼吸困难，是少气不足以息；阳气不足，故冬季病情加重，胸中阳气不宣，则发为胸部疼痛。"发为血之余""目受血乃能视"，血虚则二目昏花，头发易落。两侧颈项牵引作痛，系血不荣筋之故。《证治准绳》说："心悸之由，气虚者，由阳气内虚，心下空虚，火气内动而为悸也。血虚者亦然。"故本例心悸之主要原因，是气血两虚。其食欲不佳，易吐白沫，是脾胃虚冷之故。小便多者，是肾阳不足，不能化水也。故本例治法除大补气血外，还应温补脾肾。肾为先天之本，脾为后天之本，脾肾得充，气血亦得养。用泡参、党参、黄芪、茯神、茯苓、白术、炙甘草以补气，用当归、熟地黄、川芎、白芍、何首乌以养血，用法半夏、广陈皮、山药以补脾行气，用菟丝子、五味子、肉桂以温补肾阳，加炒枣仁、磁石、远志以宁心镇静。因本例病程太长，气血耗伤过甚，故在诸症缓解后，制方嘱其常服以巩固之。

3. 气阴两虚，心肾不交证

罗某，男，42岁。初诊：近年来常患心慌气短，头痛耳鸣，左胸胁时而发痛，痛感牵连臂部，胸肌紧张。经医院检查，诊断为心脏疾病。两月前，曾在重庆诊过一次，服养心育阴方有效。现脉象浮取仍然模糊，但沉候至数清晰；头痛有所减轻，睡眠与饮食较好。此气阴两虚，心肾不交之候。用补气育阴交通心肾法。

巴蜀名医遗珍系列丛书

党参 9g　柏子仁 9g　生地黄 9g　丹参 9g　麦冬 9g　石斛 9g　菟丝子 9g　山药 9g　茯神 12g　甘草 3g　五味子 3g　6剂

二诊：服上方后，情况良好，病状均有减轻。惟脉搏力量至数仍不太明显，心阴尚感不足。仍本前法处理。

上方去茯神，加女贞子 9g　5剂

患者离开成都后，曾来信说："服上方病情继续好转，胸痛已比出院时减轻许多，期外收缩在一个多月来只出现过一次，约一小时即停止，血压已趋正常，每晚能睡眠 6 小时左右，饮食二便正常，脉搏每分钟 60～70 次，精神亦比在成都时好些。"再拟丸方如下：

党参 60g　熟地黄 60g　生地黄 60g　枸杞子 60g　菊花 60g　泽泻 60g　枣仁 60g　丹参 60g　菟丝子 60g　柏子仁 60g　麦冬 60g　茯神 60g　桑叶 60g　女贞子 90g　黑芝麻 120g　五味子 15g　丹皮 15g　远志 15g　甘草 15g　山药 60g　（拌蜜为丸）

在服药过程中，症状渐趋消失。停药后到医院检查，前症已得痊愈。

按：《素问·阴阳应象大论》说："肾在窍为耳。"本例耳鸣，是肾阴不充。肾阴不足，则肝阳上亢，足厥阴肝经上连颠顶，故发为头痛。《石室秘录》说："心必得肾水以滋养，肾必得心火而温暖。如人惊惕不安，岂非心肾不交乎。"故本例心悸怔忡的主要原因，为心肾之阴不足，使水火二脏不能互济，胸背发痛亦是心阴不足之故。盖心包络之脉起于胸中，《灵枢·厥病》说："厥心痛与背相控。"胸背位居上焦，故易由心脏疾病而牵连发痛。气短者，气虚也；由于气虚鼓动无力，故脉象浮取模糊。故用柏子仁、生地黄、丹参、麦冬、石斛、茯神、枣仁、远志以养心安神，用六味地黄丸、菟丝子、五味子、枸杞子、女贞子、黑芝麻以育阴培肾，加党参、甘草以补正气，用菊花、桑叶以平肝阳。心肾两补，水火既济，而诸症得除。

4. 气阴两虚，肝郁脾滞证（风湿性心脏病）

李某，男，32岁。1972年8月4日初诊。15岁即开始患心脏病，一直心悸。近来心慌加速，短气乏力，心中慌乱；咳痰不利，痰中带血，胸部疼痛，午后微有潮热，腹内胀气，小便黄少，面目及肢体浮肿。经医院检查，心率每分钟160次，心形增大，左房明显增大，其余各房室亦明显增大，心房纤颤，心尖双期杂音，肝肋下4cm，剑下约18cm，脾可触及，有少量腹水，双肺门区充血，肺动脉圆椎突出，诊断为风湿性心脏病，二尖瓣狭窄、闭锁不全，慢性心力衰竭。诊得脉象结代，良久始得一至；舌质黯淡上有白苔，嘴唇青紫。此心脏气阴两虚，肝郁脾滞之证。先予育阴为主，补气次之，佐以疏肝运脾之品。

玉竹12g　太子参9g　石斛12g　柏子仁12g　薤白9g　朱麦冬9g　火麻仁15g　桑寄生12g　丹参9g　知母9g　女贞子12g　刺蒺藜9g　厚朴9g　甘草3g

8月21日二诊：服上方加减10剂后，目前心中慌乱大减，咳嗽转轻，痰中已不带血，精神稍好，已能稍事步行，但其余各症尚在。阴分有来复之象，阳气尚不宣通。用心阴心阳两补之法，炙甘草汤加减。

麦冬9g　生地黄12g　火麻仁12g　阿胶（烊化）9g　桂枝6g　生姜2片　党参9g　大枣3枚　厚朴9g　白芍9g　丹参9g　炙甘草3g

8月28日三诊：服上方7剂，心悸症状明显减轻，食量增加，精神好转，浮肿减退。但昨日因饮食不慎，使腹内更胀，小便更加黄少，舌苔转为黄腻，面目浮肿加剧。此湿热内聚之象。上方中去阿胶、生地黄，加花粉 12g，冬瓜仁 12g，茵陈 9g，枯黄芩 9g。

9月5日四诊：服上方四剂后，黄腻舌苔已退，精神顿觉爽快，腹胀减轻，小便增多，水肿亦减。仍本二诊时的方义。

桂枝 6g　党参 9g　生姜 2 片　阿胶 12g（烊化）　麦冬 9g　生地黄 9g　白芍 12g　火麻仁 12g　丹参 9g　厚朴 9g　茯神 9g　炙甘草 9g

服上方 60 余剂后，诸症大减，心悸现象基本停止，水肿消退，饮食正常，二便通利，胸痛已除，精神健旺，午后已无潮热现象，已能正常活动，于 12 月开始上班。观察至 1973 年 5 月，一般情况尚好。只是有时过于劳累，即有心慌现象。腹内有时仍有胀气感。脉象虽较前有力，但时高时低，有时仍有间歇。嘱其经常续服前方，以巩固之。

按：本例咳嗽不利，午后潮热，为阴虚症状；咳痰带血，是阴虚火旺之征，短气乏力，腹内胀气，为阳虚症状。阳不化水，则小便黄少，面目肢体浮肿；胸中阳气不宣，则发为胸痛，故心慌、心跳、心中慌乱，应属气阴两虚。脉舌亦与主症相应。根据其现症，用玉竹、石斛、柏子仁、朱麦冬、火麻仁、桑寄生、丹参、女贞子、知母以育阴清热为主。加太子参、炙甘草以补心气，用薤白以宣通阳气，用刺蒺藜以疏肝，用厚朴以运脾。在阴分渐复，虚热渐退的情况下，又改用阴阳平补之法。《伤寒论》说："脉结代，心动悸者，炙甘草汤主之。"故用炙甘草汤加减缓缓调理。其间曾出现湿热内聚，故去阿胶、生地黄等滋腻药，加花粉、冬瓜仁、茵陈、枯黄芩以解之。本例虽未彻底治愈，但已找到一条治疗的途径，现列入以供研究。

5. 肝脾失调，气血不足证（心绞痛）

王某，男，47岁。初诊：心痛频发，短暂即止。心动率每分钟90次以上，血压偏低。复加胃痛，每发则较为持久，食欲不振，睡眠欠佳。经医院检查，诊断为心绞痛。经过长期治疗，未见好转。脉象左弦劲，而右濡数，至数模糊不清。此由肝脾失调，导致营血不足，心气不舒，发为心痹。治法以调和肝胃，补养心气为主。

柏子仁30g　枣仁30g　菟丝子30g　川贝母30g　鸡内金30g　丹参60g　海螵蛸60g　天冬60g　茯神60g　何首乌60g　牡蛎60g　山药60g　远志15g　甘草15g

共研成细末，炼蜜为丸如豆大。每服6g，一日服3次，饭后一小时服，白开水下。

二诊：前症大为好转，心胃痛已停止发作，脉象至数较前清楚，但左关仍觉弦劲；血压尚低。再根据前法，去牡蛎，加党参、当归、川芎各60g，为丸服用。

三诊：服药后，血压恢复正常，心动率亦趋正常，只在劳累之后，加速至80次左右；脉象左右基本平衡，惟根气尚差。再拟养心纳肾调肝之法，使下元更固以巩固疗效。

党参60g　茯神60g　当归60g　柏子仁60g　牡蛎60g　海螵蛸60g　山药60g　生谷芽60g　制首乌60g　白术30g　川芎30g　枣仁30g　远志30g　龙骨30g　菟丝子30g　益智仁30g　补骨脂30g　鸡内金30g　川贝母30g　法半夏30g　甘草15g　菖蒲15g　枸杞子60g

共研细末，炼蜜为丸。每次服6g，日服3次。

服药后，日益向愈，恢复健康。

按：本例脉象左弦劲而右濡数，为肝脾不调脉象，故发为胃痛，食欲不振。脾胃不和则睡眠不安，眠食俱差则气血两伤。心气不足则鼓动无力，脉象至数出现模糊不清现象。心阳不宣则发为心痛。心血不足不但影响睡眠，而且发为心悸。《素问·阴阳别论》说："二阳之病发心脾。"阳明得养，则心脾得安。故用海螵蛸、川贝母、鸡内金、山药、生谷芽、益智仁、法半夏、菖蒲等益胃止痛、调和肝脾，用党参、茯神、白术、甘草、枣仁以补心气，用丹参、当归、川芎、何首乌、柏子仁、天冬以养血益阴，用牡蛎、远志、龙骨以潜阳安神，加菟丝子、枸杞子、补骨脂以培肾固本。因病属慢性，最宜丸药，以缓缓调理。

6. 心阴不足，心阳偏亢证（心神经传导阻滞）

陈某，男，38 岁。1966 年 3 月 21 日初诊。得心悸病将近 10 年，据医院检查，诊断为心神经传导阻滞。心悸，脉律不齐，起病于思想遭受刺激，长期处于紧张状态。诊得脉象数急，舌质鲜红。用甘寒育阴之法。

丹参 9g　泡参 9g　玄参 9g　柏子仁 9g　天冬 9g　麦冬 9g　白芍 9g　牡蛎（先煎）9g　龙骨（先煎）9g　山药 9g　夜交藤 12g　甘草 3g　3 剂

3 月 24 日二诊：服上方后，病情大有好转，心悸已平，脉律逐渐调整，舌质已稍转淡。仍本前法立方。因病程较久，嘱其常服以巩固之。

丹参 9g　泡参 12g　玄参 9g　女贞子 12g　旱莲草 12g　天冬 9g　桃仁 9g　牡蛎（先煎）9g　朱麦冬 9g　柏子仁 9g　龙骨（先煎）9g　山药 15g　甘草 3g　夜交藤 15g

按：本例因思想遭受刺激，思虑过度，以致心血耗伤，阴精受损。

心阴不足则心阳易亢，故出现舌质鲜红、脉象数急、心悸等一系列阴虚阳亢现象。方中用丹参、泡参、玄参、天冬、麦冬、白芍、山药、女贞子、旱莲草等滋阴药以培心阴，用龙骨、牡蛎、夜交藤、柏子仁等以潜阳安神，并加桃仁以行血通脉。使阴阳趋于平衡，则心悸自除。

7. 气血不足，水湿内停证

熊某，男，35 岁。1963 年 1 月 8 日初诊。从 1962 年起，患心悸、关节疼痛。现在稍微急行，便觉累喘、咳嗽。过去曾患高山病，到成都后，其病自愈。食欲欠佳，睡眠不好，脉象细数，舌苔微黄而滑。此属气血不足，水湿内停之证。治当补益气血，温肾除湿。

桂枝 6g　茯苓 12g　白术 9g　苍术 9g　炒枣仁 9g　厚朴 9g　当归 9g　黄芪 9g　秦艽 9g　木瓜 6g　黄柏 9g　甘草 3g　4 剂

1 月 22 日二诊：服上方后，情况良好，关节疼痛未发，心悸稍减。惟动作过甚，尚感喘累、咳嗽，脉象较前有力。仍本前法。

党参 9g　桂枝 6g　茯苓 12g　当归 12g　木瓜 6g　苍术 9g　秦艽 9g　黄芪 9g　枣仁 9g　熟地黄 9g　牛膝 6g　杜仲 9g　6 剂

2 月 14 日三诊：服上方后，心悸、喘咳现象又有减轻，食欲增进，夜眠尚好，脉舌渐趋正常。再本前法以巩固之。

党参 15g　制附片（先煎）6g　桂枝 6g　炮姜 9g　当归 12g　川芎 12g　苍术 6g　焦黄柏 12g　木瓜 9g　白芍 9g　白术 12g　炙甘草 6g

服上方 10 剂后，诸症尽解。

按：本例病人，原居住高山而得高山病，到成都后，高山病虽得缓解，但久病耗伤气血，加之成都盆地较为潮湿，"邪之所凑，其气必虚"。故水湿之邪，蕴酿成病，湿流关节则关节疼痛；水饮冲肺则发为喘咳；水湿停滞中脘，则食欲欠佳，睡眠不好；水停心下，则发为心悸；脉象细数，舌苔微黄而滑亦为气血不足，水湿内停之象。故用当归、熟地黄、川芎、白芍以补血，用党参、黄芪、白术、茯苓、炙甘草以补气，用桂枝、制附片、炮姜、苍术、秦艽、木瓜、牛膝、杜仲以温肾除湿，加厚朴以行气运脾，用枣仁以安神养心。用黄柏者，取其苦燥除湿，并防其湿郁化热。因之而正气得养，湿气得除，诸症亦得缓解。

七、胸痛

1. 肺阴不足，痰热滞肺蓄水证（胸膜炎、胸腔积液）

王某，男，成年。1972 年 3 月 7 日初诊。主诉右胸疼痛，咳嗽吐少量白色稠痰，不易咳出，午后微热。经医院检查，心率 120 次 / 分，胸透有胸腔积液，已抽出胸水 700mL，目前仍有少量积液，在荧光片上并看出右上肺有条形致密影，右肺第一肋间有瘢痕。诊断为：①右下胸膜炎，胸膜增厚有少量积液；②右上肺有段性肺不张；③右上肺结核。诊得舌质红，脉浮数、微弦。此系肺阴不足，痰热滞肺蓄水之证。治宜清热化痰行水，兼养肺阴。

麦冬 15g　瓜蒌壳 12g　川贝母 6g　桑皮 18g　知母 12g　玉竹 15g　牡蛎（先煎）24g　车前草 30g　苡仁 15g　芦根 30g　冬瓜仁 18g

4 月 1 日二诊：服上方 12 剂后，前症大为好转。于 3 月 26 日透视，积液已干，只余右侧胸膜轻度增厚。现右胸下部有胀痛感。续与行气开郁，清肺化痰。

郁金 15g　瓜蒌壳 15g　冬瓜仁 30g　枳壳 9g　桑皮 15g　川贝母 6g　知母 12g　芦根 30g　连翘 15g　青皮 6g

服上方 5 剂后，胸部胀痛大减，日趋痊愈。

按： 本例咳嗽，痰稠不爽，午后微热，舌质红，脉浮数而弦，均为阴亏痰热之象。热痰滞肺则肺气不利，不但发为胸痛，且肺气不得肃降，则不能通调水道，下输膀胱而发蓄水。故治当清热化痰，行气利水，兼以养阴。用知母、芦根、连翘以清热，用瓜蒌壳、川贝母以化痰，用枳壳、青皮、郁金以行气，用桑皮、薏苡仁、冬瓜仁、车前草以利水，用麦冬、玉竹、牡蛎以养阴。由于药证相应，故效较速。

2. 肝胆湿热证（胆结石）

刘某，女，25岁。1961年10月13日初诊。主诉从1953年起即患胸痛，发作时间不定，痛时即感头昏口苦。经西医透视检查，诊断为胆结石。诊得脉象微弦。此为肝胆郁热之故，宜疏肝利胆清热为治。

刺蒺藜15g　丹皮6g　金铃炭9g　雅黄连（吴萸水炒）4.5g　郁金6g　花青皮9g　山栀仁9g　木通6g

10月5日二诊：服上方20剂后，约一年时间未发胸痛，只最近发作一次，但不甚严重。脉象弦滑，舌上有粉白苔。此肝胆郁滞未解，再本前法。

延胡索6g　刺蒺藜9g　牡蛎（先煎）12g　雅黄连（吴萸水炒）4.5g　青皮9g　丹皮6g　白芍9g　山栀仁9g　郁金6g　木香6g　金铃炭3牧　甘草3g　10剂

10月11日三诊：服上方5剂后，胸痛即止，但感消化不良，每饭后必解溏便，微觉精神不好。弦滑之脉已解，指下转为濡弱；舌上微有白苔，是前方苦降稍过，湿阻中焦之故。改用疏肝行气，健脾除湿法。

制香附9g　茯苓9g　白术9g　厚朴6g　陈皮6g　炒白芍9g　苍术9g　砂仁6g　木香6g　法半夏9g　甘草3g　6剂

11月19日四诊：服上方后，情况良好，胸痛未发，脉象平和，舌质淡红有白苔，大便正常，食欲欠佳。仍本前方立意，并嘱其常服。

沙参9g　白术9g　山药15g　鸡内金6g　茯苓9g　厚朴6g　砂仁（后下）6g　制香附9g　木香6g　炙甘草3g

服上方后，观察至1964年8月3日，胸痛一直未发。

按： 本例一诊、二诊中脉弦、口苦，是肝胆郁热；肝经上出额与督脉交于颠，胆经上抵头角，故有头昏之病。肝经上贯膈，胆经下胸中贯膈，肝胆郁热，故发为胸痛。治法用刺蒺藜、丹皮、金铃炭、郁金、青皮、木通、延胡索、白芍、木香等疏肝利胆，用雅黄连、山栀仁以清热。加牡蛎以育阴潜阳。三诊时，热邪已解，但又出现食少便溏、乏力、苔白等脾虚脾湿现症，故三诊、四诊在疏肝的同时，加用补脾和胃燥湿行气之品。用香附、白芍以疏肝，用沙参、白术、茯苓、法半夏、山药、鸡内金、甘草补脾和胃，用苍术、厚朴、陈皮、木香、砂仁以燥湿行气。由于病机有改变，故用药亦应随之改变，才能收到良好效果。

3. 胃阴亏损，胃热上冲证

王某，女，51岁。1964年6月5日初诊。主诉原患腹泻，服抗生药后，转为气上冲胸作痛，食物不下，似觉胸下有物梗阻，口苦口干。诊得脉沉而数，舌红无苔。此属大泻后胃阴亏损，胃热上冲。用益胃清胃降逆法。

竹茹9g　玉竹9g　玄参9g　麦冬9g　石斛9g　雅黄连6g　枯黄芩9g　法半夏9g　旋覆花9g　代赭石（先煎）9g　甘草3g　6剂

6月12日二诊：服上方后，气已不上冲，胸下梗痛大觉减轻，只微觉痞闷，已能进饮食。目前仍觉口苦口干，大便干燥，小便如常，脉舌同前。于上方中加入润肠导滞之品。

白芍9g　玉竹9g　石斛9g　黄连6g　法半夏9g　火麻仁12g　杏仁9g　瓜蒌子12g　厚朴花6g　枳壳9g　甘草3g

服上方3剂后，诸症即缓解。

按： 本例原患腹泻，使津液受损，导致胃阴不足，阴虚则火旺，胃火升腾，故有气上冲胸、胸下梗痛、食物不下、口干口苦、大便干燥等现症。脉沉而数，舌红无苔，亦符合阴虚胃火之象。故用竹茹、玉竹、玄参、麦冬、石斛、白芍以养胃阴，用雅黄连、枯黄芩以清胃火，用法半夏、旋覆花、代赭石以降上逆之气，用火麻仁、杏仁、瓜蒌子、厚朴花、枳壳以润肠通便。如此则胃阴得养，胃火亦清，上逆之气亦得下降，而诸症遂告缓解。

4. 肝阴亏损，阳亢肝郁证

张某，男，成年。1971 年 1 月 19 日初诊。主诉长期胸痛，左偏头痛，左面发麻，晚上耳鸣头热，眩晕，眼睛胀痛，时欲呕吐，性情急躁，睡眠不好，身瞤腿软，足冷。诊得舌干少苔，脉弱微浮。此为肝阴亏损，阳亢肝郁之候。治宜养肝阴，潜肝阳，疏肝气。

女贞子 12g　旱莲草 12g　玉竹 12g　龙骨（先煎）12g　牡蛎（先煎）12g　柴胡 6g　青皮 9g　郁金 9g　金铃炭 12g　延胡索 9g　白芍 9g　法半夏 9g

嘱其常服。服上方数十剂后，胸痛即止，余症亦缓解。

按：本例左偏头痛，左面发麻，耳鸣，眩晕，眼睛胀痛，睡眠不好，舌干少苔，脉弱微浮等，均为肝阴亏损，阳亢生风之象；身瞤是肝阴不足，筋脉不能濡养之故；腿软足冷，头热是肝阳上亢，上热下寒所致，性情急躁是肝气郁结；肝郁克脾，复加阳热上冲，故发为呕吐。足厥阴肝经上贯膈，该经阴虚气滞，因此出现胸痛症状。治法用女贞子、旱莲草、玉竹、白芍以养阴，用龙骨、牡蛎以潜阳，用柴胡、青皮、郁金、金铃炭、延胡索以疏肝，加法夏和胃降逆止吐。因病属慢性，故续服数十剂始得缓解。

5. 阴虚肺热证（浸润型肺结核）

刘某，女，19岁。初诊：主诉右侧上胸部有痛感，无咳嗽吐痰，肌肉有时紧张，胸前窒闷不舒，睡眠较差。数日前曾发烧，现已平静。经医院透视照片，发现右肺尖有空洞阴影，呈浸润型。诊得脉来六至，两关微洪；舌红少苔。看来体质尚称健壮，但阴亏肺燥，阳热上浮，气失清肃，因而有此见症。先养阴清肺，使病情不再进展。

芦根12g　薏苡仁12g　冬瓜仁12g　白芍9g　女贞子9g　花粉9g　天冬9g　浙贝母9g　知母9g　甘草3g　5剂

二诊：服药后，无不适反应，病情亦较稳定。再拟养阴清肺法，以观后效。

瓜冬仁12g　薏苡仁9g　浙贝母9g　旱莲草9g　杏仁6g　仙鹤草9g　知母9g　天冬6g　麦冬6g　夏枯草6g　甘草3g　金钱草6g　10剂

三诊：前症逐渐减退，惟睡眠尚有时不安。脉至不似前番之数，但两关微洪依然。现虽热退阴生，但肝气尚嫌偏旺，应于养阴中兼以调肝之法。

玉竹12g　茯苓12g　女贞子15g　夏枯草15g　麦冬9g　刺蒺藜9g　浙贝母9g　仙鹤草15g　白芍9g　甘草3g

四诊：脉症均有好转。再拟养阴镇肝以助恢复。

玉竹9g　麦冬9g　白芍9g　女贞子9g　生地黄9g　藕节9g　牡蛎（先煎）15g　山药12g　石决明（先煎）9g　甘草3g

五诊：经透视照片复查，证实肺部病变基本消失。其他症状亦相应减退，但自觉肌肉仍有时紧张。再用行气养阴之法，以善其后。10剂之后，完全康复。

按：本例因患结核，脉象洪数，舌红少苔，睡眠较差，显系阴虚肺热之象。胸部为肺之外廓，肺脏病变影响及于胸部，故发为紧张疼痛。用白芍、女贞子、花粉、天冬、旱莲草、麦冬、玉竹、生地黄、山药以育阴，用芦根、薏苡仁、冬瓜仁、知母、夏枯草、金钱草、茯苓引热下输膀胱，加浙贝母、杏仁以通肺络，用仙鹤草、藕节以防其热甚出血。三诊以后，因两关依然微洪，是阴虚肝旺之象，故加刺蒺藜、石决明、牡蛎以调整之。

八、胁痛

1. 肝郁湿热证

樊某，男，38岁。1959年10月16日初诊。近十余日，发现右胁疼痛。经医院检查，肝功能正常。目赤，脉弦数，舌苔厚腻而少津液。此肝经湿热郁滞之证，用疏肝清热除湿法。

刺蒺藜9g　丹皮6g　枳实9g　青皮6g　枯黄芩9g　黄柏9g　连翘12g　焦栀子9g　茵陈9g　滑石9g　防己9g　甘草3g　3剂

10月23日二诊：服上方后，右胁疼痛减轻，脉濡数，舌苔白滑。仍本前法。

刺蒺藜9g　丹皮6g　青皮9g　白芍9g　木香4.5g　厚朴9g　连翘9g　茵陈9g　薏苡仁9g　茯苓12g　泽泻6g　甘草3g　3剂

10月30日三诊：右胁疼痛更减，眠食接近正常，脉象尚弦，苔未退尽。仍按前法，稍加益胃药，以善其后。

丹皮6g　枳壳9g　白芍9g　厚朴9g　连翘9g　栀子9g　枯黄芩9g　茵陈9g　泽泻9g　茯神12g　山药15g　甘草3g

服上方5剂后，右胁已不疼痛。停药观察一段时间，未见复发。

按：本例舌腻，脉濡，均为湿象；舌上少津液，脉数，又为热象。两者结合观察，显系湿热内聚。肝连目系，目赤为肝热；足厥阴肝经布胁肋，不通则痛，故胁痛为肝气郁结，而弦脉亦为肝郁之脉象。综合脉症分析，断为肝郁湿热。用刺蒺藜、丹皮、青皮以疏解肝郁，用枯黄芩、黄柏、连翘、焦栀子、茵陈以清热兼除湿，用茯神、茯苓、泽泻、薏苡仁、滑石、防己以利湿兼清热。肝郁则侮脾，故加白芍以敛肝止痛，加枳实、枳壳、厚朴、木香以运脾行气。因虑其苔燥，淡渗过分伤阴，在善后方中加入山药 15g，益胃生津，以调整之。

2. 肝郁化火证（传染性肝炎）

甄某，女，33 岁。1959 年 6 月。患传染性肝炎，肝大三指，右胁作痛。头昏口苦，月经先期，脉象弦数。此肝郁化火之证。治宜疏肝清热和胃。

刺蒺藜 9g　丹皮 6g　柴胡 6g　白芍 9g　青皮 9g　枳实 9g　枯黄芩 9g　焦栀子 9g　茵陈 9g　谷芽 9g　甘草 3g　5 剂

服上方 5 剂后，患者经医院检查，肝脏由三指缩小至仅能触及，症状亦全部消失。

按：本例脉象弦数，口中发苦，均为肝热现症。足厥阴肝经循少腹络阴器，肝热则易导致月经先期。肝经上连颠顶，肝热上冲，则头部发昏。胁部为肝经所过，肝郁则胁痛。综合诸症分析，所出现肝热症状，系肝气郁结，气滞化火所致。故用刺蒺藜、丹皮、柴胡、青皮以疏肝，用枯黄芩、焦栀子、茵陈以清火，用白芍以敛横逆之肝气兼止痛，用枳实、谷芽运脾和胃。因病属急性，正气未损，故好转较快。

3. 阴虚肝郁，脾滞湿热证（慢性肝炎）

张某，女，34 岁。1965 年 4 月 5 日初诊。久病右胁疼痛，胃纳不佳，食后反饱，睡眠多梦，头部昏痛。经西医检查，诊断为慢性肝炎。诊得脉象弦细微数，舌苔黄厚。此属阴虚阳亢，肝郁脾滞兼夹湿热之候。治宜疏肝清利湿热，兼以镇摄。

刺蒺藜 12g　丹皮 9g　郁金 6g　青皮 9g　白芍 9g　剪黄连 6g　连

翘 12g　赤小豆 9g　茵陈 9g　石决明（先煎）12g　甘草 3g　4 剂

4 月 19 日二诊：服上方后，胁痛已止，食欲增进，全身症状亦趋好转。但尚感疲乏，脉象已接近正常，舌苔白滑。前方中稍佐滋阴之品以巩固之。

刺蒺藜 9g　枳壳 9g　青皮 9g　白芍 9g　枯黄芩 9g　连翘 9g　薏苡仁 12g　茯苓 9g　草决明 9g　玉竹 12g　甘草 3g　6 剂

按：本例脉细，头部昏痛，睡眠多梦，为肝阴亏损，肝阳上亢之象；脉弦，胁痛，为肝气郁结；肝郁则易克脾，故出现胃纳不佳，食后反饱等脾滞现象；脉象微数，舌苔黄厚为湿热内聚之征。综合诸症，断为阴虚肝郁，脾滞湿热。用白芍、玉竹、石决明、草决明等以育阴潜阳，用刺蒺藜、丹皮、郁金、青皮、枳壳等以疏肝运脾，用茵陈、剪黄连、连翘、赤小豆、枯黄芩、薏苡仁、茯苓等以清利湿热。一般阴虚合并湿热证型，应以清热利湿为主，兼顾阴分，使其清利湿热而不伤阴。如滋阴药过多，则湿热有胶结难解之弊。

4.肝郁脾湿证（无黄疸型肝炎）

李某，男，成年。1960 年 6 月 6 日。主诉两胁不舒，右边有痛感，胸腹胀痛，夜眠不安，大便溏薄。经西医检查，诊断为无黄疸型肝炎。诊得脉象弦而动数。此为肝郁脾湿。用疏肝行气，燥脾利湿法。

白芍 9g　青皮 9g　木香 6g　厚朴花 9g　陈皮 6g　苍术 9g　茯苓 9g　法半夏 9g　薏苡仁 15g　生谷芽 9g　甘草 3g

服上方 3 剂后，胁痛消失，大便正常，诸症亦缓解。

按：本例两胁不舒，右肋疼痛，脉象弦而动数，为肝气郁结之征。肝郁则克脾，故出现胸腹胀痛；脾滞则易生湿，湿甚则大便溏薄；脾胃不和则夜眠不安。故本例断为肝郁脾湿。用白芍、青皮、木香、厚朴花、陈皮等以疏肝运脾，用生谷芽、法半夏以和胃安神，用苍术、茯苓、薏苡仁以燥湿行水。使肝不传脾，湿不内聚，诸症即缓解。

5. 阴亏肝郁证（胸膜炎）

袁某，男，35岁。初诊于1月前发现右肋胁下端有块状物形成，常觉窒痛不舒，胸胁胀满拒按，同时向肩背牵引作痛。心中慌乱，情绪不安，眠食均差，神倦不耐久坐。经医院检查，最初怀疑为胃癌，后来确诊为胸膜炎。就诊时脉象弦细，舌苔薄白微干。此属木郁不舒，肝实之候也。肝性喜条达而恶凝滞，郁则气无所泄，故出现结聚、痛满、苦烦等症。应先予舒肝郁，宽胸膈，以观进止。

刺蒺藜9g　青皮9g　金铃炭9g　厚朴花9g　郁金9g　薤白9g　瓜蒌子9g　茯神9g　沙参9g　木香4.5g　甘草3g　5剂

二诊：服上方后，经透视照片，胁肋部分疑似现象已消失，仅是先天性畸形，于病情无碍。胸肋膜炎症减轻，脉象已见好转，但根气尚差。阴精尤当顾及。

明沙参15g　牡蛎（先煎）15g　豆卷15g　生谷芽15g　刺蒺藜9g　瓜蒌壳9g　白芍9g　花粉9g　金铃炭6g　茵陈6g　丹皮6g　川贝母6g　雅黄连3g　甘草3g　5剂

三诊：前症继续减轻，胸胁肩背尚牵引作痛，眠食欠佳，精神倦怠。再予疏肝中寓以益阴之法。

柴胡6g　郁金6g　刺蒺藜9g　白芍9g　青皮9g　瓜蒌壳9g　夜交藤9g　麦冬9g　鸡内金4.5g　甘草3g　4剂

四诊：胁下包块全消，疼痛未作，惟右胁下尚有压痛，睡眠较差，脉象微弦而细，舌苔干白。此肝阴未复，宜再进前药。

上方去鸡内金、牡蛎，加丹皮 6g，香橼 6g。

服 6 剂后，病即痊愈。

按：本例右胁结块，窒痛不舒，胀满拒按；心中慌乱，情绪不安，脉象弦细，均为肝气郁结不舒所致，并进而影响到胸中阳气不宣，发为胸部胀满，痛引肩背等胸痹症状。肝郁则克脾，脾滞则食差。舌苔干白、睡眠不佳是阴精不足之故。综合诸症，断为阴亏肝郁胸痹。用刺蒺藜、青皮、金铃炭、郁金、丹皮、柴胡等以舒解肝郁，用厚朴花、木香、鸡内金、香橼、生谷芽等以健脾消食，用薤白、瓜蒌子、瓜蒌壳以宽胸开痹，用沙参、茯神、牡蛎、白芍、花粉、川贝母、夜交藤、麦冬等以育阴安神，用茵陈、雅黄连者，是防其肝郁化火之弊。

6.阴阳并虚，肝郁脾滞积聚证（胃下垂、早期肝硬化）

薛某，男，43 岁。初诊：右肋胁疼痛，嗳气，两腿有酸软疼痛感，面色萎黄，肌肉略形消瘦，饭后反饱，食欲欠佳。经医院检查，诊断为胃下垂及早期肝硬化。脉象两关俱弦。脉症合参，此属肝气横逆，伤克脾胃，迁延日久，正气受损，阴阳并虚，郁久成结，虚实相兼，病情复杂，取效较缓。此体气兼虚，脉症兼实，如不先予抑肝，胃气始终难以扶持。治宜疏肝益胃为主，同时先予加意涵养肝阴。

刺蒺藜 15g　郁金 6g　青皮 9g　白芍 9g　木香 6g　玉竹 15g　瓜蒌壳 12g　薤白 6g　枳实 9g　生谷芽 9g　左金丸 4.5g　甘草 3g　5 剂

二诊：初服上方 1 剂后，有肠鸣反应，自觉气机运转，腹中较为舒适。服 2 剂后，反应便不明显。近日因气候转变，曾一度引起轻感，咳嗽，微汗出，夜不成寐，自觉吸气不能下达丹田。此因肝郁未解，脾气不伸，久病正虚，故一触新邪，肝胃更加失调。正虚不耐发表，仍当从和脾理肝论治，使气机流畅，则轻感自解矣。

刺蒺藜 9g　制香附 9g　乌药 9g　青皮 9g　白芍 6g　茯苓 9g　远志 6g　茅术 9g　厚朴 9g　广陈皮 6g　薤白 6g　炙甘草 3g　7 剂

三诊：呼吸比较深长，胃纳渐增，前症相应好转，但两胁胁仍痛，咳嗽。此肝脾之气尚结滞中焦，宜疏肝理脾行气。

制香附 9g　南藿香 6g　乌药 9g　炒柴胡 6g　鸡内金 6g　茯苓 9g　茅术 9g　厚朴 9g　杏仁 9g　生谷芽 15g　炙甘草 3g

四诊：服前方 3 剂后，精神好转，食欲增加。惟小便时黄，鼻孔偶尔见血，自觉干燥，胁间阵发刺痛，脉象弦细，舌红无苔。是肝郁未达，阴分尚虚。治宜疏肝益胃生津，并入咸寒软坚之品。

刺蒺藜 9g　玉竹 9g　牡蛎（先煎）15g　海藻 9g　山药 12g　石斛 9g　枳实 6g　茯苓 9g　茵陈 9g　麦冬 9g　白芍 9g　生甘草 3g

五诊：前症略有好转，惟呃气未平，再从前法论治。

刺蒺藜 12g　牡蛎（先煎）15g　海藻 9g　旋覆花 6g　代赭石（先煎）9g　石斛 9g　麦冬 9g　玉竹 9g　玄参 9g　茵陈 12g　枳实 9g　薏苡仁 9g　甘草 3g

六诊：胁间刺痛减轻，诸症都有好转。但因病久正虚，抵抗力较弱，又受感冒，鼻流清涕，头晕，呼吸时牵引肋下作痛，脉象浮弦，舌苔黄，但不甚干燥。此新感风热与原病无关，暂予辛凉平剂。

薄荷 6g　石斛 9g　焦栀子 9g　淡豆豉 9g　枳壳 9g　青皮 9g　连翘 12g　菊花 9g　白芍 9g　木通 6g　甘草 3g

七诊：服药后，新感减退，腰脐连小腹部又发现酸胀疼痛，脉象沉取微弦。此肝脾郁气又现结滞，而肾家亦感虚寒。法当温养下焦与疏肝扶脾并进。

菟丝子 9g　沙苑子 9g　金铃炭 6g　吴茱萸 6g　茅术 9g　厚朴 9g　木香 4.5g　柴胡 9g　茯苓 12g　杜仲 12g　益智仁 6g　甘草 3g

八诊：诸症递减，自言饮食精神与健康前无甚差别，脉象柔和。经医院检查，钡餐试验和肝功能均属正常。惟自觉肋间疼痛，尚未完全消失，此久病初愈常见现象，不足为虑。再以疏肝扶脾、温养肝肾之药进行调治。

党参 12g　炒柴胡 9g　沙苑子 9g　菟丝子 9g　白术 9g　当归 9g　木香 3g　茯苓 12g　厚朴 9g　杜仲 18g　益智仁 9g　吴茱萸 6g　砂仁 6g　炙甘草 3g

九诊：肋间疼痛完全消失，精神食欲更佳，肝胃病变亦痊愈，欣然返回兰州工作。拟用丸方以巩固疗效。

党参 30g　茯神 30g　柴胡 15g　龙骨 15g　菟丝子 60g　枸杞子 30g　熟地黄 30g　当归 30g　山药 60g　杜仲 30g　益智仁 15g　砂仁 15g　木香 9g　白术 30g　沙苑子 15g　法半夏 18g　黄芪 30g　桂木 15g　广陈皮 15g　琥珀 9g　甘草 15g

上药共研成极细末，炼蜜为丸。每次服 6g，日服 3 次，饭前淡盐汤下。

按：本例根据脉症断为阴阳并虚，肝郁脾滞积聚，因病情复杂，故治有先后。初诊至三诊均以疏肝理脾为主，是使肝郁得伸，脾运健旺，虽未专力补虚去积，已寓补益阴阳、疏通积聚之义。四诊以后，肝郁脾滞症状虽渐缓解，阴虚症状又显得突出，故随即以育阴软坚散结之法为主。七诊之后，阴液有来复之象而阳又偏虚，故又以扶阳为主。九诊时，以阴阳并补而收全功。其间因体虚曾两度外感，二诊时感冒较轻，故只在疏肝运脾药中，选用辛通不腻之品，使气行流畅，则轻感自解。如此则既不失疏理肝脾本义，又防发汗伤正之弊。六诊时，因感冒较重，故稍用辛凉平剂，使其微汗而解，切不可用解表重剂以重虚其阴阳。由此看来，对于复杂病证，应随症分出阶段，辨清标本先后缓急，审慎用药，则疗效自显。

本例四诊、五诊中，同用了药性相反的海藻与甘草，是取其软坚作用更强，仿仲景甘遂甘草汤之义。由此可见，中药中的药性相反药物，并不是绝对不能同用，只要根据情况，使用恰当，是可以收到较好疗效的。

7. 肝郁脾滞，兼夹湿热证（急性胆囊炎）

杜某，男，成年。1971年2月14日。主诉近日突发右胁疼痛，手足发冷，战慄不止，口干，食少，自觉有积食停在心下，巩膜发黄。经医院检查，诊断为急性胆囊炎。脉象微浮，舌苔黄腻。此肝郁脾滞兼夹湿热之候，用疏肝行脾，清热除湿法。

柴胡 6g　吴茱萸 6g　白芍 9g　金铃炭 12g　延胡索 9g　郁金 9g　木香 6g　枳实 9g　黄连 6g　茵陈 12g　茯苓 9g　白术 9g　甘草 3g

服上方1剂后，即手足转温，寒战停止，胁痛消失，诸症亦缓解。

按：本例胁痛，病起于肝郁，肝郁则脾滞，故出现食少，饮食停滞。脾运不畅则湿停中脘，湿郁则化热，故出现巩膜发黄，舌苔黄腻等湿热象征。湿热内聚则口中干燥，热深厥亦深，致使手足发冷，战慄不止。因初病正气尚足，邪有外解之势，故脉象微浮。因势利导，以四逆散为主疏肝运脾，流畅气机，阳气一通，则厥逆、胁痛等症亦解。

8. 气血不足，脾肾阳亏，肝气郁滞证（肝硬化）

魏某，男，成年。1971年2月10日初诊。从去年9月起，每于饭后两胸疼痛，腹部发胀，经常头昏，头痛，眼花，心慌，口干，腰痛腿麻，面色萎黄，倦怠思睡。经医院检查，确诊为肝硬化。脉象细弱、右尺脉尤弱，舌红少苔。此气血不足，脾肾阳亏，肝气郁滞之候。治宜补气血，培脾土，壮肾阳，疏肝行气。

当归9g　白芍12g　党参9g　茯苓9g　刺蒺藜12g　五味子6g　菟丝子12g　木香6g　青皮9g　炒白术9g　炮姜6g　甘草3g　6剂

2月17日二诊：服上方后，头部已不昏不痛，眼不发花，放屁较多，腹已不胀，心慌、腰痛已大减，口干好些，精神转佳，小便晚上清长，白天发黄。现感足跟上至膝关节、阴部直到两胁两肩发痛，有时全身发冷，足麻木；舌净无苔，脉浮弱。仍本扶正行气之法。

当归9g　白芍12g　吴茱萸6g　补骨脂9g　牛膝9g　太子参12g　刺蒺藜12g　菟丝子12g　茯苓9g　小茴香6g　青皮9g　甘草3g　6剂

3月26日三诊：服上方30余剂，自觉头目清快，胁痛减，腹已不胀，屁亦不多，全身亦不发痛发冷。目前，觉脐下跳动，两腿尚软并觉微麻，睡眠不好，牙痛，尿黄，脉阳浮阴弱，舌红无苔。此因多服阳药，形成阴虚气滞浮火，改用养阴疏肝涤热法。

生地黄9g　白芍12g　地骨皮12g　刺蒺藜12g　丹皮9g　茵陈12g　知母9g　金铃炭12g　钩藤12g　郁金9g　瓦楞子9g　木通6g　4剂

4月17日四诊：服上方10余剂，经医院检查，肝已变软，无肿大现象。睡眠、饮食均正常。但又感全身发冷，阳痿精少，两足麻软，腹微胀，腰痛，尿频。此又多服阴药使脾肾之阳不足，用还少丹加减以补脾肾。

菟丝子12g　山药12g　茯苓9g　熟地黄9g　续断9g　牛膝9g　肉苁蓉9g　楮实子9g　小茴香6g　巴戟天9g　枸杞子9g　五味子6g　淫羊藿9g　甘草3g　6剂

5月12日五诊：服上方20余剂，腹已不胀，牙已不痛，头亦不晕，已无阳痿现象，脐下跳动大减，眠食俱佳，已不怕冷，小便通利，脉转有力，舌红少苔。经医院化验，各项肝功能均正常。只微感腰痛、足重、腿软，再以平补阴阳，强腰膝而收全功。

丹皮9g　熟地黄9g　山药12g　茯苓9g　益智仁9g　泽泻9g　茵陈9g　牛膝9g　续断9g　菟丝子12g　补骨脂9g　6剂

按：本例肝硬化，系由正气不足，气机不畅所形成，故始终以扶正疏导为主，使正气充足，气血流畅，则积聚自得疏通。如滥用攻坚破积之品，则正气愈伤，而积聚愈甚。在治疗过程中，因病人居住较远，复诊困难，如二诊时所拟的药方竟服至30余剂，致使阴分受损；三诊时所拟的药方竟服至十余剂，以致阳气受伤。由此看来，服药不遵医嘱，必致耽延时日，影响治疗效果。

九、胃痛

1. 胃阴不足证

柳某，男，43 岁。1959 年 5 月 18 日初诊。曾经下血，竟至昏厥，胃下端时常作痛，反酸，消化不好，腹中时觉气鼓；睡眠欠佳，足胫微痛，面色红润。脉象浮大，舌质红、微有白苔。此由失血而导致胃阴不足。治法当以益胃为主。

海螵蛸 9g　川贝母 6g　驴皮胶（烊化）9g　白及 9g　沙参 9g　山药 12g　石斛 9g　生谷芽 12g　玉竹 9g　牡蛎（先煎）9g　鸡内金 6g　甘草 3g　青藤香 9g　10 剂

6 月 2 日二诊：胃痛大减，腹中气鼓亦减，饮食逐渐增加，脉舌如前。再本前方。

海螵蛸 9g　川贝母 6g　驴皮胶（烊化）9g　白及 9g　牡蛎（先煎）9g　瓦楞子（先煎）9g　沙参 9g　山药 12g　石斛 9g　玉竹 9g　鸡内金 6g　生地黄 9g　麦冬 9g　茯神 9g　甘草 3g

服上方 10 剂后，即基本恢复正常。

按：本例因失血损阴，阴亏阳亢竟至昏厥，从现症睡眠欠佳，面色红润，脉象浮大，舌质红赤等，亦符阴亏阳亢之征。足胫微痛，是阴血不足，不能营筋。由此看来，本例胃痛，显系胃阴不足所致。《内经》说："阴虚生内热。""诸呕吐酸，皆属于热。"本例反酸为虚热上冲之故；胃阴不足，则胃失和降，而产生消化不良，腹中气鼓，舌上白苔等。故治法应以补益胃阴为主，而兼治其他症状。用沙参、山药、石斛、玉竹、生地黄、麦冬、川贝母、牡蛎、茯神等以益胃潜阳，用生谷芽、鸡内金等以消导饮食，用海螵蛸、驴皮胶、白及等以防其继续失血，稍加青藤香、瓦楞子行气活血以止胃痛。由于抓住了主要矛盾，故效果较为显著。

2. 脾肺虚寒，肝郁脾滞证（胃溃疡）

王某，男，42岁。1963年1月8日初诊。主诉胃痛，发作时胸腹胁肋并痛，平时不喜冷饮，又兼咳嗽。经医院检查，诊断为慢性胃溃疡及肺气肿。脉象细弦，舌上白苔。此属脾肺虚寒，肝郁脾滞。用温肺疏肝运脾法。

法半夏9g　厚朴9g　制香附9g　白芍9g　青皮9g　杏仁9g　茯苓12g　延胡索9g　木香3g　炙甘草3g　吴萸连3g

1月22日二诊：服上方后，胃痛一直未发，咳嗽亦趋好转，脉象平和，舌苔薄润，情况良好。因患者即将离开成都，索拟丸方以巩固之。

党参30g　延胡索30g　白术60g　茯苓60g　砂仁30g　广陈皮15g　山药90g　木香15g　法半夏30g　甘草15g　益智仁30g　制香附30g

上药研细，炼蜜为丸。每服9g，每日早晚各服1次。

按： 本例不喜冷饮，脉细苔白，属寒证范畴；咳嗽系肺寒所致；胸腹、胁肋并痛，脉象兼弦，是肝郁脾滞之征。故本例胃痛断为脾肺虚寒，肝郁脾滞。用香砂二陈、党参、白术、厚朴、杏仁、益智仁、山药等以温润脾肺，用香附、吴萸连、青皮、白芍、延胡索等以疏肝止痛。初诊时，先予温运疏解。巩固方中重用补脾药，是本《金匮》中"知肝传脾，当先实脾"之义。

3. 肝郁克脾，寒凝气滞证（胰腺炎）

王某，1971年2月20日。主诉胃中剧烈疼痛，痛感循右胸肋，放射至右肩，晚上疼痛更剧；头昏怕冷。经医院检查，诊断为胰腺炎。诊得脉细弱，舌淡红。此为肝郁克脾，寒凝气滞之象。治当疏肝温胃行脾。

柴胡6g　香附9g　金铃炭12g　延胡索9g　白芍12g　吴茱萸6g　良姜6g　瓦楞子（先煎）9g　木香6g　法半夏6g　枳实9g　黄连6g

服上方3剂后，疼痛即痊愈。

按：本例疼痛循右胸胁放射至右肩，为足厥阴肝经循行部位，故疼痛系肝气郁滞所引起。肝郁则克脾，脾胃虚寒，则产生头昏怕冷、脉弱舌淡、晚上疼痛更为剧烈等寒凝气滞症状。以柴胡、瓦楞子、白芍、金铃炭、左金丸等以疏肝止痛，用良附丸、法半夏、木香、枳实等以温胃运脾。使气行血畅，通则痛除。

十、腹痛

1. 肝胃郁热证

田某，男，48岁。1965年9月8日初诊。主诉右下腹及绕脐疼痛已一年多时间，随时口干、便燥。脉象沉数有力，舌干少津无苔。此肝胃郁热。治当行气涤热，大黄牡丹皮汤加味。

金铃炭9g　木香6g　枳实9g　丹皮9g　雅黄连4.5g　冬瓜仁15g　薏苡仁12g　生大黄（后下）6g　甘草3g　5剂

9月13日二诊：服上方后，曾见腹泻，自觉腹痛减轻，情况较好，舌上津液渐复，脉仍沉数，舌有微黄苔。再本前法。

金铃炭9g　白芍15g　郁金9g　刺蒺藜12g　青皮6g　冬瓜仁18g　木香6g　枳实9g　雅黄连4.5g　薏苡仁15g　甘草3g

服上方7剂后，病即痊愈。

按：本例右下腹疼痛是肝气郁结，以足厥阴肝经循少腹两侧之故。口干，便燥，脉沉数有力，舌干少津无苔，绕脐疼痛，是胃中积热，热甚伤津所致。刘河间《素问玄机原病式》说："热郁于内则腹满坚实而痛，不可例言为寒也。"故用金铃炭、刺蒺藜、丹皮、郁金、青皮、白芍疏理肝气，以杜其郁热；用冬瓜仁、薏苡仁甘淡渗利，引热从小便出；用木香、雅黄连、枳实、大黄行气涤热，使热从大便出。故初诊后即热退津回，再诊后即痊愈。

2. 脾虚肝郁气滞证

岳某，男，44岁。1961年12月18日初诊。左腹股沟经常作痛；

似有硬感，重压更觉疼痛，饮食难消，大便溏薄，身体消瘦，脉象微弱无力，舌本中有黄苔，病达 3 年之久。此为脾虚肝郁气滞作痛。先予疏肝运脾之法。

生白术 9g　白芍 9g　公丁香 4.5g　厚朴 9g　木香 4.5g　霜苍术 9g　吴茱萸 6g　炒柴胡 6g　广陈皮 6g　桃仁 3g　炒枳实 9g　炙甘草 3g　2 剂

12 月 23 日二诊：服用上方后，肝气渐舒，自觉腹部症状减轻，饮食、二便俱正常，再本前法，加入补脾之品以巩固之。

党参 9g　木香 6g　公丁香 4.5g　炒柴胡 6g　厚朴 9g　苍术 9g　吴茱萸 6g　茯苓 9g　白蔻仁 6g　炒枳实 9g　桃仁 4.5g　白芍 9g　甘草 3g　4 剂

按：本例病程长达 3 年，脉象缓弱无力，身体消瘦，其为脾虚可知；左腹股沟为足厥阴肝经所过部位，肝气郁滞则该部产生痛感；气郁过久，则血亦瘀阻，故有发硬及重压愈痛感觉；肝郁则克脾，今脾本虚，复加克贼，则饮食难消化，大便溏薄；食停中脘，则舌上出现黄苔。故用党参、白术、茯苓、甘草以补脾，用柴胡、吴茱萸、白芍以疏肝，用厚朴、丁香、木香、苍术、陈皮、枳实、白蔻以运脾，加桃仁以逐瘀阻。初诊时，因肝郁脾滞太甚，党参虽能补脾，但有壅气之弊，故未使用。二诊时，因肝脾之气渐舒，方加入党参，以扶正气。

3. 湿热壅遏，气滞血阻证（慢性肠炎）

常某，1970 年 12 月 28 日初诊。主诉小腹疼痛，大便脓血，一日数次，肛门有刺痛感，胃疼腹响；头部沉重，口干不欲饮。经医院检查，诊断为慢性肠炎。诊得舌淡苔黄，脉微浮数。此为湿热壅遏，气滞血阻之候。治宜清热除湿，行气活血，用白头翁汤及芍药汤加减。

白头翁 9g　秦皮 9g　黄芩 9g　黄连 6g　银花炭 9g　木香 6g　枳实 9g　厚朴 9g　槟榔 9g　当归 9g　白芍 12g　甘草 3g

12 月 31 日二诊：服上方 2 剂后，疼痛大减，脓血已止，头部已不觉十分沉重，眼微肿，脉微浮，舌上黄苔。再予疏肝燥脾行气，佐以清热。

柴胡 6g　白芍 12g　金铃炭 9g　木香 6g　茯苓 9g　厚朴 9g　枳实 9g　黄芩 9g　薏苡仁 12g　银花炭 9g　甘草 3g　白术 9g

服上方 2 剂后，诸症尽除，恢复健康。

按：本例苔黄舌干，为内有积热；头部沉重不欲饮，为内有湿邪；舌淡，脉微浮，为湿热之邪阻遏正气；肠胃为湿热壅遏，故产生胃疼、腹痛腹响，大便脓血一日数次，肛门刺痛等症状。故用白头翁、秦皮、黄芩、黄连、银花炭以除湿热，用木香、枳实、厚朴、槟榔以行滞气，加当归、白芍调血以清脓血。二诊时，因湿热之邪大减，故减用苦寒之品，加入柴胡、金铃炭以疏理肝气，意使肝木得疏，脾运得健，则湿热不致壅阻；加白术、茯苓、薏苡仁扶正而兼除湿。

4. 脾肺虚寒，水饮内聚证

张某，女，成年。1971 年 3 月 7 日。主诉腹中疼痛，精神欠佳，痰多。前医以峻补及镇痛之法，未见效果，反而加剧。诊得舌黑而有水滑苔，脉象濡弱。此为脾肺虚寒，水饮内聚。治宜温运脾肺，行水化痰。

桂枝 6g　茯苓 9g　白术 9g　陈皮 9g　法半夏 9g　生姜 2 片　泽泻 9g　猪苓 9g　白芍 9g　甘草 3g

服上方 2 剂后，腹痛即止，诸症尽减。续服 2 剂后，病即痊愈。

按：本例脉象濡弱，精神欠佳，为虚寒症状；阳气不振则水饮难消，故舌黑而有水滑苔。脾为生痰之源，肺为贮痰之所，脾肺虚寒则聚水成痰。故本例腹痛断为脾肺虚寒，水饮内聚。用苓桂术甘汤以温运脾肺，加生姜、泽泻、猪苓以行水，用二陈汤以化痰，加白芍以止腹痛。使阳行水化，诸症即解。

5. 外感风热，内伤饮食证

马某，男，8 岁。突患感冒发烧，复加饮食不慎，以致腹中剧痛，不思饮食。诊得脉浮，舌赤。此风热夹食之候。用祛风清热、消食行气止痛法。

防风 9g 荆芥 6g 枯黄芩 9g 知母 9g 焦山楂 9g 神曲 9g 白芍 9g 金铃炭 9g 银花炭 9g 木香 6g 甘草 3g

服上方 2 剂后，病即痊愈。

按：本例发热，脉浮，舌赤，是风热感冒之表证；腹痛不思饮食，并有饮食不慎病史，是内伤饮食之里证。当从表里兼治。故用防风、荆芥以祛风，用枯黄芩、知母、银花炭以清热，用焦山楂、神曲以消食滞，加金铃炭、木香、白芍以行气止痛，是沿用陆九芝《不谢方》中的治法。

6. 肝郁气滞血瘀证

陈某，女，成年。1971 年 4 月 6 日。主诉月经十月未至，近来二月一至，经量较少，经期前和经期中均感腹痛；平时爱忧气易怒，食量较差；脉象缓涩。此为肝郁气滞血瘀之候。治宜疏肝行气活血，佐以扶脾。

柴胡 6g　白芍 12g　金铃炭 9g　延胡索 9g　桃仁 6g　丹参 9g　丹皮 9g　当归尾 9g　茺蔚子 9g　茯苓 9g　白术 9g　甘草 3g

服上方四剂后，月经即应时而至，且无腹痛现象。以后，嘱其在经期前续服 2 剂，以巩固之。

按： 本例平时爱忧气，易怒，为肝郁象征；气郁过久，则血亦瘀阻，故经期长期不至，即至亦经量较少；足厥阴肝经循少腹，肝经气血瘀阻，则经期前和经期中均有腹痛感觉；肝郁则克脾，故食量较差；气血瘀滞不通，脉象亦表现缓涩。故用柴胡、金铃炭以疏肝，用白芍以敛横逆之肝气，用茯苓、白术、甘草以扶脾，用当归尾、桃仁、丹参、丹皮、延胡索、茺蔚子以行血止痛调经。气血通畅，痛经即愈。

十一、腰痛

1. 肾阴亏损，兼夹湿热证

侯某，女，36岁。1963年11月23日初诊。主诉经常腰痛，尿频，排尿疼痛；一年多来下肢轻度浮肿，全身倦怠无力，劳动后便觉胸胁疼痛，食欲减退，睡眠多梦，有时口干；舌质红，有薄白苔，脉象细数。证属肾阴亏损，兼夹湿热。用滋肾清热利湿法，知柏地黄丸加味。

生地黄9g　枣皮9g　山药12g　茯苓9g　丹皮9g　泽泻9g　黄柏9g　知母9g　银花藤15g　茅根9g　车前草12g

12月21日二诊：服上方14剂，一月来小便正常，已无尿频及排尿疼痛现象，下肢已不肿，腰痛减轻，食欲增进，但右胁时觉疼痛，睡眠多梦，有时口干，脉象细弱、两尺软弱。是湿热已解，当从滋肾中兼理肝气。

生地黄9g　枣皮9g　山药12g　茯苓9g　丹皮9g　泽泻9g　菟丝子12g　白芍9g　刺蒺藜12g　桑寄生15g　夜交藤15g

服上方7剂后，诸症即基本上得到控制。

按：本例多梦口干，舌质红，尺脉软弱，是肾阴亏损之象；腰为肾之府，肾阴不足，故发为腰痛；患者尿频，排尿疼痛，倦怠无力，食欲减退，脉象细数，都是内蕴湿热之象；肾司二便，由于肾家湿热，排尿不畅，水液停积体内，发为下肢轻度浮肿；肝肾同源，肾病影响到肝脏，故出现胸胁疼痛之症。故用六味地黄丸、加菟丝子、桑寄生以滋肾强腰，用黄柏、知母、银花藤、茅根、车前草以清利湿热。二诊时，湿热已解，因其胁痛、多梦，故加白芍、刺蒺藜以调肝气，加夜交藤以增进睡眠。

2. 心肾阴亏，气血不足证

李某，男，34岁。初诊：主诉患慢性肾炎已有年余。现下肢浮肿已消，惟腰部酸楚刺痛，动则心悸，口干咽燥，睡眠欠佳，目视少神，面色萎黄。诊得脉弦细微数，舌净无苔。此属心肾阴亏，虚阳上浮，更兼久病耗伤气血。先予养心宁神，益阴生水。

沙参15g　山药15g　女贞子15g　生地黄12g　柏子仁9g　丹参9g　茯神9g　天冬9g　白芍9g　枣仁9g　远志3g　甘草3g

二诊：服上方后，症状减轻，眠食俱佳。但腰刺痛未平，口舌仍显干燥。此应扶其正气，滋其阴血，而心肾之虚自不难恢复。

党参12g　当归12g　黄芪15g　山药15g　生地黄9g　枣仁9g　丹参9g　菟丝子9g　枸杞子9g　柏子仁9g　茯神9g　鸡内金6g　甘草3g

连服7剂，遂告痊愈。

按：本例脉弦细微数，舌净无苔，是阴亏脉舌；动则心悸，睡眠欠佳，是心阴亏损症状；腰部酸楚刺痛，口干咽燥是肾阴亏损症状。由于久病耗伤气血，故兼见目视少神，面色萎黄。综合诸症，诊断为心肾阴亏，气血不足。故用沙参、山药、女贞子、生地黄、丹参、天冬、菟丝子、枸杞子以养心肾之阴，用柏子仁、茯神、枣仁、远志以养心安神，用党参、当归、黄芪、白芍、甘草以补气血，加鸡内金以健胃。使阴分恢复，心肾相交，气血得养，则病即痊愈。

3. 肝肾阴亏证

王某，男，成年。1970年12月12日初诊。主诉腰痛腿痛，失眠眼花，头晕耳鸣，性情急躁，饮食不好，头发易落。诊得脉象浮大，舌红少苔。此肝肾阴亏，虚阳上亢之象。用滋阴潜阳法。

女贞子12g　沙苑子9g　熟地黄12g　玉竹9g　牡蛎（先煎）12g　龙骨（先煎）12g　制首乌12g　菟丝子12g　五味子6g　山药12g　柏子仁9g　白芍9g　茯苓9g

12月17日二诊：服上方4剂后，失眠、头晕好转，余症尚在。再本养肝肾之法。

生地黄9g　丹皮9g　牛膝9g　泽泻9g　茯苓9g　山药12g　菟丝子12g　知母9g　女贞子12g　龙骨（先煎）12g　牡蛎（先煎）12g　旱莲草12g　白芍9g

12月24日三诊：服上方6剂后，腰痛腿痛、失眠、头晕眼花落发等症均大有好转，饮食也有增加，只觉耳鸣多梦，脉象浮弦，舌红少苔。仍本前法。

磁石9g　朱砂9g　神曲9g　生地黄9g　丹皮9g　菟丝子12g　山药12g　茯苓9g　泽泻9g　女贞子12g　旱莲草12g　龙骨（先煎）12g　牡蛎（先煎）12g　白芍9g　6剂

服上方3剂后，病即痊愈。

按： 本例脉象浮弦而大，舌质红而少苔，应属阴亏脉舌；肝肾阴亏均能出现失眠、眼花、头晕耳鸣等症状；腰痛腿痛，是肾阴不足。肝藏血，血属阴，发为血之余，头发易落，是肝脏阴血不足之故；阴虚则阳亢，肝横则侮脾，故出现性情急躁，饮食不好。治法用二至丸、六味地黄丸、沙苑子、玉竹、制首乌、五味子、白芍、菟丝子、知母等以育肝肾之阴，用龙骨、牡蛎、柏子仁、磁石、朱砂以潜阳安神，加牛膝引血下行、神曲健胃。药证相应，故奏效较速。

4. 阴亏气滞，兼夹风湿证

程某，男，成年。1971年7月6日初诊。主诉腰痛，头痛，头晕，血压偏高，睡眠较差，性情急躁，阵发性心跳过速，大便秘结。诊得寸关脉浮，舌质红净。此心肝阴亏，浮阳上亢之象。治宜育阴潜阳。

生地黄9g　白芍12g　女贞子12g　制首乌12g　牡蛎（先煎）12g　钩藤12g　桑叶9g　代赭石（先煎）9g　山药12g　玉竹12g　龙骨（先煎）12g　甘草3g

7月11日二诊：服上方四剂后，头痛、头晕好转，近来无心动过速现象，余症仍在。又自诉喉部有阻挡感觉，屁多，腰痛在天气变化时更剧。此阴亏气滞，兼夹风湿之候。于前方中加入疏滞气、祛风之品。

生地黄9g　白芍12g　旱莲草12g　玉竹12g　朱麦冬9g　钩藤（后下）12g　牡蛎（先煎）12g　刺蒺藜12g　厚朴9g　桑寄生15g　秦艽9g　甘草3g

服上方4剂后，诸症消失。以后停药观察一月，未见复发。

按：本例寸关脉浮，舌质红净，为心肝阴亏脉舌；头痛头晕，睡眠较差，心动过速，大便秘结，都是阴亏阳亢之象；性情急躁，喉部梗阻，屁多，是肝脾气滞之征。《内经》说：肝足厥阴之脉是动则病腰痛。今肝阴不足，复加肝气郁滞，故发为腰痛；又因天气变化时腰痛加剧，故考虑其夹有风湿。综合诸症，诊断为心肝阴亏，肝脾气滞兼夹风湿。故用生地黄、女贞子、制首乌、山药、玉竹、朱麦冬以养心肝阴分；阴虚则阳亢，故用牡蛎、钩藤、桑叶、代赭石、龙骨以平肝潜阳；用白芍以敛肝气之横逆；用刺蒺藜、厚朴以疏肝脾之滞气；加桑寄生、秦艽以除风湿。使筋脉得养，气机通畅，不但腰痛得除，余症亦即缓解。

5. 脾肾受湿证

安某，男，成年。1971年7月3日。主诉由于夏天睡卧湿地，使舌苔逐步变黑，同时腰部疼痛，饮食减少，四肢乏力，精神倦怠。曾经长时间服用清热药物，不但未见好转，反而舌黑情况更加严重。诊得脉象濡细，舌黑而滑。此为湿伤脾肾之阳。应以除湿温中，行脾健胃立法。

苍术9g　炒扁豆12g　茯苓9g　泽泻9g　炮姜6g　藿香9g　木香6g　厚朴9g　法半夏9g　神曲9g　甘草3g　四剂

服上方四剂后，黑苔渐退，腰痛大减，余症亦趋缓解。后以上方加减连服20余剂，即基本上恢复健康。

按：本例起病于睡卧湿地，其为受湿可知。因过服寒凉清热药物，寒凉虽能清热，但有助湿之弊，故使湿邪更盛。舌黑而滑，脉濡而细，是水湿内聚的明征；湿困脾阳则饮食减少，精神倦怠；脾主四肢，故四肢乏力；腰为肾之府，湿邪伤肾，则腰部疼痛。湿为阴邪，故当温中除湿，用肾着、胃苓增损，以两解脾肾之湿。

6. 肾阴亏损，肝郁气滞，兼夹湿热证（肾结石）

王某，男，成年。1970年12月27日。主诉腰部疼痛，右胁及少腹亦痛，小便深黄。经西医检查，诊断为肾结石。诊得脉象浮大，舌上有黄滑苔。此为肾阴亏损，肝郁气滞，兼夹湿热之候。治宜养肾疏肝，兼除湿热。

生地黄9g　丹皮9g　茯苓9g　泽泻9g　菟丝子12g　山药

12g　刺蒺藜 9g　白芍 12g　牛膝 9g　金铃炭 12g　车前仁 9g　冬瓜仁 12g　金钱草 15g　海金沙 15g　薏苡仁 12g　木通 6g

服上方 50 余剂，平时用金钱草、海金沙二味泡开水代茶饮，两月后腰痛消失。经西医检查，已排除肾结石。诸症亦痊愈。

按：本例脉象浮大，为阴亏脉象；腰为肾之府，肾阴亏损则发腰痛。足厥阴肝经布胁肋循少腹，肝郁气滞则右胁及少腹发痛；小便深黄，舌苔黄滑，为有湿热之象。故用六味地黄丸以养肾阴，用刺蒺藜、金铃炭、白芍以疏肝行气，用牛膝、车前仁、冬瓜仁、苡仁、木通、金钱草、海金砂利小便除湿热，用金钱草、海金沙二味泡水代茶饮者，是增强化石的作用。

7. 肾家寒湿证

李某，男，82 岁。1972 年 1 月 10 日。腰痛而重，年老怕冷，脉沉而细、两尺脉尤沉细，舌苔白腻。此为肾家寒湿。用肾着汤治之。

干姜 9g　茯苓 12g　白术 12g　甘草 3g

服上方 4 剂后，腰痛即痊愈。

按：本例脉象沉细，舌苔白腻，形寒怕冷，为寒湿之象；尺脉尤沉细，腰痛而重，属肾家寒湿。《金匮》说："腰重如带五千钱，甘姜苓术汤主之。"此为古之经验方。

8. 气血不足，肝郁气滞证

胡某，女，成年。1970 年 12 月 14 日初诊。主诉腰痛，月经错后，经来量多。诊得脉弱舌淡。此属气血不足，又加肝郁气滞之证。治宜补益气血，疏肝行气。

党参 9g　黄芪 15g　当归 9g　白芍 12g　茯苓 9g　白术 9g　金铃炭 12g　木香（后下）6g　延胡索 9g　大枣 3枚　姜炭 6g　甘草 3g

1971 年 1 月 18 日二诊：服上方 4 剂后，即行停药，觉腰已不痛；本月经期正常，但量少色黑，经来腹痛，月经过后白带较多；脉象濡弱，舌淡无苔。仍本前方立意。

当归 9g　白芍 12g　白术 9g　太子参 9g　川芎 6g　茯苓 9g　柴胡 6g　香附 19g　金铃炭 12g　青皮 9g　益母草 9g　甘草 3g

服上方 4 剂后，即基本恢复正常。

按：本例脉弱舌淡，为气血不足之象；经来量多，是气不统血；腰痛，月经错后，是气血不足，复兼肝气郁滞。二诊时，月经量少、色黑，经来腹痛，亦系肝郁之象；白带较多，也是气血不足之故。故用太子参、党参、黄芪、白术、大枣、甘草以补气，用当归、白芍、川芎以养血，用金铃炭、延胡索、木香、柴胡、香附、青皮以疏肝行气。初诊时，因经来量多，故加姜炭以温摄之；二诊时，因月经量少、色黑，故加益母草以行血调经。

十二、疝气

1. 肾阳不充，阴湿下聚证（睾丸鞘膜炎）

朱某，男，38岁。1961年5月4日初诊。于2月发觉睾丸肿痛，由于当时患水肿，迄未处理，及至肿病治愈，睾丸肿痛日增。经西医检查，诊断为睾丸鞘膜炎。诊得脉象沉弦，舌润无苔。此属中医的疝气，过去虽曾服疏肝利湿药多剂，始终未见好转，且患者宿有哮喘，不耐劳累，加之水肿病久，肾气虚惫可知。由于肾虚，阴湿得以下聚。古法治疝虽多从肝，此则当助命门以散积液。拟济生肾气丸加味治之。

党参9g　熟地黄9g　山药9g　丹皮9g　泽泻9g　枣皮9g　茯苓9g　车前仁9g　牛膝9g　附片15g（先熬）　肉桂3g（后下）　五味子3g　4剂

5月16日二诊：服上方后，自觉睾丸稍小，不像从前那样胀痛；脉象平和，舌润无苔，大便稍觉干燥，亦肾气不足之征。因天气渐热，改用丸剂常服，以期后效。按上方加菟丝子、肉苁蓉、巴戟天、枸杞子、故纸、胡芦巴、牡蛎。蜜丸，早晚服用。

7月因他病来诊，据述服前方后，睾丸已恢复原状，其夹杂症状亦完全消失。嘱其加意调摄，以免复发。

按：本例患者宿患水肿、哮喘，不耐劳累，现今脉象沉弦，舌润无苔，均为肾阳不足之征。肾阳不足，则阴湿下聚，而成睾丸肿痛。古法治疝多从肝经，但曾服疏肝利湿药多剂，始终未见好转，实为肾阳不充。故以济生肾气丸加味，强肾利水而获显效。

2. 气滞成瘰证

易某，男，11岁。1971年7月22日。其家属由浙江来信说：病孩阴囊左上方长一小包，约有鸡蛋黄大，质地较软，手推之能活动，曾服疏肝治疝方无效。此肝气郁滞已成瘰疬，应于疏肝行气治疝方中加入消瘰药。

玄参9g　海藻9g　浙贝母6g　牡蛎（先煎）12g　夏枯草15g　金铃炭12g　橘核9g　荔枝核9g　青皮9g　小茴香6g　木香6g

后来信说，服上方4剂后，疝气即消失。以后其母来成都时说：她的孩子至今3年，未见旧病复发。

按：足厥阴肝经绕阴器，肝气不舒，则易发为疝气；气郁过甚，则成瘰疬。非单用疏肝行气治疝药所能奏效，故应加入消瘰药。方中用金铃炭、青皮、小茴香、木香以疏肝行气，用橘核、荔枝核治疝，用玄参、海藻、浙贝母、牡蛎、夏枯草以消瘰。使气行瘰消，则疝即消解。

3. 肝肾阴亏气滞证（副睾炎）

杨某，男，成年。1971年2月7日初诊。主诉睾丸肿痛，少腹疼痛，眼睛觉闭不拢，牙痛，腰痛。经西医检查，诊断为副睾炎。诊得脉浮大，舌干红。此肝肾阴亏气滞之证。治宜滋养肝肾，疏导滞气。

青皮9g　金铃炭12g　荔枝核9g　小茴香6g　熟地黄9g　枸杞子9g　丹皮9g　泽泻9g　知母9g　茯苓9g　菟丝子12g　山药12g

2月10日二诊：服上方3剂后，睾丸肿痛即行消失，精神好转，牙已不痛，少腹亦不疼痛。目前尚觉腰痛，眼睛尤有胀感。再本前法以巩固之。

熟地黄12g　菟丝子12g　泽泻9g　蚕沙9g　续断9g　丹皮

9g 桑寄生 15g 茯苓 9g 山药 12g 荔枝核 9g 小茴香 6g 金铃炭 9g

服上方 4 剂后，即完全恢复正常。

按： 本例脉象浮大，舌质干红，为阴亏之象；腰为肾之府，肾阴亏损则腰部疼痛；肾主骨，齿为骨之余，阴亏浮火，故发牙痛；肝肾同源，肝阴不足，即发为双目难闭；足厥阴肝经循少腹绕阴器，肝经阴虚气滞，即发为少腹疼痛、睾丸肿痛等症。故治法以六味地黄丸加枸杞子以养肝肾之阴分，用知母以去浮游之火，用金铃炭、青皮、小茴、荔枝核行气治疝，加蚕沙、桑寄生、续断以治腰痛。使阴液来复，肝气条达，则诸症即解。

十三、消渴

1. 肾水不足，胃热上炎证

杜某，男，成年。1964年11月9日初诊。主诉患消渴数年，饮多尿少，小便黄色，大便秘结。面目红润，脉象弦数，沉取较硬；舌质红，中心开裂，舌根黄浊。此肾水不足，胃热上炎之候。治宜滋肾，益胃，清胃。

知母9g 黄柏9g 玄参9g 玉竹9g 石斛9g 花粉9g 麦冬9g 雅黄连6g 枯黄芩9g 莲子心6g 甘草3g 6剂

11月16日二诊：服上方后，热象退减，口不甚渴，饮水不多，心中轻快，大便较前通利，小便微黄，量不太多，饮食正常，舌质微红、苔薄黄，脉象弦数有力。上方中加入生地黄9g，服4剂。

11月20日三诊：脉象柔和，舌苔转润，尿量接近正常，微带黄色，眠食均佳。以丸药巩固之。

生地黄30g 丹皮21g 泽泻24g 茯苓30g 枣皮30g 山药30g 知母24g 黄柏15g 牛膝12g 车前仁24g 女贞子30g 旱莲草30g 玄参30g 麦冬30g 玉竹30g 莲子心9g 连翘21g 甘草9g

上药共研细末，炼蜜为丸，每丸重9g。每日早晚各服1丸。

按： 本例脉象沉取较硬，舌质红、中心开裂，是肾阴不足之象；肾阴亏损，亦可使水不化气，而发为消渴溲多；阴亏液涸，则虚火上炎，故发为面目红润、大便秘结、小便黄色、脉象弦数、舌根黄浊等胃热现症。故治法当以滋肾益胃清胃为主。用知柏地黄丸、二至丸加玄参、牛膝、车前仁以育肾阴，用玉竹、石斛、花粉、麦冬以养胃阴，用雅黄连、枯黄芩、莲子心、连翘以清热，使水升火降，消渴即解。

2. 湿伤脾阳，肾气不充证（糖尿病）

张某，男，42 岁。1966 年 1 月 26 日初诊。两月前发现肩关节疼痛。经医院检查，发现小便含糖，饮食过量则尿中含糖量多，诊断为糖尿病。夜间小便特多。诊得脉象柔和，至数稍缓；舌苔淡白而滑。此为湿伤脾阳，肾气不充之故。当予除湿运脾，温阳强肾。

南藿香 9g　茯苓 9g　白术 9g　桂枝 6g　法半夏 9g　巴戟天 9g　陈皮 9g　厚朴 9g　苍术 12g　甘草 3g　桑寄生 12g　3 剂

1 月 29 日二诊：服上方后，自觉症状有所减轻，但由于感冒引起咳嗽，脉象不浮，舌上白苔。肺经稍有寒邪。于上方义中加入解表药。

紫苏梗 9g　杏仁 9g　防风 9g　桂枝 6g　白芍 12g　厚朴 9g　茯苓 9g　炒陈皮 9g　法半夏 9g　生姜 6g　甘草 3g　4 剂

2 月 7 日三诊：感冒已解，小便含糖量已不显著，但夜来小便尚多，自觉身体较弱，脉象至数迟缓，舌质嫩红。再宜培补气血，温扶肾阳以巩固之。

党参 12g　茯神 9g　白术 9g　炒枣仁 9g　熟地黄 12g　桂枝 6g　白芍 9g　补骨脂 9g　益智仁 9g　法半夏 9g　陈皮 9g　炙甘草 3g　6 剂

按：本例脉缓、舌淡而滑，为阳虚湿滞之象；脾主四肢，湿困脾阳，则关节重滞而痛；肾阳不充，则夜多小便。故用桂枝、生姜以温阳，用茯苓、白术、苍术以除湿，用藿香、法半夏、陈皮、厚朴以运脾，用桑寄生、巴戟天、补骨脂、益智仁以强肾。二诊时，因受感冒，故加紫苏梗、防风、杏仁以解之。三诊时，脾湿渐除，身体衰弱之象较显，故加党参、茯神、枣仁、熟地黄、白芍以补之。

十四、癃闭

1.阴亏火旺证

于某,女,70岁。初诊:长期小便不利,近来更甚,尿意频急,不得畅解,甚至有癃闭不通,引起小腹胀满。终日心中烦躁不安,怔忡气短。诊得脉至细数,舌尖红、干燥少津。此肾阴不足,水不济火之候。拟知柏地黄汤加车前仁主之,连续服5剂。

二诊:服药后已有显著效果,诸症均有好转。继续给予前药滋阴泻火,即可望痊愈。前方加龟板服5剂。以后据她的女婿说:其岳母服药未尽剂,诸症已痊愈。

按:本例脉象细数,舌质干燥尖红,是阴亏火旺之象;肾司二便,肾阴亏损,水不济火,故有尿频癃闭之征;膀胱停水,则小腹胀满;阴亏火旺则烦躁,怔忡。故以六味地黄汤滋肾阴,用知母、黄柏以清肾火。加车前仁者,以其性味甘寒,助排尿,而不损阴也。

2.气血不足,脾肾阳虚证

何某,女,成年。1970年7月15日。主诉小便黄少,有时癃闭不通;胃部及腹部两侧胀满,自觉有水停滞于内;饮食很差,每餐仅能进食一两多,常嗳气放屁,喉中时觉有痰,头部昏重,手足发烧,晚上口干,出气觉热,有时心慌。前医用香燥清利药,均未奏效,反觉胀满愈甚,小便更加不通。诊得脉象微弱,舌质淡萎。此属气血不足,脾肾阳虚之候,应予补气益血,扶脾强肾,佐以运脾润肺。

泡参9g 炒白术9g 茯苓9g 黄芪12g 当归9g 川芎6g 白

芍 9g　益智仁 9g　菟丝子 12g　补骨脂 9g　肉桂 3g　砂仁 6g　木香 6g　麦冬 9g　甘草 3g

服上方 5 剂后，诸症大减，小便已得通利，腹亦不胀。后嘱其续服。服至 30 余剂，自觉康复。后随访两年多，情况一直良好。

按：本例脉象微弱，舌质淡萎，是气血不足，阳气虚衰之象；脾阳不足，则致胃腹膨满，饮食难化，嗳气放屁。水食停滞，则痰从内生；清阳不升，则头部昏重；肾阳不充，则气化不行，故小便黄少，甚至癃闭不通。至于出气较热，晚上口干，手足发烧，有时心慌，纯系真寒假热之象。前医以香燥清利药，反而增剧，证明其为虚证。故用泡参、黄芪、白术、茯苓、砂仁、木香、甘草以补气运脾，用当归、川芎、白芍、麦冬以滋养阴血，用益智仁、菟丝子、补骨脂、肉桂以温肾强阳。使气血得充，阳行水化，则诸症即解。

十五、泄泻

1. 湿困脾运证

李某,男,49岁。1965年12月30日初诊。突发腹泻,日五六次,腹无大痛,精神欠佳,脉象缓弱,舌苔薄白。此太阴脾土为湿所困。用除湿化浊运脾行水法。

苍术9g 扁豆9g 藿香9g 厚朴6g 陈皮6g 青皮6g 木香4.5g 茯苓9g 大腹皮9g 甘草3g

1966年1月3日二诊:服前方后,大便逐渐成形,自觉消化较差,脉来稍软。用补脾运脾,敛肝固肾法以善其后。

党参12g 茯苓9g 白术9g 山药12g 厚朴9g 木香6g 陈皮9g 白芍9g 补骨脂9g 甘草3g 3剂

按:《内经》说:"湿胜则濡泄。"本例苔白,脉缓,腹泻,为湿所致;湿邪阻遏中焦,则脾阳受损,出现精神欠佳。故用苍术、扁豆、茯苓、大腹皮以除湿利水,用藿香、厚朴、陈皮、青皮、木香以运脾行气。二诊时,邪气渐退,正气尚感不足,故用党参、茯苓、白术、甘草以扶脾阳;用白芍敛肝,使脾不受克;故纸强肾,使水能化气。正气既充,则邪不易犯矣。

2. 外感风寒,内伤湿热证

彭某,男,44岁。1961年5月12日初诊。患腹泻一年多,时好时发。近来又发腹泻,先溏便后清水,一日十余行,泻时腹微痛。有恶寒现象,夜间睡眠较差;脉象弦数鼓指,舌上有水滑苔。此属外感风寒,内有湿热之象。仿太阳阳明合病之法治之，用葛根黄芩黄连汤加味。

炒粉葛根 9g　白芍 15g　雅黄连 4.5g　枯黄芩 9g　防风 6g　青皮 9g　竹茹 15g　甘草 3g　3 剂

5月15日二诊：服上方后，腹泻稍有好转，但仍未正常，食欲较好，腹仍作响，脉象弦数，惟鼓指稍减；舌质红，小便赤。伏邪未尽，再用上法。

粉葛根 9g　茯苓 9g　白芍 9g　雅黄连 4.5g　银花 9g　连翘壳 9g　滑石 6g　青皮 9g　炒枳壳 9g　枯黄芩 9g　甘草 3g　5 剂

服上方后，一直未腹泻，食欲好转，睡眠亦佳。

按： 本例脉来鼓指，兼恶风冷，系外感风寒之象；脉象弦数，舌质红赤，舌上水滑，小便赤色，是内蕴湿热之征；湿热阻滞中焦，脾运不健，故时发响，腹痛；胃不和则卧不安。此为表里俱受邪，太阳与阳明合病。《伤寒论》说："太阳与阳明合病者，必自下利。"本例下利不止，脉促而兼表证，故用葛根、黄芩、黄连汤加味。用葛根、防风、银花辛散以解外邪；用雅黄连、黄芩、连翘苦寒以驱湿热，加茯苓、滑石以淡渗之，用青皮、枳壳以行滞气，加白芍以止腹痛。因湿热久羁，炼液成痰，舌上水苔带滑，故用竹茹以化之。

3. 脾虚寒湿证

李某，男，43岁。1960年5月10日初诊。常患腹痛，消化不良，大便溏泻，食量较少；另有慢性支气管炎，咳嗽痰多，脉象缓迟，舌苔薄白。此中宫寒湿，用温脾燥湿法。

苍术 9g　茯苓 9g　厚朴 9g　木香 9g　吴茱萸 6g　肉豆蔻（面包煨去油）4.5g　广陈皮 6g　酒白芍 9g　炮姜 4.5g　炙甘草 3g　4 剂

5月18日二诊：服上方后，大便每日减为2次，腹亦觉舒畅。近日睡眠不好，夜间有些转筋。仍系中宫寒湿，阻碍消化，使肠胃无以资生，血少筋挛。仍用前法增入养血之品。

苍术9g　当归9g　川芎6g　厚朴6g　吴茱萸4.5g　肉豆蔻（面包煨去油）6g　广陈皮6g　茯苓9g　炮姜6g　酒白芍9g　木香2.5g　炙甘草3g　5剂

1962年12月26日三诊：服上方后，两年以来一直情况较好。近来因工作忙碌，胃气又见衰弱，头目昏胀，精神欠佳，大便又发溏泄现象；脉象虚弦，舌质淡红。此因过劳损气，诱发宿疾，应从补脾温胃立法。

党参9g　白芍12g　白术9g　茯苓9g　炮姜6g　砂仁9g　广陈皮9g　厚朴9g　木香6g　益智仁9g　炙甘草3g　4剂

1963年1月11日四诊：服上方数剂，精神逐渐恢复，溏泄现象亦趋好转。脉象正常，根气亦好；舌质亦转红活。此中气渐复之象，再用温运脾肾之法以巩固之。

党参9g　白术9g　黄芪9g　当归6g　菟丝子9g　益智仁6g　炮姜4.5g　白芍9g　厚朴9g　广陈皮6g　炙远志6g　炒枣仁9g　炙甘草3g　6剂

服上方后，泄泻基本停止，消化力亦增强。

按：本例初诊时脉象迟缓，舌苔薄白，应属寒湿；寒湿聚于中宫，则发食少，便溏，腹痛；脾失健运则痰从内生，故咳嗽痰多。药用平胃散加茯苓以除湿运脾，加炮姜、吴茱萸、肉豆蔻、木香以温运之，用酒白芍敛肝止痛。二诊时，因有血虚筋挛之象，故加用当归、川芎以养血。三诊时，系过劳损气，诱发宿疾，故在原用温运脾胃基础上，加入党参、茯苓、白术、甘草、益智仁以补脾阳，四诊时，系巩固之法，用菟丝子、益智仁以培肾阳。用远志、枣仁以养心气。心肾二脏得养，亦有补于脾，脾得温养则健运不息，而泄泻即止。

4. 阴虚夹湿，复加外感证

孔某，男，47岁。1962年12月26日初诊。肠胃不调，食已肠鸣作泻，间有呕吐症状。近兼有感冒，时而咳嗽。脉象浮缓。此内有湿滞，外伤寒邪之象。用藿香正气散加减：

藿香（后下）9g　紫苏6g　茯苓9g　厚朴9g　苍术9g　陈皮9g　砂仁6g　木香6g　白芍12g　炮姜4.5g　炙甘草3g　4剂

1963年1月4日二诊：肠胃症状减轻，泄泻大有好转，但仍咳嗽。用脾肺双解法。

法半夏9g　厚朴9g　茯苓12g　白蔻壳9g　木香6g　炙款冬花9g　杏仁9g　炙桑皮9g　白芍9g　炙枇杷叶9g　甘草3g

1月10日三诊：肠鸣腹泻又有好转，但咳嗽喉痛，脉象弦细，舌上无苔。再用调养肺阴法。

瓜蒌壳9g　桔梗9g　枳壳9g　花粉9g　杏仁9g　桑皮9g　百合9g　知母9g　鲜石斛9g　竹茹9g　甘草3g　4剂

1月14日四诊：诸症俱渐好转，腹泻已止，精神亦好，惟思想不集中。此系阴亏所致，用丸药以调补之。

沙参30g　瓜蒌壳30g　瓜蒌子30g　牡蛎60g　玄参30g　龟板30g　枣仁30g　枣皮30g　山药60g　何首乌60g　丹皮30g　女贞子30g　旱莲草30g　石斛30g　百合60g　知母30g　甘草15g

上药共研细末，炼蜜为丸，每丸重6g。每次服3丸，一日服3次，白开水下。

按：本例为素裹阴亏，又外伤寒邪，内有湿滞。治法为先除新邪而后养阴。故首诊即以祛邪为主，末诊以养阴善其后。本例泄泻，不但为脾湿诱发，且肺合大肠，肺金得养，大便亦得正常，前二、三例案均见效果，其理自明。

5. 气血不足，脾肾阳虚证

李某，男，42岁。初诊：患胃溃疡进行胃切除手术后，消化不良，食后便觉反饱，腹胀满，时而发作掣痛，大便溏泄，次数无常规，同时有隐血出现。在医院作血色素检查，一直增长很慢。面色㿠白少华，四肢倦怠，脉象软弱无力，舌滑薄少苔。此系命门真火不足，脾肾阳虚，手术后暂伤气血，以致中气不振，阳气困顿，运化失职，谷气下流，因而中焦不能吸取水谷之精微，以奉心化赤为血，故有此见症。应予温补脾肾，兼养气血。

党参9g　白术9g　茯苓9g　炮姜9g　益智仁9g　山药12g　吴茱萸4.5g　黄芪15g　当归6g　甘草3g

二诊：连服5剂，诸症好转，神气渐强。由于近日改变饮食（流质改为半流质），又感食后反饱，胸腹气胀。再以前方加减，增入芳香健胃之药。

党参9g　藿香9g　砂仁9g　厚朴9g　益智仁9g　白芍9g　当归12g　炮姜9g　木香1.5g　五味子3g　甘草3g

三诊：续服5剂，胸腹气胀减退，大便已趋正常，纳谷更佳。再予温补脾肾，以收全效。

党参9g　白术9g　茯苓9g　山药9g　益智仁9g　当归9g　黄芪

9g　枣仁 9g　法半夏 9g　补骨脂 9g　广陈皮 6g　白蔻 6g　甘草 3g

服上方 7 剂后，诸症痊愈。检查血红蛋白亦恢复正常。

按：本例因术后暂伤气血，脾肾之阳受损，命火不足，脾阳不运，故出现饮食难化、大便溏泄、面色㿠白、脉象软弱、舌薄少苔等气血脾肾不足之象。脾虚则易气滞食积而作掣痛，脾不统血则大便有隐血出现。故用党参、白术、黄芪、茯苓、甘草、山药以补气扶脾，用炮姜、吴茱萸、法半夏、藿香、砂仁、厚朴、木香、广陈皮、白蔻等以温脾行气，用益智仁、五味子、补骨脂以壮肾阳，加当归、白芍、枣仁以养心血。使肾火充足，脾运健旺，气血得养，则诸症痊愈。

6. 肠胃湿热气滞证

王某，男，成年。1971 年 6 月 5 日。腹部胀痛，大便稀溏，解便时有不通畅感觉，肛门下重；小便黄，睡眠差，脉微浮数，舌上水黄苔。此肠胃湿热气滞之象。用清热除湿，行气止痛法。

黄连 6g　冬瓜仁 12g　银花炭 9g　薏苡仁 12g　苍术 9g　木香 6g　枳壳 9g　厚朴 9g　金铃炭 9g　槟榔 9g　白芍 12g　神曲 9g　甘草 3g

服上方 3 剂后，即泄止痛愈，恢复正常。

按：本例脉微浮数，舌上水黄苔，小便黄，大便稀溏，为湿热内聚之象；湿热内聚，则脾运受阻，而产生腹部胀痛、大便不爽、肛门下重等气滞之象；肠胃不和，则睡眠不安。故用黄连、冬瓜仁、银花炭、薏苡仁、苍术以驱湿热，用木香、枳壳、厚朴、金铃炭、槟榔、神曲以行气健胃，加白芍以止腹痛。清湿热则脾运自健，调滞气则后重自除，而腹泄亦不作矣。

7. 中气不足证（胃下垂、子宫下坠）

王某，女。1972 年 10 月 19 日。大便溏薄而少，解便时必须努责而始见少许清粪，遇月经来潮及感冒时反而大便通畅；饮食不好，胃部膨胀，最喜嗳气放屁，子宫下坠；脉弱舌淡。此中气不足之证。治当补中运脾，用补中益气汤加味。

党参 9g 当归 9g 黄芪 12g 白术 9g 陈皮 9g 升麻 3g 柴胡 6g 生姜 2 片 枳壳 9g 木香 6g 大枣 3 枚 甘草 6g

服上方 3 剂后，即见显效，大便基本正常，余症亦得缓解。嘱其常服本方，以巩固疗效。

按：本例胃部下垂膨满，子宫下坠，脉弱舌淡，显系中气不足之象；肠胃气虚，不但饮食难化，大便稀溏，且推动无力，排便不爽，虚气滞于中，则喜嗳气放屁；月经来潮时，体内气血流动加速，感冒时，正气鼓邪，故反而大便通畅。药用补中益气汤，以补益中气；加枳壳、木香以行滞气。药证相应，故取得显著疗效。

十六、便秘

1. 心肾阴亏，血虚肠燥证

樊某，男，63岁。1963年6月20日初诊。曾患痔瘘，手术后大便困难。近年来登三层楼即觉气喘，血压偏低，平时心悸。经医院检查，有心脏疾病。两膝关节酸痛。此心肾阴亏，血虚肠燥之象。治宜养心培肾，滋血润肠。

柏子仁24g　生地黄30g　枣仁30g　丹参30g　茯神30g　天冬30g　麦冬30g　菟丝子30g　牛膝21g　肉苁蓉21g　何首乌30g　枸杞子18g　知母18g　郁李仁18g　当归30g　火麻仁30g　苏子15g　黑芝麻21g　山药30g　甘草9g

上药为丸。每服9g，一日3次。

10月二诊：服上方后，上楼已不气喘，心慌、心跳缓解，惟大便尚不通畅。再本前法。

柏子仁24g　丹参30g　生地黄30g　麦冬30g　白芍30g　枣皮24g　肉苁蓉21g　菟丝子30g　枸杞子18g　女贞子30g　郁李仁18g　火麻仁30g　桃仁15g　苏子15g　当归30g　黑芝麻21g　党参30g　甘草9g

上药为丸。每服9g，一日3次。

1964年6月18日来信说："服前方后，上楼不但不气喘，而且可以跑上去，大便已接近正常，经检查心脏未见异常，只主动脉弯曲，肛门不狭窄。"要求再拟丸方以巩固之。

柏子仁24g　丹参30g　生地黄30g　枣仁24g　麦冬30g　天

冬 21g　肉苁蓉 21g　女贞子 30g　枸杞子 21g　菟丝子 30g　何首乌
30g　郁李仁 21g　火麻仁 24g　杏仁 12g　苏子 12g　莱菔子 30g　党参
30g　山药 30g　甘草 9g

按：本例老年肾水不足，故两膝关节酸痛；肾病传心，即出现心
悸、稍事劳动即觉气喘等心阴不足、心阳偏亢情况。肾司二便，阴液不
足，大肠已嫌干涩，复加痔瘘术后失血，血亏则肠内更燥，发为便秘。
故用枣仁、茯神、天冬、麦冬、菟丝子、肉苁蓉、枸杞子、知母、山药
等大队滋养药以培心肾之阴，用当归、生地黄、何首乌、白芍、枣皮、
女贞子、丹参以生血，用党参、茯神、甘草以助气，用柏子仁、郁李
仁、火麻仁、黑芝麻、桃仁、杏仁以润肠，用牛膝、苏子、莱菔子以速
其下行之势。

2. 湿热内蕴证（急性肝炎）

陈某，女，16 岁。1970 年 3 月 2 日。主诉大便秘结，小便黄少，
巩膜发黄，不思饮食。经西医检查，诊断为急性肝炎。诊得脉象数急，
舌苔黄腻。此为湿热内蕴之证，治当清热除湿，佐以敛肝健胃之品。

茵陈 12g　酒炒大黄 6g　枯黄芩 9g　白术 9g　茯苓 9g　猪苓
9g　泽泻 9g　白芍 9g　谷芽 9g　焦山楂 9g　甘草 3g

服上方 2 剂后，大小便即得通利，诸症亦痊愈。

按：本例巩膜发黄，脉象数急，舌苔黄腻，不思饮食，是湿热内
蕴之明征；湿热内阻，腑气不通，故大便秘结，小便黄少。故用茵
陈、酒炒大黄、枯黄芩、白术、茯苓、猪苓、泽泻以清热除湿；用白
芍以敛肝，用谷芽、焦山楂以健胃。使湿热清利，肝胃调和，诸症即
痊愈。

3. 肝郁化火，兼夹血瘀证

杨某，女，成年。1970年6月12日。主诉由于忧气使右胁肋疼痛，晚上疼痛更剧，大便秘结，小便黄色，左侧头痛，眼睛发胀，月经提前、血色紫黑成块，饮食甚少，舌质红赤，脉象细弦。此为肝郁化火，兼夹血瘀之象。治宜疏肝、清肝、平肝，兼以逐瘀之法。

柴胡6g　枳壳9g　刺蒺藜12g　香附9g　白芍9g　丹皮9g　山栀仁9g　钩藤12g　丹参9g　桃仁6g　甘草3g

服上方4剂后，大便通畅，余症亦趋好转。

按：本例因忧气使肝郁不疏，因肝经布胁肋，连目系，故发为胁肋疼痛，眼睛发胀；肝胆相连，胆经循头之两侧，故发为偏头痛；肝郁克脾，则饮食甚少；脉象细弦，亦为肝郁之象；肝郁最易化火，故出现舌质红赤、大便秘结、小便黄色、月经提前等火热现象；气郁不舒，则血亦瘀滞，因此出现月经血色紫黑成块、夜间胁肋疼痛加剧等瘀血象征。综合以上症状分析，故断为肝郁化火兼夹血瘀。肝郁则应疏肝，故用柴胡、枳壳、刺蒺藜、香附；因防肝气横逆侮脾，故用白芍以敛之；肝热则应清肝、平肝，故用丹皮、山栀仁、钩藤，并用丹参、桃仁以活血去瘀。药证相应，则收效较快。

4. 肝阴素亏，肝阳上亢，气郁化火，夹痰阻窍证

徐某，女，成年。1970年12月16日初诊。其家人代诉，平时睡眠不好，情志易激动。近因怒打小孩，引起神志失常，口中喃喃自语，每欲跳楼自杀，已数日不进饮食，大便亦数日不解，口中干燥，生眼屎，脉浮，舌上有黄滑苔。此为素禀阴亏，怒引肝火上冲，夹痰阻窍之候。治宜疏肝清肝，育阴潜阳，驱痰下气，用温胆汤加减。

法半夏 9g　茯苓 9g　竹茹 9g　枳实 9g　刺蒺藜 12g　黄芩 9g　钩藤 12g　牡蛎（先煎）12g　龙骨（先煎）12g　代赭石（先煎）9g　甘草 3g

12 月 18 日二诊：服上方 2 剂后，有时神志正常，能自述头痛甚剧，口渴欲饮，能稍进饮食，脉浮象稍减；但有时仍然昏乱胡语，大便仍然未解。仍本前方立意，加入育阴开窍药。

白芍 12g　生地黄 9g　石决明（先煎）9g　钩藤（后下）12g　牡蛎（先煎）12g　刺蒺藜 12g　竹茹 9g　枯黄芩 9g　龙胆草 9g　石菖蒲 6g　远志 6g　琥珀 4.5g（冲）　枳实 9g　磁石（先煎）9g　朱砂 1g（冲）　神曲 9g　2 剂

12 月 20 日三诊：神志全部清醒，脉已不浮、只细涩而弱，自觉胸中窒闷，似有物压迫的感觉，头昏失眠，口干，便秘，不思饮食。再用疏肝扶脾，驱痰行气，开上泄下之法。

刺蒺藜 12g　青皮 9g　山药 12g　泡参 9g　茯苓 9g　法半夏 9g　枳实 9g　厚朴 9g　石菖蒲 6g　莲米 12g　薤白 6g　石斛 9g　钩藤 12g　甘草 3g

服上方 4 剂后，大便已通，饮食能进，睡眠转佳，胸中开豁，诸症即痊愈。经随访，数月未见复发。

按：本例患者平时睡眠不好，头部昏痛，情志易激动等，是素禀肝阴亏损之象；怒则气上，肝火上冲，故头痛失眠加重；脉浮，舌黄，口干，生眼眵，均系肝火之象；气不下降，故大便秘结；肝气郁滞，则胸中窒闷；肝郁克脾，则不思饮食；脉滑，胸中有压迫感，为痰饮内聚之象；肝火夹痰，阻塞心窍，则神志失常。故治当疏肝清肝，育阴潜阳，豁痰开窍，扶脾降气。用刺蒺藜、青皮以疏肝，用黄芩、龙胆草以清肝，用牡蛎、白芍、生地黄、石斛以育阴。用钩藤、龙骨、代赭石、石决明、琥珀、磁石、朱砂以潜阳，用法夏、茯苓、竹茹以驱痰，用石菖蒲、远志、薤白以开窍，用泡参、莲米、山药、神曲、甘草以扶脾，用枳实、厚朴以降气。使肝脾调和，阴生阳潜，上开下泄，诸症即痊愈。

5. 肝郁络阻，郁热上冲证

黄某，女，50岁。1971年5月3日。主诉大便秘结，头昏头胀，乳头发痛，皮肤发痒，脉象浮弦，舌上黄黑苔。此为肝郁络阻，郁热上冲之候。治宜疏肝通络，清热降逆。

刺蒺藜12g　丹皮9g　柴胡6g　郁金9g　瓜蒌21g　丝瓜络12g　酒炒大黄6g　枯黄芩9g　钩藤12g　代赭石（先煎）9g　旋覆花（包煎）9g　甘草3g

服上方3剂后，大便即通畅，余症亦消除。

按：本例脉象浮弦为肝郁之象；足厥阴肝经上膈，布胁肋，乳头发痛，系肝气郁热所致；郁热阻络，则周身发痒；郁热上冲发为头昏头胀；大便秘结，舌上黄黑苔，亦系火热之象。故用刺蒺藜、丹皮、柴胡、郁金以疏肝，用瓜蒌、丝瓜络、旋覆花以通络，用酒炒大黄、枯黄芩以清热，用钩藤、代赭石以降逆。使肝气条达，脉络通畅，热清气降，诸症即得缓解。

6. 下焦实热证

陈某，男，成年。1971年11月4日。主诉大便秘结，已五日不解；尿频量少，尿后疼痛；恶心腹胀，口中干燥。经西医检查，诊断为输尿管结石。诊得脉象沉实，舌上干红无苔。此为下焦湿热伤及阴分。治当通利二便，兼顾阴液。

大黄（后下）9g　枳实9g　厚朴9g　泽泻9g　茯苓9g　猪苓9g　瞿麦9g　金钱草30g　海金沙（包煎）24g　知母9g　生地黄12g　甘草3g

服上方2剂后，大便即通利，余症亦告缓解。

按：本例脉象沉实，大便秘结，小便短涩疼痛，为下焦实热现症；大便不通，肠胃之气不行，故发为恶心，腹胀；热甚伤津，故口中干燥，舌干红无苔。治当以通利二便为主。故用大黄、枳实、厚朴使热从大便出，用泽泻、茯苓、猪苓、瞿麦引热从小便出。因有结石，故加金钱草、海金沙以化之，并用知母、生地黄以清热养阴。使前窍开，后窍泄，热去津存，病即痊愈。

7. 肝肾阴亏证

王某，男，成年。1970年12月4日初诊。主诉大便秘结，咳嗽，痰黏稠成块，睡眠不好，遗精，盗汗。脉象浮大，舌干红无苔。宜养肺肾阴分，麦味地黄丸加减。

熟地黄9g　丹皮9g　菟丝子12g　山药12g　茯苓9g　麦冬9g　五味子6g　竹茹9g　白芍12g　牡蛎（先煎）12g　肉苁蓉9g　柏子仁9g　法半夏9g

12月25日二诊：服上方10余剂，诸症已缓解，大便不干燥，痰亦转清稀、咳出较易，睡眠、饮食、精神均大有好转，微觉怕冷，舌质赤，脉浮数。仍本前方增损。

五味子6g　朱麦冬9g　生地黄9g　丹皮9g　山药12g　枸杞子

9g　泽泻 9g　茯苓 9g　菟丝子 12g　牡蛎（先煎）12g　肉桂 3g　竹茹
9g　白芍 9g

服上方 4 剂后，即基本恢复健康。

按：本例脉象浮大，舌干红无苔，睡眠不好，为阴亏症状。肾阴亏
损，则遗精盗汗；肺阴亏损，则咳嗽痰稠；肺合大肠，肾司二便，肺肾
阴亏，则发为便秘。故用麦味地黄丸以养肺肾阴分。加白芍、肉苁蓉、
枸杞子以养阴润肠，用牡蛎、柏子仁以潜阳安神，用法半夏、竹茹以止
咳驱痰。二诊时，用少量肉桂以引火归原。

十七、水肿

1. 脾肾阳虚证

刘某，男，45岁。1965年4月17日。面目浮肿，时肿时消，已有七八年历史。睡眠不好，饮食不多，大便或闭或泻，精神欠佳，有时腰部作痛，面色晦暗，口舌干燥，脉象缓弱无力。病由脾肾阳虚，不能制水，水气上泛，故面目浮肿。宜补脾运脾，温中强肾。

白术12g 茯苓15g 山药15g 法半夏9g 厚朴9g 陈皮9g 生姜皮9g 陈艾炭6g 红糖30g 菟丝子6g 淫羊藿9g

服上方15剂后，面目浮肿俱消，精神好转，腰痛亦减轻。

按：患者饮食不多，大便或闭或泻，精神欠佳，面色晦暗，为脾阳不振所致；脾胃不和，则睡眠不好；腰为肾之府，肾阳不足发为腰痛；阳虚不能化水生津，故口舌反觉干燥；脉象缓弱无力，亦符合脾肾阳虚现症。《内经》说："诸湿肿满皆属于脾。""肾者，胃之关也。关门不利，故聚水而从其类也。"故本例断为脾肾阳虚不能制水，水气上泛发为面目浮肿。治法以白术、茯苓、山药、法半夏、厚朴、陈皮等补脾运脾，以生姜皮、陈艾炭、红糖、菟丝子、淫羊藿等温中强肾。使阳行水化，则浮肿自消矣。

2. 阴阳并虚，肝郁湿热证

苏某，男，成年。1965年1月14日初诊。面目及左下肢浮肿，左侧躯体感觉退减，活动欠佳，已有10余年历史。经西医检查，诊断为左侧躯体功能紊乱。近来大便稀黄，食欲亢进，脉来盛去急、弦滑较甚，舌上白苔。此虽久病正气不足，但近来肝郁脾滞，湿热之邪内蕴中焦，客热犯胃，消谷善饥，宜先从标治，用疏肝运脾，清热利水法。

丹皮 6g　白芍 15g　青皮 9g　雅黄连 6g　枯黄芩 9g　茯苓皮 18g　泽泻 12g　防己 9g　大腹皮 9g　甘草 3g　3 剂

1 月 25 日二诊：客邪已解，虚象毕露，脉象转为虚滑无力，舌苔淡白、食少、便溏、疲乏。此脾肾阳虚之候。用补脾扶肾，温中行气法。

土炒党参 9g　茯苓 12g　炒白术 9g　菟丝子 15g　益智仁 9g　炮姜 6g　法半夏 9g　厚朴 9g　广陈皮 9g　木香 4.5g

4 月 22 日三诊：服上方 70 余剂，小便增多，水肿大减，饮食渐趋正常，但大便有时结燥，脉来细数、根气有余。此因连服温药，肾阳虽复而肾阴反亏，再从培养肾阴考虑。

熟地黄 12g　枣皮 9g　山药 15g　丹皮 6g　茯苓 9g　泽泻 9g　知母 9g　炒黄柏 6g　菟丝子 9g　枸杞子 9g

5 月 19 日四诊：服上方 18 剂后，面目和左下肢已无浮肿征象，饮食和大小便均正常，但特别畏冷，动辄多汗，脉象虚数，舌苔尚属匀净。再从温养加补阴药以善其后。

制附片（先煎）18g　熟地黄 12g　桂枝 9g　茯苓 12g　枣皮 9g　山药 15g　菟丝子 9g　枸杞子 12g　炮姜 6g　广陈皮 4.5g　白芍 12g　厚朴 9g

按：本例阴阳并虚是其本，肝郁湿热是其标。故初诊时，先本急则治其标的原则，解决肝郁湿热问题。邪去正衰，二诊时又出现脾肾阳虚之候，补阳则碍阴。三诊时，肾阴亏损情况又显得突出，补阴则碍阳。四诊时，又出现阳虚症状，最后在补阳药中加入养阴之品，以善其后。这说明对较复杂的病证，当分别先后缓急，根据所出现的病状，进行灵活的辨证论治，方能取得良好的效果。

3. 气血不足，脾肾阳虚夹湿证

王某，女，成年。1960 年 12 月 29 日初诊。患水肿病已九个月，初发即肿，时愈时发，腹部饱胀，夜间小便次数较多。脉象细弱，舌苔白滑。此脾肾阳虚，湿聚中焦。先予通阳化气，运脾燥湿。

薤白 9g　法半夏 9g　桂木 4.5g　茯苓 9g　广陈皮 6g　苍术 9g　炮姜 6g　吴茱萸 4.5g　厚朴花 6g　生姜皮 6g　甘草 3g　4 剂

1 月 10 日二诊：服上方后，饱胀与水肿俱减，但四肢无力，倦怠思睡，且有黄带。仍从前方立意，加入培养气血强肾之品。

土炒党参 9g　炒杜仲 9g　吴茱萸 4.5g　桂木 4.5g　苍术 9g　炮姜 4.5g　砂仁（后下）4.5g　炒白芍 9g　当归 9g　黄芪 9g　炙甘草 4.5g

1 月 18 日三诊：服上方 4 剂后，情况良好。但因停药，又有微肿，小便减少，大便失禁。此肾气不固，用四神丸加减。

益智仁 6g　五味子 3g　补骨脂 9g　吴茱萸 3g　茯苓 9g　炒白芍 9g　炙甘草 4.5g　4 剂

1 月 28 日四诊：大小便恢复正常，午后尚有轻微水肿，黄带仍未全尽，脉来尚缓，舌苔白滑。再用温脾除湿法。

党参 9g　藿香 6g　薤白 9g　桂木 3g　白术 9g　莲米 9g　山药 9g　海螵蛸 9g　当归 9g　广陈皮 3g　吴茱萸 3g　炙甘草 3g　4 剂

2 月 6 日五诊：症状基本消失，睡眠欠佳，带下未尽，脉象软涩，舌苔淡白。正气尚嫌不足，用归脾汤加味以收全功。

党参 9g　当归 9g　黄芪 9g　白术 9g　枣仁 6g　远志 3g　莲米 9g　山药 9g　薏苡仁 9g　海螵蛸 6g　杜仲 9g　炙甘草 3g　4 剂

按：本例腹部饱胀，四肢无力，倦怠思睡，脉象细弱，舌苔淡白等，为气血不足，脾阳不振之象；脾阳不振，则水湿不得运化，故出现带下、脉缓、苔滑等脾湿现象；肾司二便，肾阳不足，或为阳不化水，夜多小便，或为下焦不约，大便失禁。故本例水肿断为气血不足，脾肾阳虚兼夹湿气。由于病机复杂，治法当分先后。诸方中用党参、茯苓、黄芪、白术、莲米、山药、炙甘草等以补气扶脾，用当归、白芍以养血和营，用薤白、桂木、法半夏、吴茱萸、炮姜、生姜皮等以温阳行水，用苍术、薏苡仁、厚朴花、广陈皮、砂仁、藿香等以除湿运脾，用杜仲、益智仁、五味子、补骨脂等以强肾阳。加远志、枣仁以安神，加海螵蛸以止带。随其现症而辨证施治，有的放矢，则箭不虚发矣！

4. 肾阳不足，兼夹湿热证（慢性肾炎）

薛某，男，13 岁。1971 年 8 月 3 日初诊。7 岁时即患肾炎，经常头部及下肢水肿，腰疼头昏。最近小便次数增多，尿色仍黄，胃纳不佳，脉象细数、两尺脉尤弱，舌质淡红。此系先天不足，加之久病正气亏损，肾阳不足兼夹湿热之候。用济生肾气丸加减。

生地黄 9g　丹皮 9g　牛膝 9g　车前仁 9g　菟丝子 12g　茯苓 9g　桑寄生 15g　巴戟天 9g　山药 12g　石韦 9g　茵陈 12g　甘草 3g

8 月 15 日二诊：服上方 7 剂，浮肿消退，腰不疼，头不昏，胃纳转佳，小便次数减少，色仍黄。经西医检查，尿中尚有微量蛋白。脉弱，舌淡。再本前方加重强肾药，以巩固之。

生地黄 9g　丹皮 9g　牛膝 9g　车前仁 9g　菟丝子 12g　茯苓 9g　补骨脂 9g　巴戟天 9g　山药 12g　泽泻 9g　草薢 9g　茵陈 12g

按：本例先天不足，肾气素亏，故出现腰疼头昏、尺脉弱等肾阳不足现症；阳不化水即出现水肿，小便次数增多；尿色黄、胃纳不佳等，为湿热内聚之象；脉细数亦为虚热在里。故断为肾阳不足兼夹湿热。用济生肾气丸，一方面强肾利水，一方面清热利湿。不用桂附，而用巴戟天、补骨脂者，因其年龄太小，不堪刚燥，防其助热之弊。加草薢、茵陈、石韦是增强清利湿热之功。

5. 内有水气，表虚风袭证

郭某，男，成年。1971年2月3日初诊。脸肿恶风，咳嗽，身痛，左肋痛，脉浮微数，舌上有黑苔。此内有水气，表虚为风所乘。宜从风水论治，用越婢汤加减。

麻黄 6g　黄芪 12g　防己 9g　杏仁 9g　生姜 2片　大枣 3枚　甘草 3g

2月13日二诊：服上方3剂后，诸症缓解。后因又伤风邪，恶风、咳嗽之症又发，且兼全身浮肿，手指关节亦微肿胀，咳嗽时牵引左肋作痛，牙痛，食少，腹胀，脉浮，舌上苔黄。此风邪乘肺，水湿化热之证。用越婢合黄芪防己汤加减。

麻黄 6g　石膏 15g　白术 9g　黄芪 12g　防己 9g　厚朴 9g　杏仁 9g　生姜 2片　大枣 3枚　甘草 3g　4剂

2月19日三诊：身肿已消，畏风、咳嗽、肋痛、牙痛亦解，饮食增进。目前尚余咽痛，脸微肿，腹胀，指关节痛。脉已不浮，舌上有黄腻苔。是湿热未尽之象。用开泄兼清利法以善其后。

银花 9g　连翘 9g　板蓝根 9g　豆卷 9g　桔梗 6g　杏仁 9g　厚朴 9g　刺蒺藜 12g　木通 6g　桑枝 30g　金铃炭 12g　甘草 3g　4剂

按：《金匮》说："风水其脉自浮，外症骨节疼痛，恶风。""风水，恶风，一身悉肿，脉浮，不渴，续自汗出，无大热者，越婢汤主之。""风水，脉浮，身重，汗出恶风者，防己黄芪汤主之。"本例恶风、脸肿、肋痛、身痛、手指关节疼痛肿胀、脉浮等，显系风水见症。此症由于外受风寒，内有水气所致。故用越婢合防己黄芪汤而奏效。咳嗽者，外受风寒也；舌上黑苔者，水气也。故初诊以麻黄、杏仁发散风寒兼以止咳，用防己以渗水气，用黄芪以固表虚，姜、枣、甘草和中补脾，故诸症因之缓解。由于邪尚未尽，复受风邪，风为阳邪，使水湿蕴热，不但原症复发，且出现牙痛、食少腹胀、苔黄等湿热之症。故二诊时，在原方基础上，加石膏以清热、白术以燥湿、厚朴行脾以消腹胀，使诸症又得好转。三诊时，从现症咽痛、脸微肿、腹胀、指关节痛、脉不浮、舌苔黄腻等观察，是风水之邪已不甚重，而内蕴湿热之邪尚不了了。故用银花、桔梗以开之，用刺蒺藜、金铃炭以疏之，用杏仁、厚朴以降之，用连翘、板蓝根以清热，用豆卷、木通、桑枝以利湿。由是而湿热之邪得解，风邪亦得宁息。

十八、关节疼痛

1. 气血不足，筋失濡养证

高某，男，成年。1960年6月8日初诊。主诉关节作痛，两肩尤觉酸痛，有时惊掣，影响睡眠。诊得脉象细微，舌淡无苔。此系气血不足，筋失濡养，以致筋惕肉瞤，治宜补益气血，柔筋安神，兼以疏利之法。

泡参9g 茯苓9g 当归9g 驴皮胶（烊化）9g 生地黄9g 玉竹9g 菟丝子9g 柏子仁9g 瓜蒌1枚 桑寄生15g 甘草3g

6月21日二诊：服上方6剂后，关节疼痛即告消失，已能熟睡，但睡中仍有时掣动，脉舌均有好转。仍本前法。

党参9g 茯神9g 当归9g 熟地黄12g 白芍9g 生地黄9g 驴皮胶（烊化）9g 玉竹9g 麦冬9g 菟丝子12g 桑寄生15g 甘草3g

服上方数剂后，病即痊愈。

按：本例脉象细微，舌淡无苔，为气血不足之象。血虚则筋失濡养，且《内经》说："阳气者，精则养神，柔则养筋。"气虚筋亦失养，故此种筋惕肉瞤之象，是气血两虚兼而有之。筋脉瘈急，屈伸时则发为关节疼痛。治法用泡参、党参、茯苓、甘草以补气，当归、驴皮胶、熟地黄、生地黄、白芍、玉竹、麦冬、菟丝子以养血柔筋。因其睡眠欠佳，故用柏子仁、茯神以增进睡眠；用瓜蒌、桑寄生以通经络除风湿，预防外邪乘虚侵犯。

2. 肝阴素亏，风动于中证

万某，男，成年。1959年11月7日。主诉1952年即开始左肩关节疼痛，以后发展到左侧颊车部位；运动时，关节部位发出响声，疼痛亦加剧。性情急躁，脉象弦数有力。此肝阴素亏，风动于中之象。用养阴息风兼利关节之法。

玉竹 12g　白芍 12g　石斛 9g　山药 12g　麦冬 9g　天麻 9g　钩藤（后下）9g　桑枝 24g　藕节 9g　伸筋草 9g　甘草 3g

服 5 剂后，即收显效。

按：本例性情急躁，脉象弦数有力，系肝阴亏损，阳亢生风之象。《素问》说肝生于左。其关节疼痛部位在左侧，亦应归属于肝病。运动时疼痛加剧者，因肝主筋，肝阴亏损，筋失濡养，故屈伸时筋脉牵引作痛。阴虚则津液不足，关节枯涩，故动则发响。治法用玉竹、白芍、石斛、山药、麦冬以养肝柔筋，用桑枝、藕节、伸筋草以通利关节，加天麻、钩藤以平其阳亢风动之象。

3. 阴亏阳亢，气虚肝郁证

潘某，男，成年。1971 年 2 月 26 日。主诉周身关节疼痛，头晕眼胀，睡眠不好，心慌气短，少腹微痛，舌本干枯、舌上微黄，脉浮弦而短。此肝阴亏损，肝阳上亢，气虚肝郁之候。治宜养肝平肝，补气疏肝。

女贞子 12g　旱莲草 12g　白芍 12g　玉竹 12g　制首乌 12g　钩藤（后下）9g　菊花 9g　石决明（先煎）9g　党参 9g　刺蒺藜 12g　金铃炭 12g　甘草 3g

服上方 4 剂后，周身关节已不疼痛，余症亦缓解。

按：本例头晕眼胀，睡眠不好，舌本干枯，舌上微黄，脉浮，为肝阴亏损、肝阳上亢之象；心慌气短，脉短，为气虚症状；少腹微痛，脉弦，是肝经气郁不舒。肝主筋，肝阴亏损则全身筋脉挛急，屈伸时关节部位即发疼痛，且清阳实四肢，阳气不足，更易导致四肢筋骨作痛。故用女贞子、旱莲草、白芍、玉竹、制首乌以养肝柔筋，用钩藤、菊花、石决明以平肝潜阳，用党参、甘草以补气，用刺蒺藜、金铃炭以疏肝。气阴两补，补中兼疏，使筋脉柔和，气机流畅，诸症即缓解。

4. 肝血不足，风湿内侵证（肝脏肿大）

晋某，男，成年。1971年7月13日。主诉右肩关节疼痛，右臂麻木，睡眠不好，全身乏力，食量减少。经西医检查，诊断为肝脏肿大。诊得脉弦细缓，舌上微黄苔。此为肝脏阴血不足，风湿内侵之象。治宜滋养肝血，兼除风湿。

当归9g　白芍12g　玉竹12g　女贞子12g　生地黄12g　制首乌12g　山药12g　秦艽9g　桑枝24g　海风藤9g　豨莶草12g　甘草3g

服上方4剂后，右肩关节已不疼痛，余症亦有改善。

按：本例脉弦为肝病，细为血少，缓为风湿；营血不足，故右臂麻木；肝阴亏损，故睡眠不佳；肝病传脾，故食量减少，食少则周身乏力。邪之所凑，其气必虚，血虚则易导致风湿内侵，而发为关节疼痛。故用当归、白芍、玉竹、女贞子、生地黄、制首乌以滋肝血，用秦艽、桑枝、海风藤、豨莶草以驱风湿，用山药、甘草以益脾胃。意使正气内存，则邪不得干矣。

5. 气血不足，肝郁夹湿证

卢某，男，成年。1971年7月30日初诊。主诉原患胆道感染，右胁区有小包有痛感，右肩及手关节疼痛，全身有麻木感觉。舌质淡，有水滑苔；左脉细，右脉浮大。此属气血不足，肝郁夹湿。先予疏肝除湿通络。

柴胡 6g　刺蒺藜 9g　郁金 9g　白芍 12g　香附 9g　枳壳 9g　姜黄 6g　桑枝 30g　丹参 9g　豆卷 9g　苍术 9g　甘草 3g　4 剂

1971 年 8 月 3 日二诊：服上方后，关节疼痛大有好转，右胁包块亦减小，但尚感微痛，睡醒后翻身只觉全身麻木，脉象同前，舌质淡有细腻苔。前法中加入补益气血之品。

泡参 9g　当归尾 9g　炒白术 9g　茯苓 9g　白芍 12g　郁金 9g　香附 9g　桑枝 30g　姜黄 9g　刺蒺藜 12g　丹参 9g　豆卷 9g　甘草 3g

服 3 剂后，诸症大减。

按：本例右胁区有小包作痛，属肝气郁滞；全身有麻木感觉，左脉细，右脉浮大，舌质淡，属气血不足；右肩及手关节疼痛，舌上水滑，或细腻苔，系湿邪所致。故先予疏肝除湿通络，后佐以补益气血。用柴胡、刺蒺藜、郁金、香附、枳壳以疏肝，用姜黄、桑枝、丹参以通络，用豆卷、苍术以除湿，用当归尾、白芍、泡参、炒白术、茯苓、甘草补益气血。使气血充足，脉络通畅，湿邪即解。

第二辑

疑难病医案

一、湿温

1. 肝郁乘脾，兼夹湿热证（胆囊炎）

陈某，男，68岁，退休职工。1975年11月7日初诊。患者于一月前即病胁痛腹胀，胸闷不思饮食，四肢乏力，头痛身重，午后低热，小便色黄，大便溏薄。经某医院检查，诊断为胆囊炎。经治疗未见效果，病情更有发展。目前更加少气乏力，面色萎黄不泽，两足已不能任地，进食则呕吐，大便不爽。诊得脉弦细而濡数，舌白腻微黄。吴鞠通《温病条辨》说："头痛恶寒，身重疼痛，舌白不渴，脉弦细而濡，面色淡黄，胸闷不饥，午后身热，状若阴虚，病难速已，名曰湿温。"其表现之主症，与此颇相类似，故本案应属湿温范畴。

究其病机，胁痛、脉弦为肝郁；肝郁乘脾则出现不思饮食，甚至进食即吐，以及腹胀、大便不爽等脾滞现象；脾不健运，则湿从内生，故身体沉重，面色萎黄；湿郁化热，故有午后低热、大便溏薄、小便色黄、脉象濡数、舌腻微黄等湿热见证；脾主四肢，脾为湿热所困则四肢乏力，且《素问·生气通天论》说："湿热不攘，大筋软短，小筋弛长；软短为拘，弛长为痿。"故有两足不能任地之症；湿热之邪壅于上则见头痛、阻于胸中则见胸闷。

综合以上病机分析，本例应属肝郁乘脾兼夹湿热之候。治法当以疏肝运脾，清利湿热为主，用三仁汤加减化裁。疏肝解郁用柴胡、郁金，运脾止呕用厚朴、枳实、白蔻仁、法半夏，清利湿热用枯黄芩、冬瓜仁、木通、滑石，加竹叶以清上、瓜蒌以宽胸。处方如下：

柴胡6g　枯黄芩9g　滑石12g　厚朴9g　白蔻仁3g　法半夏9g　冬

瓜仁 12g　瓜蒌 20g　木通 6g　竹叶 9g　郁金 9g　枳实 9g

11 月 13 日二诊：患者服上方 4 剂后，呕吐已止，能稍进饮食，大便稍爽，头身疼痛大减，精神亦有好转，但睡眠欠稳，胁间仍疼痛如故。因考虑湿热久羁，最易劫阴，故去柴胡、枯黄芩，加入刺蒺藜、丹皮、白芍疏肝调气而不损阴分，以茯苓易木通；因其大便稍爽，故以枳壳易枳实、瓜壳易瓜蒌，加重疏理胸胁滞气。处方如下：

刺蒺藜 12g　丹皮 9g　白芍 21g　厚朴 9g　法半夏 9g　郁金 9g　白蔻仁 3g　冬瓜仁 12g　茯苓 9g　瓜壳 9g　枳壳 9g　竹叶 9g　滑石 12g　4 剂

12 月 7 日三诊：服上方已得显效，即续服十余剂。目前诸症大减，饮食增进，二便正常，精神更加好转，胸闷、低热现象均已消除。目前两足已能任地，但尚有腿软感觉，舌上腻苔已退，微觉口中干燥，胁间犹觉不适，多食则胃脘不舒。看来湿热虽基本消退，但肝脾尚不调和。再予疏肝运脾，健胃兼顾阴分之法。

刺蒺藜 12g　丹皮 9g　白芍 12g　郁金 9g　沙参 12g　天花粉 9g　山药 12g　枳壳 9g　神曲 9g　茯苓 9g　生谷芽 15g　甘草 3g

12 月 24 日四诊：续服上方 8 剂后，诸症已基本痊愈。只微觉口渴，行走不如昔日之矫健，脉尚微数。此为久患湿热伤阴，津液不足，筋脉失养之故。拟益胃汤、二至丸加味以调理之。

沙参 12g　山药 12g　石斛 9g　芡实 12g　生谷芽 15g　白芍 9g　桑枝 30g　牛膝 9g　女贞子 12g　旱莲草 12g　麦冬 9g　天花粉 12g　甘草 3g　4 剂

患者服上方后，即全身恢复健康。经随访数月，情况一直良好。

2. 湿热酿痰，蒙蔽清窍证

魏某，男，59 岁，居民。1946 年 8 月初诊。患者冒雨发病，身热起伏，目眩欲吐，二日后竟卧床不起。前医按少阳病论治，连用小柴胡汤 3 剂，汗出而热不解，且愈觉胸脘痞闷，不思饮食。医者遂以为里有积滞，再进大柴胡汤 2 剂。药后不惟发热未退，且汗多尿少，神识昏蒙，喉间痰鸣。其家人见病势危笃，一面准备后事，一面请吾前往急诊，以希万一。余询知其发病情况及治疗经过，诊得脉象濡缓，舌苔黄而不燥，知所患为湿温病；其苔黄而润，脉象濡缓，且身热起伏，不为汗解，知其病湿热留连，仍在气分。叶天士《外感温热篇》说："温热虽久，在一经不移。"即指此等湿温病而言，以湿性黏滞故也。其神识昏聩、喉间痰鸣等症，皆由湿热酿成浊痰，蒙蔽清窍所致。虽见神昏，亦不可作热入营血论治。乃选用黄芩滑石汤，加郁金、石菖蒲。此方辛开苦泄，淡渗利湿，使气化则湿化，小便利而热自退矣。

石菖蒲 3g 白蔻仁 3g 郁金 9g 大腹皮 9g 黄芩 9g 滑石 9g 茯苓皮 9g 猪苓 9g 通草 3g

二诊：服上方 1 剂后，其家属来告，虽仍发热汗出，但神志稍清，喉间未闻痰鸣，且小便增多，思饮热水。乃令其按原方再服 1 剂。两日后患者家属又来相告，喜形于色，说病人发热已退，神志清楚，渐能进食，仅觉肢体困倦乏力，特来邀请再诊一次。见其脉静、身凉，惟小便尚微黄，乃改用三加减正气散调脾胃，清余热而善其后。

（本案根据胞兄克光供稿整理）

3. 湿热内蕴证

袁某，女，70 岁，居民。1975 年 8 月 11 日初诊。患者旬前忽患头痛、恶寒、身重、疼痛、食少等症，求医以表证论治，予辛温发散药，不但前症未解，反致头部昏蒙胀痛，高热不解，频频咳嗽，鼻孔红烂，食思全无，已8天未进米饭，身体极度衰弱，且时见神昏谵语，势甚危急。因系街邻，求登门抢救。诊得脉象濡细而弱、根气尚存，舌质淡红、满布白腻苔。

按： 此病发自长夏，湿中生热，湿热之邪袭于表卫，故见头痛、恶寒、身重疼痛等症；湿为土之气，湿伤脾土，脾失健运，故见食少。前医未予详审，贸投发表之剂，正如吴鞠通所说："世医不知其为湿温，见其头痛、恶寒、身重疼痛也，以为伤寒而汗之。汗伤心阳，湿随辛温发表之药蒸腾上逆，内蒙心窍则神昏。"湿热蒸腾上蒙颠顶，故头部反见昏蒙胀痛；湿热熏蒸肺系，故频频咳嗽，鼻孔红烂；湿热本已困脾，再加蒸腾上逆，胃气不降，故饮食难入；生化无源，故虚羸少气；湿性黏滞，得热郁蒸于肌表，故高热难解。本例虽见神昏谵语，应为汗伤心阳，湿热之邪乘虚内蒙心窍而致。观其舌腻、脉濡及种种见症，病邪主要尚在气分，如妄用营分药反有引邪深入之弊。薛生白说："湿热相合，其病重而速。""湿热两分，其病轻而缓。"故治湿热之法，全在分解湿热。然湿为有形之邪，热为无形之邪，治湿温应以除湿为主，使湿去热无所依附，其势必孤矣。幸其人根气尚存，故急以法半夏、厚朴、神曲理气健脾以运中焦之水湿，使能达归于肺；用竹叶、瓜壳、枇杷叶宣降肺气，以治水湿之上源，使能下输膀胱；用茯苓、冬瓜仁、木通、芦根、滑石、甘草渗利膀胱，以通下焦沟渎，使湿从小便去，即古人所说"治湿不利小便，非其治也"。其中竹叶兼能清心涤热，茯苓、甘草兼能补气健脾，冬瓜仁、芦根、滑石兼能祛热护阴。处方如下：

竹叶9g　冬瓜仁12g　瓜蒌壳12g　法半夏9g　木通6g　滑石

12g　厚朴 9g　茯苓 9g　枇杷叶（去毛）9g　神曲 9g　甘草 3g　芦根
9g　3剂

8月 16 日二诊：上方 1 剂未尽，神志即转清醒，服完 3 剂后，平时
体温已转正常，只在午后还有低热、骨蒸现象，白腻苔已退大半，显出
舌质嫩红，腹中颇感饥饿，近一二日饮食颇佳，身痛大减，精神转好，
已能步行前来就诊；头尚微痛，口微渴，鼻中热气减轻，仍咳，脉弦而
濡。此虽湿热大减，但有伤阴之象。观其骨蒸、舌红、口渴，不得谓午
后发热纯为湿热所致；其头尚微痛、身痛未除、咳嗽脉弦等，显系表邪
未尽，又不得尽谓湿热熏蒸所致。故用青蒿、白薇、知母养阴撤热、除
蒸；竹叶、银花辛凉透表；瓜壳、桔梗、枇杷叶宣肺止咳；仍用冬瓜
仁、茯苓、芦根、甘草清热除湿，兼顾气阴。处方如下：

竹叶 9g　瓜壳 12g　枇杷叶（去毛）9g　冬瓜仁 12g　银花 9g　白
薇 9g　茯苓 9g　桔梗 6g　芦根 6g　甘草 3g　青蒿 9g　知母 9g

患者服上方 2 剂后，诸症退减。后以饮食调理而安。

二、战汗

素禀阴亏风热犯肺　渐欲化热入里证（急性肺炎）

谢某，女，77 岁，退休教师。1972 年 10 月初诊。患者突发高烧，微觉恶寒，无汗，头目昏晕，干咳无痰，已数日不能进食，口中烦渴，频频索饮果汁水和葡萄糖水，几天来未曾大便，小便色黄。诊得脉象浮大而数、重按乏力，舌干红无苔。

患者因系街邻，平时常来求诊，知其素禀阴亏，有高血压。从其现症观察，显系风热犯肺，渐欲化热入里之征。其高烧，烦渴，尿黄，脉象数大，为温邪已传入气分症状。但尚觉微恶风寒，无汗，知其卫分症状尚未全解。再从头昏、脉浮分析，固属表邪未尽，但亦应包含阴虚因素，因表症仅有头昏而无目眩，此则阴虚阳亢，复兼风热之邪，故有头目昏眩之症。脉浮大而数，应属风热，但重按乏力，故知其应兼有阴虚阳亢之象。再以其素禀阴亏，热病伤津及干咳无痰，舌干红无苔等现症观察，阴虚应属无疑。阴液亏耗则胃津缺乏，消化受到影响，故仅索饮水浆，而不能进食；胃气不得下降，且兼食少，故数日不得大便。因尚有表证，不得以胃家实论治而妄用攻下。

治法当以清解气分为主，稍加辛凉透发，并佐以生津和胃。故用知母、芦根、连翘、竹茹以清热护阴；稍加银花，薄荷辛凉透表；用天花粉、麦冬以养阴液；用杏仁、枇杷叶以下气止咳；用生谷芽、甘草以和胃调中。处方如下：

银花 9g　薄荷 6g　知母 9g　芦根 9g　天花粉 12g　枇杷叶（去毛）9g　连翘 9g　竹茹 9g　杏仁 9g　生谷芽 12g　甘草 3g　麦冬 9g

二诊：患者服上方 2 剂后，诸症得以改善，热势稍缓，精神转佳，能进少许饮食，已能勉强撑持下床。但仍干咳不止，渴而思饮。

因患者急于弄清所患何种病，即雇三轮车去某医院，经医院透视检查，确诊为急性肺炎。因途中颠簸，复感风寒，刚返回家中，即感手足逆冷，继而昏迷不醒，小便失禁，举家惊慌。因其年事过高，认为系虚脱症状。其家人亦粗知医理，一面准备急煎参附以回阳，一面急来求诊。初去时见患者昏睡在床，面色苍白，四肢逆冷，指甲发青。诊其脉已不似前之浮大而数，重按乃得沉数之脉。患者系老处女，肾气向来充足，而今命门之脉仍然根气尚足。因思魏柳州曾说："脉象双伏或单伏而四肢逆冷或爪甲青紫，欲战汗也。"此因风温之邪欲解，而复受寒气郁遏，邪正交争之时，不得因其有昏迷、失溲之症而即谓之虚脱。其昏迷、失溲者，是因去医院检查过程中元神受扰之故也。明代方隅《医林纯墨》说："当战不得用药，用药有祸无功。"乃对其家属说：不可乱用参附，亦不可频频呼唤再扰其元神。从其脉象判断，并非危症，乃守护片时。见患者眼目渐睁，并自述口中烦渴。思仲景《伤寒论》桂枝汤条下有啜粥以助汗之训，叶香岩《外感温热篇》亦说："若其邪始终在气分留连者，可冀其战汗透邪，法宜益胃，令邪与汗并，热达腠开。"患者已多日缺少谷气，其胃中空虚可知，乃令其家属煮米取浓汤加入葡萄糖以益胃增液助其战汗。

三诊：翌日，其家属又来舍求诊说：昨日迭服浓米汤葡萄糖液后，晚上即全身颤抖，继而漐漐汗出，今日精神爽快，体温正常，知饥欲食，但仍干咳思饮，小便微黄，大便未解。诊得脉又转浮大，但不似前之疾数；舌质红净无苔，已不似前之干燥，面色亦稍转红润。自述已无恶寒感觉，头目昏晕现象亦有减轻，全身无力。知其温热之邪通过战汗已衰其大半，目前应以养肺胃之阴为主，并兼透其余邪。处方如下：

玄参 9g　麦冬 9g　桔梗 6g　菊花 9g　桑叶 9g　沙参 9g　枇杷叶（去毛）9g　竹茹 12g　百合 12g　甘草 3g　杏仁 9g　生谷芽 12g

四诊：服上方 3 剂后，诸症继续减轻，但饮食尚未完全恢复正常。全身乏力，微咳，舌仍红净，脉仍浮大。拟参苓白术散加减以善其后。

泡参 9g　白术 9g　茯苓 9g　百合 12g　莲子 12g　桔梗 6g　麦冬 9g　枇杷叶（去毛）9g　芡实 12g　甘草 3g　山药 12g　瓜蒌 20g

患者服上方 4 剂后，饮食增进，诸症消失。经随访至 1975 年 12 月，她已 81 岁，仍然比较健康。

三、胁腹痛

少阴湿热　气阴两损证（化脓性胆管炎）

黄某，女，53 岁，工人。1975 年 5 月初诊。患者右胁及腹部突发剧痛，寒热往来，呕不能食，目睛发黄，口苦咽干，小便黄少。由某医院诊断为化脓性胆管炎。经汗下失治，已数日未进饮食，目前神色衰败，身体重困，转侧亦无力，语音低微不清，时发谵语，视物昏花，双目若定，大便失禁，脉象弦细欲绝，舌质灰黑少津、上布干黄腻苔。从其胁腹剧痛、寒热往来、口苦、咽干、目眩、呕不能食等症，显系邪在少阳；其目睛发黄，小便黄少，为湿热郁于半表半里所致。本应以清利少阳湿热，和解表里为治，但前医竟以发热为感冒症状，而妄用汗法。《伤寒论》少阳病篇中，早有"发汗则谵语"之戒，而前医又以发热谵语、口苦咽干、小便黄少、目睛发黄等症，为瘀热在里，又妄用下法，以致洞泄不止，大便失禁。汗下两损阴阳，不但前症未解，加之数日未进饮食，脏腑精气本已无生化之源，再加病邪与药物之耗伤，故出现神色衰败，身重无力，语音低微，双目若定等危险症状；其脉象弦细欲绝，舌质灰黑少津，上布干黄腻苔，亦符合少阳湿热、气阴两损之症。《伤寒论》说："凡柴胡汤证而下之，若柴胡证不罢者，复与柴胡汤。"故治法仍应以小柴胡汤为主方。此种虚中夹实之证，若过于扶正，则有壅邪之弊；过于祛邪，则有损正之虞。故以白晒参两补气阴；重用柴胡、黄芩以和解少阳；以白芍和营养阴、缓解腹痛；用茵陈以驱湿热；用枳壳以疏理肝脾；用法半夏以降逆止呕；加生姜、大枣、甘草和中以调营卫。处方如下：

白晒参 9g　柴胡 15g　枯黄芩 12g　白芍 12g　茵陈 12g　枳壳 12g　法半夏 9g　生姜 3 片　大枣 4 枚　甘草 6g

二诊：患者服上方 4 剂后，诸症大减，腹泻停止，能进饮食，自觉全身稍有力气，能坐起诉说病情，近两日睡眠甚差。脉稍转有力，舌上津回。再本前方减轻白晒参、柴胡、枯黄芩、枳壳、甘草各 3g，加入牡蛎、龙骨潜阳以敛精气。

白晒参 6g　柴胡 12g　枯黄芩 9g　白芍 12g　茵陈 12g　枳壳 9g　法半夏 9g　生姜 3 片　大枣 4 枚　牡蛎（先煎）12g　龙骨（先煎）9g　甘草 3g

患者后来登门相告，服上方 4 剂后，诸症即消失。只感身体衰弱，后注意饮食调养而恢复正常。1977 年初，她又患此病，仍以小柴胡汤合四逆散加减，服数剂即愈。

四、疟疾

寒湿素盛　脾阳被抑证

谢某，男，成年，学生。1945年9月初诊，患者连日来疟疾按时而发，先服小柴胡汤四剂无效，反觉烦渴加剧，再服小柴胡合白虎汤三剂，疟亦未止，体力更感不支，乃求诊于余。询知其居处卑湿，喜食生冷。其疟发时虽口渴思饮，但喜热畏冷。疟止后面色淡黄，倦怠乏力。并诊得脉象弦细，苔白舌润。综观诸症，应属寒湿素盛、脾阳被抑之征。古有"疟病不离少阳"之说，此是就标证而言，而其病本则常发自太阴，故又有"无痰不作疟""无积不成摆"之说。盖脾为生痰之源，太阴脾湿，故泛痰成疟；脾主运化，太阴脾寒，故积滞成摆。谢君之疟，既为脾寒，绝非柴胡、白虎汤所能治者。遂仿《金匮要略·疟病脉证并治》所附之柴胡桂姜汤加减，用散寒燥湿以治太阴之本证，和解表里以治少阳之标证。处方如下：

柴胡9g　桂枝6g　干姜9g　黄芩9g　天花粉9g　苍术9g　草果仁3g　甘草3g

二诊：服上方2剂后，疟疾发作时症状大为减轻，惟口唇泡疹溃烂，是邪气有外达之机。仍用原方，去草果，加茯苓9g。

三诊：患者续服上方2剂，疟疾即未见再发，继用六君子汤调理善后。

（本案根据胞兄克光供稿整理）

五、潮热

1. 阴虚兼夹风湿热证（白细胞减少状态）

张某，男，成年，工人。初诊：患者先病发烧头痛，经西医检查，体温38.9℃，白细胞每立方毫米3200，诊断为病毒性感冒，即服用病毒灵、复方阿司匹林，并注射201、黄连素等药物。七天后体温开始下降，但自觉午后潮热，查体温37.5℃左右，白细胞下降为每立方毫米3000，再用以上药物则效果不显，潮热持续不退，迁延一月余，渐至四肢痿软无力，口渴少津，头部昏疼，身腰疼痛，不思饮食，睡眠甚差，小便黄少。再去医院检查血液，白细胞下降为每立方毫米2300。患者思想异常紧张，经人介绍来我处就诊。诊得脉象浮濡而数，舌质干红少津，舌心有黄腻苔。就其症状分析，头疼身痛，为表邪未解之症；不思饮食，小便黄少，舌苔黄腻，为湿郁化热之象；舌质干红，口渴少津，睡眠甚差，头部昏晕，又为热甚伤阴所致；阴津耗伤，筋脉失养，故腰部疼痛，渐至四肢痿弱。综合诸症分析，应为风、湿、热三者合邪伤阴之候。其午后潮热，为湿热与阴虚两者兼而有之，故潮热持续不退；其脉象浮濡而数，亦符阴虚兼夹风湿热之证。此种证型，甚少成方可据，因补阴则恐滋腻，渗湿又虑损阴，发表则恐耗液，清热又虑生湿，矛盾错综复杂，甚难处理，而此种情况临床上又较为常见。余以往曾摸索再三，在祛风、除湿、清热、养阴药中反复推敲，选用祛风而不峻、渗湿而不燥、清热而不寒、养阴而不腻的药物，运用于此类病证，往往取得良好疗效。今仍本此意选用防风、淡豆豉、银花以撤其表，其中淡豆豉兼能除湿，银花兼能清热；用茯苓、桑枝以除湿而不损阴，其中茯苓兼能补助脾胃，桑枝兼能强健筋骨；用芦根、连翘以清热，其中芦根兼能除湿，连翘兼能走表；用麦冬、玄参、天花粉、山药、甘草以补阴助气，其中麦冬、玄参养阴而不腻，天花粉兼能除湿热，山药、甘草能补益胃气。处方如下：

防风 9g　淡豆豉 9g　芦根 9g　天花粉 12g　茯苓 9g　银花 9g　连翘 9g　桑枝 30g　麦冬 9g　玄参 9g　山药 12g　甘草 3g　4 剂

二诊：服药后全身似微有汗，3 剂后潮热即退，体温基本恢复正常。经医院检查血液，白细胞已上升为 $3.15×10^{10}$/L。舌上黄腻苔渐退，诸症亦稍减。但仍感头昏，四肢乏力，口干少津，睡眠不好，饮食尚未恢复。此热病伤阴之后遗现象。当以养阴益胃为主，兼顾清热除湿。

玄参 9g　麦冬 9g　莲米 12g　山药 12g　知母 9g　百合 12g　天花粉 12g　石斛 9g　生谷芽 12g　芡实 12g　银花 9g　茯苓 9g　甘草 3g

三诊：服上方 4 剂后，诸症续减，未见潮热现象，以后即停药数日。近来又觉头昏严重，四肢乏力，口干腰痛，饮食欠佳，睡觉不稳等症有所增加。经医院检查血液，白细胞又下降至 $2.7×10^{10}$/L。此阴精未复，突然停药，治病如逆水行舟，不进则退之故。再本前法，重在养阴益胃。

石斛 9g　玄参 9g　麦冬 9g　天花粉 12g　葛根 9g　芡实 12g　莲米 12g　百合 12g　女贞子 12g　钩藤 9g　牡蛎（先煎）12g　甘草 3g

四诊：续服上方 5 剂，头昏症状基本消失，腰痛亦缓解，四肢已觉有力，未见潮热现象，饮食亦稍有改善。7 天后检查血液，白细胞增至 $4.3×10^{10}$/L。目前尚感睡眠不好，腰部微痛。再予养育肾阴以增强体质，用六味地黄汤合二至丸加味调理。

生地黄 9g　丹皮 9g　茯苓 9g　泽泻 9g　山药 12g　菟丝子

12g　天花粉 12g　麦冬 9g　石斛 9g　牡蛎（先煎）12g　女贞子 12g　旱莲草 12g

　　患者服上方 4 剂后，身体即基本康复。随访 4 个月，他已正常工作，未曾发病。

2. 湿热深伏　阴液耗损证（不明原因发热）

　　蒋某，男，40 岁，技术人员。1974 年 3 月 22 日初诊。患者 2 月 22 日开始头痛发烧，经治疗后，除头痛稍有缓解外，发烧一直不退，曾经几个大医院检查，均不明原因。其发热每于午后即持续上升，徘徊于 37.5℃～ 39.5℃之间，至天明前才逐渐下降，使用大剂量激素效果亦不显著，发热时自觉鼻中有热气上冲，鼻内干燥。现头尚微疼，胸部闷痛，面黄乏力，食欲大减，痰多色白，颌下淋巴肿大，睡眠不好，小便微黄，舌质红、根部有黄腻苔，脉象浮细而数。

　　从现症分析，其人起病应为湿邪聚于内，风热伤于外，始发头痛剧烈，为风热上攻之象。初治即应祛风清热渗湿并进，总由治不得法，不但使表邪未解，更令湿与热合，留恋日久，阴液耗损，湿热乘虚深入于阴分，故有如此顽固的午后晚上潮热之症。现症头尚微痛，脉浮细数，鼻内干燥，应属风热未解，阴分受损之候；风邪束于外，湿热蒸于内，故自觉鼻中有热气上冲；湿热蕴蒸，酿成痰液，不及炼成黄稠即频频吐出，故痰多色白；其面黄乏力，小便黄，舌根黄腻，亦属湿热深伏阴分之象；其颌下淋巴肿大，应属湿痰蕴结，风热上攻而成瘰疬之证；热邪内伏，阴分暗耗，故睡眠不好。根据以上分析，治当透风于热外，渗湿于热下，并佐育阴消瘰之法。选用银花、淡竹叶以祛风清热；用茯苓、冬瓜仁、佩兰叶、芦根以渗湿逐秽；用白薇、知母、沙参以育阴退热；

用浙贝母、玄参以祛痰消瘰；加甘草以和中顾正。处方如下：

银花 9g　淡竹叶 9g　茯苓 9g　冬瓜仁 12g　芦根 9g　白薇 9g　佩兰叶 9g　知母 9g　沙参 9g　浙贝母 12g　玄参 9g　甘草 3g

4月8日二诊：患者服上方2剂后，潮热即退，乃停服激素，续服上方五剂，午后及晚上休温一直正常，头已不痛，饮食增加，精神转好，体重亦有增进，痰液大减。颌下淋巴肿大亦渐消退，胸中闷痛消失，睡眠好转。小便尚微黄，多食则腹胀嗳气，口鼻微干，舌质红，根部稍黄腻，脉浮微弦。仍本前方意，撤去风药，加行气生津之品。

天花粉 12g　沙参 12g　茯苓 9g　冬瓜仁 12g　佩兰叶 9g　厚朴 9g　浙贝母 9g　生谷芽 12g　茵陈 12g　刺蒺藜 9g　甘草 3g

患者服上方2剂后，其病即痊愈。

3. 肝肾阴亏　湿热阻滞证（阿狄森病）

江某，男，46岁，干部。1965年9月24日初诊。患者6年前即患午后潮热，面色暗黄，腹部并有癣疮样色素沉着，此起彼伏，眠食俱差，消瘦乏力。经西医检查诊断为阿狄森病、肺结核、神经衰弱等病。曾辗转求医，未见明显效果。现症仍午后低热，头部昏胀，食欲不振，睡眠欠佳，身僵乏力，视物模糊成双影，心悸，面色萎黄暗晦，小便发黄，排尿时自觉尿道有痒感，脉象弦数、两尺无力，舌质深红而干、舌苔黄腻。

据以上症状分析，头部昏胀，睡眠欠佳，身僵不舒，视物模糊，脉象偏弦，尺脉无力，舌质深红而干，应属肝肾阴亏之象；肾水不能上济心火，故有心悸心慌之症；其面色萎黄，食欲不振，全身乏力，小便发黄，尿道发痒，午后低热，舌苔黄腻等，为兼有湿热滞气之候。阴易耗而难养，此类本虚标实之证，若徒事滋阴，不但有远水不救近火之感，且有使湿热有胶结难解之弊。宜先用清热除湿行气兼顾阴分之法。故用茅苍术、藿香、青蒿、淡竹叶、连翘、黄芩等清热除湿；佐天花粉、芦根于清热除湿中寓有育阴之义；再加郁金、枳壳、厚朴以行气。处方如下：

茅苍术 9g　藿香 9g　青蒿 9g　淡竹叶 9g　连翘 15g　黄芩 9g　鲜芦根 30g　郁金 9g　枳壳 9g　厚朴 9g　天花粉 12g　6 剂

10 月 4 日二诊：患者服上方已见小效，午后低热有所减轻，视力模糊无进展，仍体疲乏力，脉象弦细而数，舌苔厚腻。仍本前方意，多从肝脾二经考虑。

青蒿 9g　连翘 12g　枯黄芩 9g　枳壳 9g　谷芽 9g　豆卷 15g　刺蒺藜 9g　丹皮 9g　青葙子 9g　决明子 15g　钗石斛 9g　6 剂

10 月 11 日三诊：患者午后低热情况有时已渐趋正常，但尚不巩固，视力稍有改善，余症亦有缓解，舌苔已不太厚。仍本前法，加重解退虚热之品。

青蒿 9g　银柴胡 6g　胡黄连 4.5g　枯黄芩 9g　连翘 9g　刺蒺藜 12g　青葙子 9g　决明子 9g　天花粉 9g　甘草 3g　6 剂

10 月 16 日四诊：午后低热已基本控制。现觉口中干燥，饮食精神均有好转；视力稍有改善，但尚昏花；脉象细数。此标证渐缓，可改用育阴涵肝清热之法，并注意育阴少用滋腻，清热少用苦燥。

生地黄 12g　牡蛎 15g　连翘 9g　知母 9g　胡黄连 4.5g　银柴胡 6g　青蒿 9g　玄参 9g　决明子 12g　女贞子 15g　酥鳖甲 9g　旱莲草 15g　7 剂

10 月 23 日五诊：患者午后低热情况已消除，余症亦缓解，食欲大增，精神好转。但口中仍觉乏津，视力尚未完全恢复，且自觉阴中潮湿，脉象弦细而数，舌质红；苔黄而干。仍属肝肾阴虚，湿热未尽之候。再予养育肝肾，兼除湿热之法。

生地黄 12g　白芍 12g　玉竹 12g　石斛 12g　枸杞子 9g　丹皮 9g　泽泻 9g　茯苓 12g　山药 15g　焦黄柏 9g　石决明 15g

再拟以下丸方，以巩固疗效。

苏条参 30g　茯苓 3g　生地黄 60g　制首乌 60g　酥鳖甲 30g　玄参 60g　山药 6g　女贞子 30g　厚朴 30g　胡黄连 15g　地骨皮 30g　杭白芍 60g　银柴胡 30g　麦冬 30g　青蒿 30g　知母 30g　旱莲草 60g　甘草 15g

上方诸药，共研为细末，炼蜜为丸，每丸重 9g。每日早、中、晚用温开水送下一丸。

该患者后调甘肃工作，1977 年春节因出差来成都，顺便到我家探望。他说："前方尽剂后，前症已完全消失，十多年来未发低热。"

六、胃脘痛

寒湿互结证

李某，男，16岁，学生。1963年3月，患者随校下乡劳动，月余觉胃脘痞胀，时而疼痛拒按，每于食后加重，甚则坐卧不宁，延续半月。劳动结束后，乃步行返校，中途脘痛频作，渐次转剧，捧腹蜷缩于道旁数十次，途中曾解大便一次，有蛔虫一条，便后稍觉痛缓，乃急急回城，至某地段医院诊治。医者询问病情，认为时痛时缓，疼痛拒按，得食加重，便虫后减轻均为虫痛之表现，即用川楝、贯众、大黄之类驱虫。连服数剂，并未见虫体排出，仍疼痛如故，乃更医。又诊为胃肠结实，用大承气汤全方一日1剂，虽连服四日，亦毫无起色。乃急来我处求治。察其舌苔黄白相兼，白多黄少，厚而津润；再详询病因，始知在农村劳动时，多食生冷蔬菜、瓜果。

按：此证病因与舌苔，应为辨证之主要根据。过食生冷蔬菜、瓜果，损伤脾阳，致成中寒；再因脾失健运，饮食不化精微而变成积滞。其苔白多黄少，厚而有津，亦属寒实互结之象。寒实阻于胃肠，不通则痛，故发为疼痛拒按；得食壅气则痛更甚，排便畅气则痛稍缓，寒结则蛔不安故便蛔。大承气汤苦寒攻下，虽能泻实而不能除寒。故处方以温脾汤加减。

干姜6g　大黄6g　广木香6g　草果仁6g　附片6g　甘草3g

患者服上方2剂后，解溏便少许，胀痛即止。

（本案根据胞兄克光供稿整理）

七、中寒（柯兴征）

寒凝中焦证

解某，女，成年，干部。1964年11月17日初诊。患者于当年盛夏时加夜班工作，因天气酷热，三个人吃了一洗脸盆冰糕，翌日即感胸中痞闷不舒，口渴不思饮水，时冷时热。患者30余岁，素未生育，体态肥胖，求医以表实论治，予大剂辛散发表药，遂致大汗出，以后即大汗不止，低热持续不退，并常发咽喉疼痛，舌苔发黑。前医又以热证论治，给大量清热药物，不但前症未解，经闭、头晕、失眠、气短、怕冷等症状相继出现。又经过连续注射雄性激素，症状亦未见改善，更出现环口生须、腿上长毛等男性特征。身体也更加发胖。1964年11月底，到某医院检查，诊断为肾上腺皮质功能亢进，即柯兴氏征，并说她最多只能活5年。患者情绪紧张，经介绍来我处就诊。

就诊时，见患者身体肥胖，虚汗不止，面白气短，环口生须，腿上长毛如男子；自述头晕，失眠，咽痛，怕冷，胸中抑郁、时欲悲啼，胃中觉冷；诊得脉象滞涩，舌黑而润。

根据上述病史及症状分析，其人素体肥胖，中阳不足，兼之盛暑，伏阴在内，而竟恣意食冰，致寒气凝塞中土，中阳不运，故见胸中痞闷；阳不化水，则口渴不思饮水；中焦为营卫生化之源，营卫失调，故寒热杂作。当此之际，应以温中散寒为治，而反予大剂辛散发表药物，以致更伤营卫，卫气不固，故大汗不止；营阴内耗，故出现低热不退，咽喉疼痛等虚热症状；舌黑而润为水极似火之象。前医竟误作热证治疗，给大量清热药物，以致阴寒之气更加积于胸腹。《素问·调经论》

说："厥气上逆，寒气积于胸中而不泻，不泻则温气去，寒独留，留则血凝泣，凝则脉不通，其脉盛大以涩故中寒。"中焦虚寒，故胃中益冷；浊阴之气上逆，故见头晕、失眠等症；清阳不能实于四肢，故四体清冷，少气乏力；血为寒凝，故见经闭、脉涩。其胸闷抑郁，时欲悲啼，有似脏燥者，正如魏念庭对甘麦大枣汤治脏燥证所说："世竟言滋阴养血，抑知阴盛而津愈枯，阳衰而阴愈燥。"故知此方用甘药以缓急，颇适于阳衰阴燥。而本例阴寒太盛，如骤用大剂辛热，亦恐有拒格之虞，故勉用甘麦大枣合小建中汤，温中缓燥，扶中土以运四旁。其环口生须、腿上长毛等男性特征，系注射男性激素所引起，建议停止注射，以冀其缓缓恢复。处方如下：

浮小麦 30g　桂枝 9g　杭白芍 9g　大枣 6 枚　饴糖 24g　生姜 6g　炙甘草 15g　2 剂

11 月 22 日二诊：患者续服上方 5 剂后，已见小效。右尺脉极微弱，考虑其久病必伤肾气，故增入炒杜仲、益智仁，以扶肾阳；加玉屏风散，以固表止汗；再加当归，补阴血以配阳气。处方如下：

浮小麦 18g　桂枝 9g　黄芪 18g　防风 9g　杭白芍 9g　当归 9g　炒杜仲 12g　白术 9g　益智仁 6g　大枣 4 枚　生姜 6g　炙甘草 6g　4 剂

11 月 26 日三诊：诸症续有好转，汗稍止，低热渐退，胸中颇觉安和。仍食少乏力，痰多少寐。再拟双补脾肾，温中祛痰安神之法。

潞党参 12g　黄芪 15g　当归 15g　茯苓 15g　炙甘草 3g　法半夏 9g　广陈皮 9g　炙远志 6g　炒枣仁 9g　沙苑子 9g

12 月 13 日四诊：上方加减，续服 14 剂，目前睡眠转安，痰量大减，饮食略增，但仍面白少气，怕冷脉微，当予扶脾强肾，温运中焦，补益气血为治，以促其早日恢复。

潞党参15g　桂枝6g　黄芩15g　杭白芍12g　炒杜仲15g　当归15g　川芎15g　茯苓15g　白术9g　杭巴戟9g　补骨脂9g　炙甘草3g　7剂

1965年1月17日五诊：上方加减，续服17剂后，精神转佳，生须长毛情况有所减轻。目前胸胁苦闷及失眠情况又较突出。再本前方意，加入疏肝安神之品。

潞党参12g　桂枝6g　当归12g　白术9g　炙甘草3g　炒柴胡6g　杭白芍12g　川芎9g　炙远志9g　炒杜仲15g　生枣仁9g　黄芪9g　桑寄生15g　5剂

2月24日六诊：上方加减续服18剂后，诸症均已改善。但因表虚，近日为风寒所感，又加头痛、鼻塞、流涕、纳差等症。用疏风运脾法，因表虚不耐发表，故加杭白芍以制之。

炒荆芥6g　防风9g　钩藤9g　厚朴9g　甘草3g　法半夏9g　青皮9g　薄荷6g　茯苓9g　杭白芍9g　2剂

3月4日七诊：服上方2剂后，感冒即解。目前气血渐充，面色好转，身体稍觉有力，黑苔已退，舌质淡红少苔，两尺脉尚有根气；仍有怕冷、咽痛、头晕、微汗等症。再予脾肾阴阳双调之法。

泡参12g　桂枝6g　杭白芍12g　茯苓9g　白术9g　菟丝子15g　沙苑子15g　枸杞子9g　桑寄生9g　大枣3枚　炒杜仲12g　山药15g　炙甘草3g　6剂

3月26日八诊：服上方12剂后，疗效尚佳，诸症缓解。近日因饮食不慎，复感风邪，现头痛，咳嗽，纳呆，腹胀，舌上微白苔。再予疏风肃肺，燥脾行气之法，仍加白芍以制之。

炒荆芥 6g　防风 9g　厚朴 9g　陈皮 6g　法半夏 9g　茯苓 9g　杏仁 9g　苍术 9g　制香附 9g　酒白芍 9g　甘草 3g　2 剂

4 月 2 日九诊：服上方 2 剂后，感冒、纳呆等症即退。目前感胸胁痞闷不适，头部尚觉昏晕，关节微痛。此肝气尚不条达，再拟疏肝平肝、健脾运脾、通利关节之法。

刺蒺藜 12g　杭白芍 9g　丹皮 9g　桑枝 12g　青皮 9g　陈藕节 12g　天麻 6g　茯苓 9g　炒谷芽 12g　枳壳 9g　甘草 3g　2 剂

4 月 11 日十诊：服上方 2 剂后，已觉胸中开豁，头晕、肢痛等症亦缓解，自觉肢体逐渐康复有力。但有时仍有自汗，头顶及四肢怕冷的情况仍然存在，尤以气候突然变化表现明显；右尺仍弱。患者要求拟丸药以巩固疗效，仍以脾肾双补为治。处方如下：

党参 30g　白术 60g　茯苓 30g　山药 30g　黄芪 30g　桂枝 15g　当归 30g　法半夏 15g　淫羊藿 15g　巴戟天 15g　枣仁 15g　厚朴 15g　杭白芍 30g　补骨脂 15g　益智仁 15g

上方诸药，共研细末，合蜜为丸。每次服 9g，每日 2 ～ 3 次。

患者服上药后，发胖得以控制，体力更有恢复，胡须及腿毛逐渐消失。经医院检查，柯兴氏征已基本向愈。但身体总不如病前强壮，随时易患感冒，且头顶、四肢畏冷症状未得解除。近几年中，还有几次反复，经患者兄长解医生用补气血、温脾肾之法均得缓解。本例患者，随访至 1976 年 6 月，12 年来仍能正常生活，并能从事一般家务劳动，头顶、四肢冷感已解。

八、中风

1. 心阴亏损，阳亢生风，夹痰阻窍证（脑血栓形成）

胡某，男，成年，退休工人。1973 年 1 月 29 日初诊，患者于 1 月 27 日突然左手足失灵，神志模糊不清，语言謇涩，口角流涎。当即送入该厂医院，由该厂医院邀请其有关医院进行联合会诊，确诊为脑血栓形成。

两日后，患者由于心跳太快，病势危急，已下了病危通知，由家属和医院来请会诊。初去时，见患者昏睡在床，神志不清，口中喃喃自语，唇缓不收，口角流涎；叫其伸舌尚能勉强合作，但不能伸出口外，且舌体颤动，舌质红净而滑；面色微红，右手足尚能自由伸缩，左手足则始终不能活动。

据其家属说：患者以往即有心动过速病史。诊其脉象浮细而滑数，尤以左寸为甚。综合脉症分析，应属中医之中风危症。因患者以往有心动过速病史，考虑其素有心阴亏损之疾，未能及时治疗，心阴愈亏则心阳愈亢，由于"心藏神""主语""其华在面"，故心脏之阳热上冲，则使神不能藏，产生幻觉，而出现喃喃自语，面色微红等症状。且阳热上亢最易夹痰动风。舌为心之苗窍，其反映在舌之部位，为舌体不能自由伸缩和颤动等风痰阻窍之象。风痰蒙蔽心窍，则神志迷糊；心为肝之子，心脏之病波及肝脏，亦同时兼见肝阴亏损，阳亢生风之象。由于"肝主筋""其用在左"，肝脏之阴血不足，使筋脉不得濡养，故使左手足不能自由伸缩，口唇筋肌松弛，而出现唇缓不收、口角流涎等症状。同时舌质红净而滑，为阴亏夹痰；脉象浮细而滑数，亦符合阴亏阳亢夹痰生风之症，其左寸反映得最为明显，说明其主要发病部位是在心脏。综合脉症分析，诊断为心阴亏损、阳亢生风、夹痰阻窍。确定的治则是：养阴柔筋通络、潜阳安神息风、豁痰开窍涤热。药用丹参、麦冬、玉竹、女贞子、桑枝、白芍、甘草等，以养育心肝之阴，并兼以柔筋通络；用牡蛎、钩藤、茯神、柏子仁等，以潜阳安神息风；用远志、竹茹、石菖蒲以豁痰开窍；用知母以涤浮热。处方如下：

丹参12g　玉竹12g　麦冬9g　女贞子12g　白芍15g　牡蛎12g　钩藤12g　茯神9g　柏子仁9g　远志6g　竹茹12g　石菖蒲6g　知母9g　甘草3g　4剂

2月12日二诊：患者服上方后，其神志逐渐清楚，左侧手足渐能活动，已能坐起来解小便，面部潮红已退。但精神困乏，口干不思饮食，自觉心中累跳慌乱，舌质淡净，脉象已不似初诊时之滑数，而出现浮细而弱之象。此风阳夹痰之势已得缓解，心窍已稍开豁，阳热之势虽缓而正气又感不支。其精神困乏、口干不思饮食、心中慌乱累跳、舌质淡净、脉象浮细而弱均为气阴两虚之象。故于前方中去潜阳清热豁痰药物，加意调补气阴，扶脾益胃。

大红参6g　白芍9g　石菖蒲6g　桑枝30g　丹参12g　麦冬9g　柏子仁12g　天花粉12g　茯苓9g　玉竹12g　莲子15g　甘草3g

2月19日三诊：服上方3剂后，精神显著好转，幻觉消失，神志十分清楚，已能坐起来自述病情，左侧手足已活动自如，心中已不觉累跳、慌乱。但口中仍觉干燥，饮食仍感无味。舌质淡红而干，脉象稍转有力、根气尚好。此为邪去正衰、气阴亏耗之象，与其病前身体素质亦有关系，应缓缓调理才能逐渐恢复。立方以调补气阴、扶脾益胃为主。

大红参6g　麦冬9g　山药12g　茯苓9g　莲子15g　芡实15g　白

术 9g　白芍 9g　谷芽 12g　扁豆 12g　神曲 9g　百合 15g　甘草 3g

患者服上方三剂后，饮食已得改善，口干亦缓解，精神情况更加好转。后以此方加减，续服三十余剂，即完全康复，行动自如，无后遗症。他曾于 5 月返老家探亲，并无不适感觉。随访至 1975 年 9 月，均较正常。

2. 湿痰阻滞　兼夹肝虚证（脑血管意外）

严某，男，76 岁，农民。1975 年 10 月 2 日初诊。患者突发手足麻木强硬，足不能行，手不能握，口眼向左歪斜，舌强语謇，呃逆连声，神志昏糊。经当地医院检查，其收缩压在 200mmHg 以上，诊断为脑血管意外。建议送大医院抢救，因其家属考虑到家里经济情况，不拟住院治疗，遂经人介绍，来我处求诊。其子诉其症状，除如上述外，还询知平素痰多，近来更吐出大量白色泡沫痰，大便中亦混杂如痰样的白色黏液。发病前饮食明显减少，白天亦嗜睡，前因动怒而卒发。诊得两手脉均浮弦而滑；叫其张口，尚能勉强张开，但舌头不易伸出，舌体上滑液甚多；大便中亦杂痰液。脉舌均滑，显系湿痰为患。脾为生痰之源，其发病前由于脾运更衰，水湿停滞，故饮食减少，痰液增多；湿痰蒙蔽清阳，故白昼嗜睡；加之动怒引肝气上逆，遂致痰随气升，堵塞清窍，故神志昏糊；痰阻筋隧，筋脉失养，故见手足麻木强硬，口眼向左歪斜；痰阻舌根，故见舌强语謇；痰积中焦，以致阳气不得发越，故呃逆连声。《金匮翼》论中风之证说："即痰火食气从内发者，亦必有肝风之始基，设无肝风，亦只为他风已耳，宁有卒倒、偏枯、歪僻等症哉？经云：'风气通于肝。'又云：'诸风掉眩，皆属于肝'。"从本例中风患者来看，其病因虽为脾湿生痰而发，但与肝脏确有密切关系，从其脉象浮弦观察，应属肝阴亏损、肝气郁滞之象；从其发病诱因观察，是为怒引肝气上逆而发；从其发病表现观察，多属筋脉挛急之症。肝主筋脉，如平素肝阴充足，肝气条达，纵有湿痰为患，亦不致如此猖獗，故本例应为湿痰而兼夹肝虚之证。现症痰浊如此胶固，应以温中健脾化痰开窍为主，佐以养肝平肝通络之法。选用温胆汤加味。

法半夏9g　茯苓9g　化橘红9g　枳壳9g　竹茹9g　远志肉6g　石菖蒲6g　麦冬9g　牡蛎12g　桑枝30g　牛膝9g　甘草3g

10月6日二诊：服上方3剂后，其神志已渐清楚，白天已无昏睡现象，手足麻木强硬及口眼歪斜情况明显减轻，痰量大减，说话较前清楚，但舌尚不能伸出口外，呃逆稀疏，胸闷噫气，饭量增加。仍本前法，加重舒肝柔筋。

刺蒺藜12g　丹皮9g　白芍12g　桑枝30g　竹茹12g　法半夏9g　远志肉6g　陈皮9g　茯苓9g　枳壳9g　石菖蒲3g　石斛9g　甘草3g

患者服上方4剂后，即基本恢复正常。随访至1977年7月，未见复发。他已78岁，仍能参加一般劳动。

3. 素禀阴虚湿热，阳亢生风夹痰证（脑血栓形成）

赵某，男，老年，退休职工。1976年3月13日初诊。患者于1976年2月底突发眩晕、呕吐，随即转入昏迷。经当地医院检查，诊断为脑血管意外——脑血栓形成。经抢救后，其眩晕、呕吐、昏迷症状均有改善，但仍神志不清，仅偶尔能认识亲人，痰涎较多，舌体謇硬，语言难出，有时亦能说话，但含糊不清，瞳孔散大，左侧瘫痪，每天仅能进一二两饮食。前几日大便先硬后溏，最近几天未解大便，小便黄少，舌黑有黄厚腻苔，脉象浮滑微数。患者家住天津，其子曾随我学医，因此急将症状写信告我，求处方以救危急。

据述症状，舌质发黑，颇似阴血虚极之象；肝其用在左，肝脏之阴血不足，则血不荣筋而成偏瘫。从现症推测，其人应为素禀肝阴不足之体，其发病之初为阴亏肝旺动风之象，气血并走于上，故见眩晕、呕吐。再从其苔黄厚腻、小便黄少、前几日大便先硬后溏等分析，又知其素蕴湿热。湿热久羁则炼成痰浊，肝风夹痰，上蒙清窍则见神识昏迷；痰阻舌根则舌强语謇；气逆于上，湿阻中焦故饮食甚少；食少复加气不下降，故近几日不能大便；其脉象浮滑微数，亦符阴虚风痰交阻之象。综观诸症，应属素禀阴虚湿热、阳亢生风夹痰之候。此病病机复杂，颇难下手，养阴则碍湿，除湿则伤阴，且阴易耗而难养，大有远水难救近火之感。目前气血并逆于上，先救垂危为当务之急。勉用养肝潜阳，豁痰开窍，兼以除湿通络之法，并宜慎重选药，伺病机转化，再议治法。处方如下：

法半夏 9g　茯苓 9g　竹茹 12g　牡蛎（先煎）12g　白芍 12g　枳实 9g　钩藤 12g　桑枝 30g　牛膝 9g　石菖蒲 9g　瓜蒌 20g　琥珀 6g（冲）　冬瓜仁 12g　天花粉 12g　郁金 9g　甘草 3g

3月24日二诊：其子来信说，父于3月17日、18日服药两剂，病情已大有起色。目前神志、语言较前清楚，痰量大减，左手足原不能动，现左手已可摸到前额，双下肢能屈不能伸，尤其左腿稍伸则剧痛，已解出黑色溏粪，小便转为淡黄，舌黑稍减、黄厚腻苔逐渐剥落，舌尚不能伸出口外，饮食仍少，脉象转为濡数。西医给服扩张血管药物，并注射青链霉素，以控制肺部感染。

前方已见效果，病情已有转机，看来湿热渐撤，积痰已稍开豁；阴液渐复，气亦有下行之势，故舌苔厚腻、小便黄少、舌强语謇、半身瘫痪、神识昏迷、大便不解等症均有缓解。但从脉象濡数、食少、大便黑溏等分析，应属湿热尚未退尽，且舌尚不能伸出口外，亦属积痰未清之象。其双下肢屈伸不利，左手足活动不灵，动则痛剧者，以肝主筋，肝阴尚亏，阴液不能柔润筋脉之故。治法除继续扫清湿热、荡涤顽痰外，重点以滋养肝阴为主。因湿热尚存，育阴又不得过于滋腻，并注意饮食宜清淡，忌食肥腻物。处方如下：

桑枝 30g　白芍 12g　天花粉 15g　芦根 9g　瓜蒌 20g　牡蛎（先煎）15g　石菖蒲 9g　牛膝 9g　山药 15g　茯苓 12g　竹茹 12g　女贞子 12g　甘草 3g　川贝母粉（冲）9g

患者服上方数剂后，其子来信说：父亲的病情更有明显好转，神志更加清醒，已能认字，并能握笔写字；左上下肢已可活动，只是微有抖颤；舌头已可伸出口外，吐痰甚少，食量增加，二便正常，黄腻黑苔已消失，脉象平和略数。嘱其仍参照上方服用。经 1977 年 12 月询问，只遗左侧手足不太灵活，除年老体弱活动甚少外，原病未曾复发。

4. 肾阴亏损　肝风夹痰证（脑溢血）

王某，男，60 岁，干部。1969 年 1 月初诊。患者素有腰膝酸痛、头晕、失眠、耳鸣、咽干等症。最近因思想紧张，随时处于恐怖之中，遂至卒然昏倒，当即送该厂医院进行抢救，诊断为脑溢血。因病情危重，特来邀我前去会诊。见患者昏睡病床，面部发红，喉间痰声辘辘，牙关紧闭。由家属叙述了以往病史。诊得脉象浮弦而大，左尺脉重按似有似无；撬开牙关，用电筒观察舌象，见舌质红赤，上有滑液。此由患者素禀肾阴亏损，腰为肾之府，肾主骨，故平时即有腰膝酸痛；肾主髓，脑为髓海，肾开窍于耳，肾精不充，复加肝阳上亢，故见失眠、脑转、耳鸣等症；肾脉络于舌本，肾中阴液不足，则咽喉干燥。肾阴本已亏耗，再加恐怖伤肾，使肾精更加受损。肝肾同源，肾精愈亏，则肝阳愈亢，肝阳愈亢则阳热上冲，热盛炼痰，阳亢生风，风痰交阻，故见卒然昏倒、面部发红、喉间痰涌、牙关紧闭等症。其脉浮弦而大，左尺脉重按似有似无，舌红苔滑，亦符合肾阴不充、肝风夹痰之症。《内经》说："治病必求其本。"此病肾阴亏损为本，肝风夹痰是标，治当以滋养阴肾为主，潜阳息风、豁痰开窍为辅。故以六味地黄丸以养肾阴，加牡蛎、龙骨、白芍，以养肝潜阳息风；再加石菖蒲、远志、竹茹，以豁痰开窍。意使阴足阳潜，风静痰消，则诸症可冀缓解。因病情危重，嘱以急煎，频频灌服。

生地黄 12g　丹皮 12g　泽泻 12g　茯苓 12g　山药 15g　枣皮12g　牡蛎（先煎）12g　龙骨（先煎）12g　石菖蒲 9g　远志肉 6g　竹茹 12g　白芍 12g

二诊：患者服上方 3 剂后，神志已稍清醒，吐痰黏稠，面红退减，已能开口讲话，但仍舌謇语塞。右侧手足能稍伸展，左侧尚不能动；脉仍浮弦，但左尺脉已较明显，舌象同前。仍本前方，加桑枝 30g、牛膝9g。3 剂。

三诊：患者神志更转清醒，痰量减少，说话已能听清，身体已转活动，只左足尚不能动，饮食增加，睡眠尚可，脉象稍转柔和，舌质红净，滑液不多。再本前方，减去石菖蒲、远志肉，加玉竹 12g、玄参12g，以增强养阴柔筋之力。4 剂。

此次出诊，适逢天降大雪，归途中感冒风寒，使我卧床不起。三天后，他的家属又来请诊，我已不能再去。询其病情，知又有好转，嘱以守服原方。一月后，患者康复出院，特来我家致谢。据他说：上方续服十余剂后，身体已基本恢复正常。目前只遗左足颠跛，要求再处方以巩固疗效。仍以六味地黄丸加龙骨、牡蛎、白芍、桑枝、牛膝、甘草与之。

本例随访至1974年。5年来甚少患病，只左足有些颠跛。1974年后，他因调省外工作，则无从问津矣。

九、头晕头痛

阴虚肝郁　阳亢动风证

资某，男，40岁，干部。1971年1月19日初诊。患者头晕头热，左偏头痛，左面发麻，晚上耳鸣，目睛胀痛，睡眠甚差，心慌心悸，全身瞤痛，胸部疼痛，时欲呕吐，性急易怒，动怒则两手颤抖，腿软足冷，脉象浮而无力，舌质干红无苔。

《内经》说："诸风掉眩，皆属于肝。"本例由于肝阴不足，阳热循足厥阴肝经上冲颠顶，故见头晕头热；"肝其用在左"，肝脏之阴血不足，故发为左偏头痛及左面发麻；肝开窍于耳、藏魂、主筋，肝脏阴虚阳亢，故见目睛胀痛，睡眠甚差；阴虚筋脉失养，则全身瞤痛；肝胆相连，胆经循耳前后，夜属阴，阴虚则阳亢，肝经阳热循胆经上逆于耳，故晚上耳鸣；肝藏血，心主血，肝虚血无所藏，则心无所主，故见心慌心悸；其脉象浮而有力，舌质干红无苔，亦符阴虚阳亢之证；肝阴虚则肝气易滞，肝脉上贯膈，肝经气滞，则胸部疼痛；郁火冲胃，则时欲呕吐，故《灵枢·经脉》主肝所生病者，有胸满、呕逆诸症；"肝在志为怒"，肝失条达，则性急易怒；本已阴虚于下，再加恼怒血菀于上，以致上盛下虚而发为腿软足冷；本已阳亢于上，再加怒引肝火上逆，以致肝风内动而发为两手抖颤。综合诸症，本例应为阴虚肝郁、阳亢动风之候。治当育阴潜阳，疏肝降逆。故用女贞子、旱莲草、白草芍、玉竹以养育肝阴，用龙骨、牡蛎潜阳息风，用金铃炭、延胡索、柴胡、青皮、郁金以疏肝解郁，加法半夏以降逆止呕。处方如下：

女贞子12g　旱莲草12g　白芍12g　玉竹12g　龙骨（先煎）

12g 牡蛎（先煎）12g 金铃炭 9g 延胡索 9g 柴胡 6g 青皮 9g 郁金 9g 法半夏 9g

3月30日二诊：患者服上方 4 剂后，效果明显，乃续服十余剂，自觉诸症大大缓解，即停止服药。两个月来，一般情况尚好。最近突然原病复发，除头不热、眼不胀外，余症仍在，更加口干、咳嗽之症；脉象浮弦，舌质干红。"春病在肝"，肝病易于春日复发，总由肝阴不充之故。应重在养阴潜阳，稍加止咳清润药物。

钩藤 12g 白芍 12g 玉竹 12g 制首乌 12g 法半夏 9g 牡蛎（先煎）12g 龙骨（先煎）12g 生地黄 12g 竹茹 12g 瓜壳 12g 甘草 3g 山药 12g

5月19日三诊：患者服上方 4 剂后，诸症减退，乃续服二十余剂，自觉无病乃停药观察，一月多来尚属正常。但又于最近微觉左偏头痛，头微晕，腹内微觉胀气，为防其复发，又来诊治。仍拟育阴潜阳、疏肝降逆之剂，以巩固之。

女贞子 12g 旱莲草 12g 白芍 12g 玉竹 12g 山药 15g 牡蛎（先煎）12g 刺蒺藜 12g 丹皮 9g 青皮 9g 厚朴 9g 法半夏 9g 钩藤（后下）12g

患者服上方 6 剂后，诸症已经解除。追踪随访两年，未见反复。

十、中风半身不遂

气虚夹瘀证（脑血管瘤破裂并蛛网膜下腔出血后遗症）

　　许某，女，32岁，医生。1976年5月14日初诊。患者于1968年12月30日突然语言謇涩，左手颤抖，口角流涎，口眼向右歪斜，头部剧痛如针刺，继则呕吐黄水，小便失禁，左手固握，呈半昏迷状态，左侧上下肢偏瘫，立即送某医院抢救，诊断为脑血管瘤破裂并蛛网膜下腔出血。因颅内压过高，曾作腰椎脊髓穿刺，抽出粉红色液体，并用降压、镇静、脱水、止血等药物，病情得以控制，后遗左侧上下肢不灵活，左半身感觉迟钝，肌肉酸痛，温度明显低于右侧，走路时左足甩动，口眼向左歪斜，口角流涎，说话不清楚，头部定处刺痛，经治疗无效，乃于1969年2月出院，改用针灸治疗达三年之久。左足甩动情况有所改善，但左足仍内翻，走路颠跛，余症则仍在。诊得脉象弱濡，舌质暗淡。此证在王清任《医林改错》中论之甚详，其论半身不遂、口眼歪斜、口角流涎、小便失禁、语言謇涩等，皆责在元气虚衰，结合本例脉弱舌淡，气虚固属无疑，但本例患者头部定处刺痛，脉濡舌暗，再结合脑部有出血历史考虑，其中夹瘀可知。王氏立补阳还五汤，用治半身不遂、口眼歪斜、语言謇涩、口角流涎、大便失禁、小便频数、遗尿不禁等症，是针对气虚夹瘀而设，于本例颇为对症。然王氏虽从事人体解剖，毕竟由于条件的限制，尚不能完全知其详尽，其立方乃从经验而来。从现代生理解剖探讨，本例先由脑血管瘤破裂并发蛛网膜下腔出血，主要由于出血部位脑组织的破坏和周围脑组织受血肿压迫推移，后期则为瘀血停滞于脑组织而引起运动、感觉、语言等中枢障碍而发。故本例重点在于逐瘀，兼以补气。故将补阳还五汤中之黄芪分量大为削减，而加重逐瘀药物分量。处方如下：

黄芪 12g　赤芍 9g　川芎 6g　当归尾 9g　地龙 9g　红花 6g　桃仁 6g

5月18日二诊：试服上方2剂后，自觉手足稍转灵活，舌质仍淡，脉象细涩。再本原方，加入桑枝30g、牛膝9g。

6月10日三诊：续服上方12剂后，手足更加灵活，已能从事针线活路，口角不流涎，说话较前清楚，左脸感觉亦转灵敏，头部和左侧肌肉均不疼痛，患侧温度仍明显低于健侧，自觉疲乏，舌淡净，脉细涩。此瘀积稍减，正气不足之象又显得突出。乃于前方意中，加重补气药物。

太子参 12g　黄芪 18g　白术 9g　茯苓 9g　香附 9g　当归尾 9g　赤芍 9g　川芎 6g　桃仁 6g　红花 6g　鸡血藤 12g　甘草 3g

6月24日四诊：患者服上方14剂。服至六剂时，自觉手足关节均疼痛，患侧手指尖胀；续服则胀痛消失，手足亦灵活，左足内翻现象亦较前改善，两手温差明显缩小，平时口眼无歪斜现象，只在张口笑时右嘴角微朝上歪，左脸感觉尚未完全恢复，精神较佳，舌质淡红，脉稍转有力。用补正、逐瘀、通利三法并进。

当归尾 9g　赤芍 9g　川芎 6g　桃仁 6g　红花 6g　地龙 6g　黄芪 15g　太子参 12g　桑枝 30g　姜黄 9g　威灵仙 9g　牛膝 9g

10月5日五诊：服上方12剂后，各方面又有明显好转，手足关节更加灵活，左足内翻情况更加改善，已能使用缝纫机，口眼亦完全恢复正常。患侧温度与感觉仍不如健侧。因自觉情况良好，即停药2月，停药期间未见反复。最近因感冒，鼻塞流涕来诊：右脉较有力，左脉仍沉涩。只宜前方意中加温通药物。

苏条参9g　黄芪12g　当归尾9g　地龙6g　桑枝30g　红花6g　桃仁6g　姜黄9g　桂枝6g　威灵仙9g　牛膝9g　赤芍9g　川芎6g

11月2日六诊：服上方2剂后，感冒即解，又本上方加减共服十四剂，走路已无偏跛现象，说话清晰；患侧感觉渐恢复，只温度不一，天气转冷尤甚；舌尖尚微颤，左足尖尚不灵活；脉虽稍转有力，但仍嫌不足；舌质淡红。再按原法加服大活络丸。

苏条参12g　白术9g　茯苓9g　当归9g　赤芍9g　川芎6g　桂枝6g　丹参12g　桑枝30g　牛膝9g　姜黄9g　甘草3g　桃仁6g

加服大活络丸，每日早、晚各一粒。

1977年8月28日随访，据她说，服上方10剂和大活络丸10粒，诸症即基本消失，以后因受孕停药，做人工流产术后，情况亦始终稳定，一直坚持全天工作，半年多来，未见反复。目前只觉左侧手足温度微低，足趾尖微麻木，余无异常。《医林改错》在补阳还五汤后，有脚孤拐骨向外倒是不能治愈之症的说法，观此例则不尽然。只要准确掌握辨证施治，结合现代生理解剖，用药亦间有治愈者。

十一、喎僻（面神经瘫痪）

肝胆胃经郁热生风证

汪某，女，24岁，小学教师。初诊：患者口眼歪斜已一月余，经西医检查诊断为面神经瘫痪。现症口眼向右歪斜，口不能张，右眼闭合困难，右侧面部不能活动，左侧面部感觉迟钝，左边嘴皮发肿；头部昏痛，性急易怒，口鼻干燥，大便秘结，口苦尿黄，脉象弦数，舌红苔黄。

按其症状，性急易怒，口苦尿黄，脉象弦数，为肝胆郁热之征，郁热循肝胆之脉上达头部而发昏痛。胃经积热故大便秘结，足阳明胃经之脉，起于鼻之交頞，夹口环唇，胃热上冲，故口鼻干燥，嘴唇发肿。其舌红苔黄亦符火热之象。热盛生风，循肝胆经与胃脉上逆，而发为口眼喎斜之症。沈目南说："喎僻者邪犯阳明，少阳经络，口眼歪斜是也。"颇符本例证型。肝其用在左，肝经受邪，故左侧唇肿，左脸麻木。《金匮要略》有"邪气反缓，正气即急，正气引邪，喎僻不遂"之说，即受邪部位经脉弛缓，受健侧之牵引，其经脉紧急，口眼歪斜部位反在健侧，故本例左侧受邪，反致口眼向右歪斜，右眼闭合困难，右侧面部不能活动。根据以上分析，故本例应以疏肝胆与胃中郁热，兼以祛风缓急为治。疏肝胆与胃中郁热，用刺蒺藜、丹皮、薄荷、菊花、枯黄芩、酒炒大黄；疏风，用钩藤、蝉蜕、僵蚕、全蝎、防风；缓急，用葛根、白芍、甘草。处方如下：

刺蒺藜 12g　丹皮 9g　薄荷 6g　菊花 9g　枯黄芩 9g　酒炒大黄 6g　钩藤 12g　蝉蜕 6g　僵蚕 9g　全蝎 3g　防风 9g　葛根 9g　白芍

12g 甘草 7g

二诊：服上方 4 剂后，口眼已不歪斜，口肿微消，已稍能张开，但右眼尚不能闭合，右脸肌肉仍不能活动；头痛减轻，但仍昏晕，口干尿黄，大便干燥，脉数稍减，舌稍转淡，中有黄腻苔。此热邪稍退，风势渐缓，其舌中黄腻为热中尚夹湿邪之象。仍本前方意，酌加清利湿热之品。

刺蒺藜 12g 丹皮 9g 白芍 12g 葛根 9g 酒炒大黄 6g 僵蚕 9g 全蝎 3g 天花粉 12g 冬瓜仁 12g 防风 9g 菊花 9g 芦根 9g 甘草 3g 8 剂

三诊：右眼已能闭上，右脸肌肉已能活动，右侧嘴唇尚不能活动自如，唇肿已消，左脸已有知觉；心情已稍开豁，大便正常，有阵发性头晕，口鼻仍觉干燥，脉象微弦不数，舌红中心微黄，腻苔已退。再予疏解郁热，柔筋祛风。

钩藤 12g 菊花 9g 刺蒺藜 12g 丹皮 9g 白芍 12g 葛根 9g 僵蚕 9g 全蝎 3g 薄荷 6g 知母 9g 甘草 3g 8 剂

四诊：口眼已全部正常，只觉左侧面部肌肉不及右侧活动，尚感鼻中干燥，余症已基本消失。脉象正常，舌红无苔。此为热病耗阴之故。再予疏肝祛风，益胃柔筋，以助其恢复。

刺蒺藜 12g 丹皮 9g 僵蚕 9g 葛根 9g 白芍 12g 天花粉 12g 玉竹 9g 麦冬 9g 石斛 9g 山药 12g 甘草 3g 沙参 12g

患者服上方 4 剂后，诸症消失，自觉一身轻快，欣然返回工作岗位。随访数月，均一直正常。

十二、中痰

痰湿内蕴阻络证

郝某，女，76岁，工人家属。1976年12月22日初诊。患者平素喘咳痰多，两手微痛，曾经某医院确诊为肺气肿。十日前因多吃冷烧饼，遂发胃痛，不思饮食，迁延数日，咳喘大作，痰多而稠，大便亦几日不解，小便黄少而热，全身肌肉均肿硬疼痛，触之则惊叫，手不能动，两足亦不能任地。由某医院连续注射青霉素一周，未见效果。经街邻介绍，背负前来求诊。患者呻吟不已，语言不清，诊得两手尺肤板硬，重按脉象弦滑而数，舌苔黄腻而多滑液。综观诸症，应属中痰，若不及时救治，恐痰阻心窍而发昏厥。此缘其人痰湿素盛，流注于手太阴肺经，故平时即有两手微痛之症；前因多吃生硬难化食物，使脾运呆滞，故发为不思饮食，胃脘疼痛；脾不行水则肿胀作矣；脾不能升清，则胃不能降浊而便秘之症成矣。水饮停积中焦，迁延日久，聚液成痰，老痰未去而新痰又生，痰涎壅盛，故咳喘大作；痰郁化热，故痰质稠黏；小便黄热。脉象弦滑而数，舌苔黄腻而滑，亦均属热痰之症。脾主肌肉四肢，食困中焦，痰阻经隧，故有全身肌肉硬痛，手足难以屈伸，动触之则痛剧等症；痰阻舌根，故语言不清。综合以上分析，本案当以化痰通络、消食涤热为治。故用二陈汤、胆南星、竹茹和胃驱痰，用桑枝、丝瓜络以行气通络，用枳实、大黄以消积涤热。处方如下：

法半夏9g　茯苓9g　陈皮9g　胆南星9g　竹茹12g　桑枝30g　丝瓜络4寸　枳实12g　大黄6g　甘草3g

12月25日二诊：服上方2剂后，泻下大量臭秽黑粪，粪中有如痰样滑液，随即诸症大减，咳喘渐平，手足已能自由行动，肌肉松弛无紧痛感觉；饮食增进，神态自若，已步行前来就诊；小便渐多，色仍深黄；痰涎大减，质地已不黏稠；两手尚觉微痛，胃中尚有隐痛。再本原方意，加入消食之品。

法半夏9g　茯苓9g　陈皮9g　竹茹12g　桑枝30g　丝瓜络4寸　生谷芽15g　枳实9g　酒炒大黄6g　甘草3g　神曲9g

1977年2月3日三诊：患者服上方2剂后，又下臭粪若干，自觉康复如常，只有时出现咳嗽吐痰现象，一月来均较正常。近来因生气觉少腹两侧有条状拱起，咳痰增多，口苦，小便微黄。右手又微觉强痛，但饮食始终如常。此肝气郁热所致。拟疏肝行气、清热化痰法，以防其复发。

柴胡6g　白芍12g　枳实9g　广木香6g　黄连6g　郁金9g　法半夏9g　茯苓9g　青皮9g　金铃子12g　厚朴9g　桑枝30g　甘草3g　四剂

十三、头痛（脑型肺吸虫病）

肝热犯肺，兼夹外风证

李某，男，17岁，学生。1975年1月21日初诊。患者近几日来，头左侧后部阵发性剧痛。左眼红肿羞明，白睛满布红丝，热泪盈眶；右眼较轻微。口中干苦，小便发黄。诊得脉象弦数，舌红少苔。据其所述症状，纯属肝热夹外风所致。用清肝平肝，凉血疏风法。

桑叶9g　菊花9g　蝉蜕（后下）6g　知母9g　钩藤（后下）9g　代赭石（先煎）9g　牛膝9g　生地黄9g　赤芍9g　蚕沙9g　防风9g　甘草3g　二剂

2月1日二诊：服上方二剂后，诸症均有所减轻，但停药后仍复发如故。曾去某医院检查，查得白细胞7900，嗜酸性粒细胞17%，淋巴细胞42%；并询知其喜食生蟹，乃作肺吸虫皮试，试验结果为阳性，诊断为脑型肺吸虫病。经口服苯妥英钠及颅痛定，未见效果。1月29日又去另一医院检查，肺吸虫皮试仍为阳性，并在痰液中查出肺吸虫卵，进一步确诊为脑型肺吸虫病。

目前除眼中白睛红丝稍退外，初诊时头痛等症状仍然存在，同时又出现肝区疼痛、心烦、咳嗽等症。就其症状分析，应属肝气郁热犯肺兼夹外风之证，但据西医检查，又确属肺吸虫为患。初诊时按中医辨证施治，症状只得暂时缓解，说明本病如纯按中医传统治法，只能缓解由肺吸虫引起的某些症状，如不采取中西医结合配合杀虫进行治疗，则难以彻底根治。在这一思想指导下，拟在辨证论治的基础上，加入杀虫药物。故在前法中加入疏肝止咳药，再加榧子、使君子、金铃子、百部以杀虫，其中金铃子兼能疏肝，百部兼能止咳。处方如下：

钩藤 12g　菊花 9g　蝉蜕 6g　薄荷 6g　榧子 10 枚枯黄芩 9g　使君子 9g　桑叶 9g　金铃子 9g　丹皮 9g　百部 9g　刺蒺藜 12g　三剂

2 月 23 日三诊：服上方数剂，头痛、眼肿等症即消失。昨日因吃羊肉，今日晨起又见眼睛红肿，头部又发阵痛，脉象又复弦数，大有复发之势。再按 2 月 1 日方意处理。

菊花 9g　蝉蜕 6g　木贼 9g　青葙子 9g　使君子 9g　枯黄芩 9g　榧子 8 枚　川楝子 9g　桑叶 9g　钩藤 12g　甘草 3g　薄荷 6g　五剂

3 月 6 日四诊：服上方五剂后，头痛、眼肿等症又告消退，只觉口干，饮食欠佳，要求处方以巩固疗效。再予清肝杀虫益胃。处方如下：

钩藤 9g　菊花 9g　使君子 9g　金铃子 9g　桑叶 9g　山药 12g　生谷芽 12g　白芍 9g　木通 6g　沙参 9g　甘草 3g　二剂

患者服上方二剂后，经医院检查，肺吸虫皮试已转为阴性，痰中亦未发现肺吸虫卵。随访至 1976 年 5 月，未见复发。

十四、眩晕

1.痨伤精气，阴阳虚弱，肝郁脾湿证（浸润性肺结核）

黄某，女，26岁，干部。1959年6月13日初诊。患者于1955年即开始患肺结核，曾经咳血，服雷米封和对氨基水杨酸，则引起腹泻。两月前透视，仍有浸润性肺结核。长期以来头部眩晕、昏痛。极易晕倒，身体消瘦，面色㿠白，食少，失眠，精神不佳，易犯感冒，月经虽每月皆至，但经来少腹坠痛，脉象虚弦，舌心微黄。从现症分析，饮食不振，服药易引起腹泻，身体消瘦，面色㿠白，精神不佳等症，应属脾胃阳气不足之象；"血为气之母"，经来失血，使阳气更加不足，下陷而为小腹坠痛；脾虚水湿难化，故舌心微黄；脾虚更加脾湿，则更易形成食少、腹泻等症。脉象虚弦为肝阴亏损、肝气郁滞之象；足厥阴肝经上连颠顶，阴亏阳亢，虚风上扰，故出现失眠、眩晕、头部昏痛。本案兼有气虚，清阳不升，故眩晕、头痛之症长期未能了了；且肝郁逆气冲肺，肺主皮毛，使皮毛失于固护，故易患感冒；其心悸系气阴不足所致。患者体质已极衰弱，病机又较复杂，补阳气又恐虚阳更亢，补阴液又恐助寒腻湿，疏肝则虑耗正，燥湿又虑伤阴。因思此类患者，补气不宜峻猛，育阴不宜寒柔，疏肝不宜克伐，除湿不宜损液，且脾胃为生化气血之源泉，故当以脾胃为重点，慎重选药，待脾运得健，再图议治。药用茯苓、甘草缓补脾阳，山药、扁豆炒过补脾不壅滞，再加鸡内金以消食。其中茯苓、扁豆除脾湿而不损阴。并用玉竹、牡蛎育肝阴以潜亢阳，玉竹炒过，可减其滋腻之性；用刺蒺疏肝而不伤正；白芍敛肝和营以固表。患者虽经西医检查为肺结核，但因肺痨日久，五脏精气日渐消烁，目前所表现症状，多在肝脾两脏，故应从调理肝脾入手，方中以补脾为重点，即喻补土生金，健中土以灌四旁之义。处方如下：

刺蒺藜 12g　杭白芍 12g　牡蛎 9g　炒玉竹 12g　茯苓 9g　炒山药 12g　炒扁豆 15g　鸡内金 6g　甘草 3g　四剂

7月29日二诊：服上方七剂后，目前眩晕大减，食欲增进，一月多来未发生感冒、腹泻现象，精神较好，面色已渐红润，但在劳动后仍感心慌，午后仍觉头昏，失眠情况未见改善，脉仍虚弦，舌净无苔。此肝脾已得初步调整，湿邪已去，因痨伤精气。宜五脏阴阳平调法，以冀余症缓解，身体康复。故用泡参、山药、天冬、甘草以平调脾肺之阴阳；枸杞子、生地黄、牡蛎、菟丝子以平调肝肾之阴阳；茯神、远志、石菖蒲、柏子仁以平调心脏之阴阳，其中柏子仁去油以防腹泻。处方如下：

泡参 9g　山药 15g　天冬 9g　枸杞子 9g　生地黄 9g　菟丝子 9g　牡蛎 15g　茯神 9g　远志 6g　石菖蒲 4.5g　柏子仁（去油）6g　甘草 3g　七剂

11月23日，患者因其他病来诊。她说：服上方七剂后，诸症若失，以后即停止服药。四个月来，精神均较好，大便始终未见溏泻，已可做伏案工作。

2. 阴虚阳亢，化火生风证（梅尼埃综合征）

徐某，女，成年，干部。1970年2月13日初诊。患者时发眩晕，每发则呕吐不止，睡觉不能正卧和左侧卧，只能偏向右侧卧，走路时亦不自觉地往右侧偏倾。每在读书看报时，眩晕立即发作。以往曾患过肺结核，现已钙化。肝脏微大，血红蛋白和红细胞均低于正常值。平时尚有耳鸣眼花、性急易怒、手指随时痉挛、不得屈伸等症。近来眩晕、呕吐频发，两目白睛微红，心烦，尿黄。经西医诊断为梅尼埃综合征。诊得脉象浮大而数，舌红少苔。此应属肝脏阴血不足，阳亢化火生风之象。"肝主筋""开窍于目"，肝脏之阴血不足，血不荣筋则手指拘挛，目不受血则两眼昏花；"肝其用在左"，肝血不足，故左侧躯体失调；阴虚则易阳亢，阳气并走于上，肝气上逆则易怒，胆气上逆则耳鸣，胃气上逆则呕吐。且阳亢最易化火，故现目赤、心烦、尿黄等症。火盛则易动风，《内经》说"诸风掉眩，皆属于肝"，阳热随足厥阴肝经上达颠顶，而成此肝风眩晕之症。读书看报用脑，引动阳气上升，最易诱发。其脉象浮大而数，舌红少苔，亦符阴虚阳亢化火生风之证。治当益血养肝，潜阳息风，清热和胃。本"治风先治血"之义，用当归、制首乌、白芍、生地黄、女贞子、玉竹等重在补益肝血；用钩藤、牡蛎、珍珠母以潜阳息风；用枯黄芩、知母以清热散火；用法半夏、甘草以和胃降逆。处方如下：

当归 9g　制首乌 12g　白芍 12g　生地黄 9g　玉竹 9g　女贞子 12g　钩藤 12g　牡蛎 12g　枯黄芩 9g　珍珠母 9g　知母 9g　法半夏 9g　甘草 3g

3月3日二诊：患者服上方4剂后，觉病情减轻，乃续服四剂，自觉诸症悉退。眩晕一直未发，读书看报、口念文件均无不适感觉，已无呕吐现象，且食欲大增，精神颇好，睡觉走路均如常人，乃停药十余日。最近又觉头微发昏，肝区微痛，时发干咳，脉象浮弱，舌质干红。此风阳虽暂宁息，但阴精尚属不充，肝气尚欠条达。仍本前方意中，加入疏肝理肺药物，以巩固之。

制首乌 15g　女贞子 12g　白芍 12g　生地黄 9g　玉竹 9g　钩藤 12g　牡蛎 12g　枯黄芩 9g　刺蒺藜 12g　金铃炭 12g　川贝母粉（冲）

6g　甘草 3g

　　患者服上方 4 剂后，各症都告解除。以后停药观察，未见反复。

3. 中阳不振　水湿内停证（梅尼埃综合征）

　　王某，男，58 岁，工人。1974 年 7 月 4 日初诊。患者突于最近头晕眼花，不思饮食，口中干燥，但饮水即吐，小便不利。曾经西医检查确诊为梅尼埃综合征。

　　诊得脉象濡软乏力，舌质淡上有白腻苔。见患者形体消瘦，少气懒言，结合舌淡脉软，知其素禀阳气不足。时当盛夏，暑邪更伤元气，以致中阳不振，脾神困顿，使水谷难以运化。水饮停滞中焦，脾胃升降失调，故出现不思饮食、饮水即吐等症。《素问·灵兰秘典论》说："膀胱者，州都之官，津液藏焉，气化则能出矣。"今阳气不振，气化失司，不但使小便不利，且使津液不能上承而发生口干现象。《金匮》说："假令瘦人，脐下有悸，吐涎沫而颠眩者，此水也。"故知其头晕眼花为水饮上逆所致。再从脉濡、舌腻观察，其为水湿内停更无疑矣。《伤寒论》说：渴欲饮水，水入则吐者，名曰水逆，五苓散主之。"故以五苓散通阳化气行水为主，加入藿香芳香醒脾以止吐，再加厚朴以降逆，甘草以和中。处方如下：

　　肉桂 9g　白术 9g　茯苓 9g　猪苓 9g　泽泻 9g　厚朴 9g　藿香9g　甘草 3g

　　7 月 6 日二诊：患者服上方 2 剂后，诸症均减，小便通利。在晨起时，有如戴帽感觉，饮食尚未完全恢复，手足乏力，脉象软弱，舌上白腻。此虽有阳行水化之势，但正气颇嫌不足，清阳不能充分达于颠顶，故晨起有如戴帽感觉；清阳不能实于四肢，故手足乏力。仍应以通阳行水之法，加入补气和胃之品。于前方中加党参、神曲。处方如下：

桂木 9g　白术 9g　茯苓 9g　猪苓 9g　泽泻 9g　厚朴 9g　藿香 9g　党参 9g　神曲 9g　甘草 3g

患者服上方 2 剂后，即完全康复。随访至 1976 年 1 月，均未见复发。

十五、胬肉攀睛（翼状胬肉）

肝经风热，气血瘀阻证

杨某，女，35岁，军人家属。1970年7月31日初诊。患者左眼内眦至黑睛部位有一呈锐角三角形胬肉突起，其色黄而带赤，锐角直贯黑睛。自述几月来发展甚快，已极大地影响视力，内眦部位有赤脉如缕，左眼痛痒多泪；性急易怒，心烦尿黄，口苦口干；脉象弦数，舌红少苔。曾经西医诊断为翼状胬肉。此应属中医胬肉攀睛之症。古谓此症多由阳跷积热，或肺与大肠两经病变。然从本案现症观察，目赤疼痛，眼痒多泪，心烦尿黄，口中干苦，脉象弦数，舌红少苔，均属肝经风热之象；肝其用在左，病在左目，更应从肝经考虑。此病因于平时性急易怒，肝经素有郁火，再加感受风热。肝开窍于目，致使肝经风热壅遏于目，气血瘀阻而生胬肉。治当疏风清热，凉肝退翳，故用桑叶、菊花、蝉蜕、青葙子、谷精草以散肝经风热；木贼升散郁火；赤芍、密蒙花凉血以消赤肿，其中蝉蜕、青葙子、谷精草、密蒙花、木贼均有退翳之功。处方如下：

蝉蜕9g　桑叶12g　青葙子12g　谷精草15g　菊花9g　密蒙花9g　赤芍9g　木贼12g　4剂

并用少量药汁，加少许食盐，候温用棉花蘸洗左眼，以加强清热止痒之功。

8月7日二诊：服上方4剂后，胬肉已退去一半，余症亦缓解。再本上方意加刺蒺藜以舒肝解郁夏枯草以凉肝散结，丹皮、夜明砂以行血退翳，甘草以泻热顾正。处方如下：

蝉蜕 9g　桑叶 12g　赤芍 12g　丹皮 12g　夏枯草 15g　刺蒺藜 12g　青葙子 12g　谷精草 15g　密蒙花 9g　菊花 9g　夜明砂 9g　甘草 3g 洗法同前。

患者服上方 4 剂，即恢复正常。

十六、舌裂

心血瘀阻，血虚生热证

薛某，女，25岁，干部。1975年6月1日初诊。患者患舌裂数年，近年来更有发展，稍沾辛辣之味，则舌痛难忍。几月前曾经西医作冰冻处理，未见效果。现满舌有蜘蛛网样裂纹，舌质甚淡，舌边甚多紫暗瘀斑；心悸怔忡，全身乏力，口中干苦，痰浓而臭，小便色黄，腹部有铜钱大瘀斑数块，脉象细涩。从其舌上、腹部瘀斑及脉象细涩分析，显系瘀血为患。心悸怔忡应为心血瘀阻所致；瘀血不去则新血不生，心血不能上荣于舌，故见舌裂舌淡等症。血虚生热，故口中干苦，痰浓而臭，小便色黄；血为气母，血虚则少气，故全身乏力。治当以养心凉血逐瘀为主，兼以行气定痛之法。选用桃仁、红花峻逐瘀滞，赤芍、生地黄凉血行血，丹参、鸡血藤祛瘀生新，麦冬、玉竹养育心阴；加枳壳行气以活血，党参、甘草补阳以配阴，孩儿茶生肌以定痛。处方如下：

桃仁6g　赤芍9g　红花6g　生地黄9g　丹参12g　鸡血藤12g　麦冬9g　玉竹9g　枳壳9g　党参9g　孩儿茶9g　甘草3g

6月9日二诊：服上方4剂后，瘀斑渐减，精神转佳。舌仍干裂而痛，口苦痰稠。仍本上方意，损去甘温药物，加重养阴清热，并心肺同治。

玄参9g　麦冬9g　桔梗6g　生地黄9g　百合12g　赤芍9g　桃仁6g　红花6g　孩儿茶9g　知母9g　甘草3g　丹参12g

6月23日三诊：续服上方8剂后，舌上裂纹及疼痛俱减，吃辣味食物已无剧痛感觉；痰质变稀，容易咯出；近日饮食增加，脉象较以往有力。腹上瘀斑未减，口仍干苦，小便仍黄。此为心经瘀热尚重，用逐瘀导赤养阴之法。

生地黄 9g　赤芍 9g　黄连 6g　竹叶 9g　丹参 12g　红花 6g　孩儿茶 9g　麦冬 9g　桔梗 6g　玄参 9g　天花粉 12g　甘草梢 3g　桃仁 6g　4 剂

7 月 7 日四诊：舌上裂纹大减，舌质转红，舌中微灰暗，只前端有少许裂纹，平时舌已不痛，只在吃辣椒时有轻微刺痛感觉；腹上瘀斑亦渐减，口已不干，只在晨起时感觉口苦，痰少而微黄，脉象微浮。仍本育阴清心逐瘀之法。

女贞子 12g　旱莲草 12g　生地黄 9g　丹皮 9g　赤芍 9g　孩儿茶 9g　黄连 6g　莲心 6g　红花 6g　桃仁 6g　丹参 12g　芦根 9g　地龙 6g　4 剂

7 月 13 日五诊：舌心由灰暗转成浅黄，边缘瘀斑褪尽，舌质红润，前端裂纹更浅，舌已不痛；腹上仅有少许灰色斑影；小便黄减，痰液甚少。晨起口中尚觉微苦，睡眠多梦，脉象微浮。仍本前法以巩固之。

麦冬 9g　莲心 12g　生地黄 9g　丹皮 9g　丹参 12g　孩儿茶 6g　黄连 3g　桃仁 6g　红花 3g　竹叶 9g　沙参 12g　牡蛎 12g　玉竹 12g　甘草 3g

患者服上方 4 剂后，诸症若失，以后即停药观察。随访至 1976 年 5 月，均健康如常人。

十七、鼻渊（鼻炎）

肺胃湿热，风邪郁遏，阴液亏损证

胡某，男，58岁，工人。1972年6月1日初诊。患者九年前因患风热感冒失治，流连月余不解，遂至鼻塞，浊涕不止，经西医诊断为鼻炎。虽经两次手术，仍然未愈。几月前又做一次手术，术后流血颇多，鼻塞流涕之症仍未改善。现症：鼻塞不通，脓涕杂血；头昏目眩，自感上重下轻，走路不稳；口中微渴，咳嗽痰稠，舌质干红，苔微黄腻，脉象浮大微数。

《素问·气厥》说："鼻渊者浊涕不止也，传为衄衊瞑目，故得之气厥也。"本案由浊涕不止而发展为脓涕杂血，头昏目眩，与古之鼻渊症状及其发展均相吻合。然古论鼻渊病因，则与本案大异。《气厥篇》说："胆移热于脑，则辛頞鼻渊。"唐王冰注释《内经》认为："胆液不澄则为浊涕，如泉不已，故曰鼻渊。"古人还有"脑渗为涕"之说。总之，认为鼻渊与胆和脑有关。从本例观察，其起病似为肺胃素蕴湿热，复加外风郁遏而发。以肺开窍于鼻，足阳明胃经循鼻之交頞，风邪外束肺胃，故鼻塞不通；湿热久蕴肺胃，故炼成浊涕；郁热干动血络，故浓涕杂血。从其口渴、咳嗽痰稠，亦可证实为肺胃积热所致。久热伤津，复加失血，故后期已造成阴液亏损。阴亏于内，风攻于上，故见头目昏眩、上重下轻、走路不稳等症。再从其舌质干红、苔微黄腻、脉象浮大微数来看，亦属风湿热化燥伤阴之候。治法当以祛风清热，排脓养阴为主，兼以除湿之品。古方苍耳子散，用苍耳子、白芷以祛阳明风湿，辛夷、薄荷以散肺胃风热，治疗鼻渊初期，颇著效验。然患者病情如此胶固，且已阴伤液耗，故拟加银花祛风解毒，桔梗、浙贝母化痰排脓，百合、知母、枯黄芩、桑白皮清热养阴。处方如下：

苍耳子 9g　辛夷 6g　薄荷 6g　白芷 6g　银花 12g　桔梗 6g　浙贝母 9g　百合 12g　知母 9g　枯黄芩 9g　桑白皮 9g

6月6日二诊：患者服上方4剂后，鼻塞、浊涕情况均大有好转，余症亦改善。乃于上方中加蝉蜕 6g、地骨皮 12g、天花粉 12g，以加强祛风育阴之力。因系多年痼疾，嘱其多服为佳。

续服上方20余剂后，自觉诸症消失，遂停药观察。1974年5月，他带另一鼻渊病人前来诊病时，说他服药后，疗效一直稳定。1978年4月，他因其他病来求诊，说鼻病未复发。

十八、鼻衄

1. 阴虚肝旺，血热上溢证

李某，男，成年，学生。1945 年 3 月初诊。患者自幼患鼻衄，每逢春日最易发作。今年春节后又复发作，前医本《金匮要略·惊悸吐衄下血胸满瘀血病脉证治》，用柏叶汤加童便一小杯冲服，药后鼻衄加剧，出血不止，急来求治于余。见患者形瘦色苍，诊其脉细弦微数，并询之其人素性急躁，睡眠不佳。脉症合参，应属阴虚肝旺之躯。《素问》说："东风生于春，病在肝。""春善病鼽衄。"时当春令，肝气太旺，则血不能藏而发为鼻衄。《金匮》柏叶汤虽能治吐衄久不止者，然本为气不摄血、血不归经之寒证而设，此属阴虚肝旺、血热上溢之证，柏叶汤岂可妄投。后世四生丸（生柏叶、生艾叶、生荷叶、生地黄），即柏叶汤化裁而来，用于阴虚血热者较为合适。乃仍用前医处方，去干姜，加生地黄、藕节。方中侧柏叶、生地黄、藕节养阴凉肝止血，以少许艾叶为反佐。处方如下：

炒侧柏叶 9g　藕节 30g　生地黄 30g　炒陈艾叶 6g

煎成后，俟药稍凉，即予频服。

次日患者来说，频服药，即鼻衄频减。昨日已服完一剂，晚间安然入睡，今晨鼻中已不出血。因嘱其按原方续服一周，此后再未复发。昔徐洄溪曾说："能识病情与古方合者，则全用之，有别症，则据古方加减之；所不尽合，则依古方之法，将古方所用之药而取舍之，必使无一药不对症，自然不悖于古人之法，而所投必有神效矣。"诚哉，斯言之不谬也。

（本案根据胞兄克光供稿整理）

2. 肝郁乘脾，心脾两虚，气血不足证

陈某，女，44岁，干部。1974年7月31日初诊。患者家属说：患者于1973年12月发现右胁下疼痛，当时去县医院检查，疑为胆囊炎。曾连续肌注庆大霉素20余支，病情未得缓解。又嘱其每天服金钱草30g，曾坚持服用几个月，胁痛仍未解除，反而两乳头发硬。于1974年7月28日突然左边鼻孔出血如注，急用草纸塞住，又从右边流出，将两支鼻孔塞住，又从两眼及口腔流出。服中药凉血清热药物二剂，未见效果。又于7月30日去医院检查，疑诊为鼻咽癌，急用纱布全部填充，紧塞鼻孔，并建议立即到成都治疗。因患者与我家系亲戚，7月31日到成都后，急来求诊。

见患者面色苍白，精神委顿，鼻孔全为纱布填充，其显露处血液仍在浸沥，鼻部壅肿肥大，目睛晕黄。自述鼻部压迫疼痛难忍，自觉鼻内有血涌出，头直，不敢稍往下低；头部昏晕，睡眠很差，不思饮食，四肢乏力，口渴，盗汗，胁下发痛，小便色黄，怔忡惊悸，短气少言。诊得脉细而弱，舌质淡，上有薄黄苔。从其现症观察，似乎有寒热错杂之象，但从其脉细弱、舌质淡分析，其为虚证是无疑的。考虑患者原患单纯右胁下痛，又无其他症状，当时若用疏肝理气之法即可缓解，而竟长期服用甘寒之金钱草，未免有诛伐太过之弊；肝郁本已乘脾，复加大剂寒凉凝塞气机，损伤脾胃，不但肝经气滞之象有所增加，胁痛未除，又加乳头变硬，而且脾胃更加受损，以致不思饮食。脾主四肢，脾虚故四肢乏力；脾胃不和则睡眠不安；脾虚则不能统血，血妄行则发为鼻衄之症。且脾胃不能正常运化水谷精微，故气血之生化减少，气少则短气少言，血少则无以养心，心血衰少，故怔忡惊悸，而失眠现象也更为加重。汗为心之液，心虚故有盗汗之症出现。目睛晕黄是衄未止也。由于

失血过多，故有头部昏晕，面色苍白、精神委顿之象。阴血亏耗，故口中发渴；血虚生热，故有小便色黄、舌上薄黄苔等浮热现象。

综合诸症分析：其病机应为肝郁乘脾，心脾两虚，气血不足之证。鉴于鼻衄为其主症，如鼻衄不止，则将带来严重后果，故主要在于两补心脾，以引血归脾；清代汪讱庵《医方集解》中论述归脾汤说："血不归脾则妄行，参、术、黄芪、甘草之甘温，所以补脾；茯神、远志、枣仁、龙眼之甘温酸苦，所以补心……当归滋阴而养血，木香行气而舒脾，既以行血中之滞，又以助参芪而补气，气壮则能摄血，血自归经，而诸症悉除矣。"颇与本例病机相符，故主方以归脾汤加减。因酸枣仁不易购买，故略去。按脱血者益气之法，用大红参加白芍以敛肝藏血，用黑姜以温脾止血，加荆芥炭引药上行以止血。因兼顾其血虚浮热，故佐以生地炭、阿胶养血凉血以止血。处方如下：

大红参（另煎）6g　黄芪15g　白术9g　白芍12g　当归9g　生地炭12g　荆芥炭9g　茯神9g　远志肉6g　阿胶9g　龙眼肉9g　广木香6g　黑姜9g　大枣3枚　甘草3g

8月3日二诊：患者服上方2剂后，鼻衄即止，睡眠、饮食均有改善，目睛晕黄已退。《金匮》说："晕黄去，目睛慧了，知衄今止。"乃令徐徐拔出鼻内纱布，患者自觉轻快，未见出血，只微觉鼻内有气上涌，余症仍在。仍按前方用意增损。

党参12g　黄芪15g　白术9g　白芍12g　生地炭9g　茯神9g　阿胶9g　荆芥炭9g　广木香6g　白茅根9g　藕节9g　大枣3枚　甘草9g

9月1日三诊：上方加减，续服28剂后，诸症大减。鼻部始终未见流血，饮食、睡眠、精神情况均渐趋正常，怔忡惊悸、盗汗、口渴情况已基本消失。目前，右胁下仍痛，乳头发硬，头部尚觉昏晕，舌质淡红少苔，脉弦而细。此应属气血不足、肝郁成瘰之证。用补益气血，疏肝消瘰之法。处方如下：

当归9g　柴胡6g　白芍12g　川芎6g　白术9g　苏条参12g　茯神9g　牡蛎12g　玄参9g　青皮9g　郁金9g　浙贝母9g　甘草3g

10月4日四诊：续服上方8剂后，胁痛已除，乳头变软，脉舌渐趋正常。只头部有时尚觉微昏痛，鼻中有窒塞感，此因纱布紧塞填充后所留的后遗症。用苍耳子散加味主之。

苍耳子9g　辛夷6g　白芷6g　薄荷6g　玄参9g　银花9g　牡蛎12g　夏枯草12g　菊花9g　枯黄芩9g　桔梗6g　甘草3g

患者于1975年12月来我家时，自述服上方6剂后，鼻塞症状大为改善，头部亦不觉昏痛，一年多来再未流过鼻血。身体各方面均较正常，只偶尔感冒后，觉有鼻塞现象。

3. 肾脏阴精阳气亏虚证

蒋某，男，31岁，工人。初诊：患者十余岁时即患鼻衄，反复发作十多年。一般常发生于早上起床时候，或于劳动时发作，长期鼻咽干燥。近年以来，发作更加频繁，半年前曾服犀角地黄汤多剂，愈服则发作愈频；后又连续服用穿心莲片及三黄汤等清热凉血之剂，不仅鼻衄未止，反觉鼻、眼、咽喉部位更加干燥；近来又服归脾汤多剂，只觉每次出血量稍有减少，鼻咽干燥稍有改善，但每日晨起仍有鼻衄现象。现症面色㿠白，精神委顿，嗜睡乏力，头部昏胀，左腰髋骨部位疼痛。鼻衄发生前，自觉有热气从背部上冲头顶，下注鼻中即开始流血。眼鼻咽喉干燥疼痛，晨起吐黄色稠痰，并有遗精、阳痿症状。诊得脉象沉细，两尺尤弱，舌质淡净少苔。

据以上症状分析，腰痛头昏、遗精阳痿、面白神疲、两尺脉弱、舌质淡净应属肾脏阴精阳气不足之证。水主之气不能上荣，故清窍必干；虚火炼津，则痰色黄稠。督脉贯脊属肾，入脑上颠，循额至鼻柱。肾脏精气大虚，督脉亦失其养护，肾精不足则阳热上亢，肾督阳虚则摄血无权，虚热随督脉上冲颠顶下达鼻柱，干动鼻中血络，而发为鼻衄之症。其发作均在早晨或劳动之后，均与阳气不足，督脉统摄无权有关。苦燥损阴，凉血伤阳，故愈服愈重；归脾汤虽为补益之剂、摄血之方，但其治在心脾，而此病在肾督，隔靴搔痒，未能切中病情，故效果不显。此系多年痼疾，非血肉有情之品、精气两补之药，不易奏效。故用鹿角胶、杜仲、补骨脂、续断炭、黄芪壮肾中阳气兼补督脉；用阿胶、牡蛎、龙骨、熟地黄、山药填肾中阴精兼以镇摄；用牛膝以引血下行；用茯苓、甘草以补脾运药。意使阴足阳潜，气壮血摄，则鼻衄可望缓解。

鹿角胶9g　杜仲9g　补骨脂9g　续断炭9g　黄芪15g　阿胶9g　牡蛎（先煎）12g　龙骨（先煎）12g　熟地黄12g　山药15g　牛膝9g　茯苓12g　甘草3g

二诊：服上方5剂，十余天来已未见鼻衄现象，只在早上起床时微觉鼻中不适；精神转佳，头昏、腰痛等症状均有所缓解。晨起仍吐黄色稠痰，舌质稍转红润，脉亦稍转有力。仍本前方意处理。

鹿角胶9g　续断9g　补骨脂9g　菟丝子12g　枣皮9g　党参9g　枸杞子9g　旱莲草12g　阿胶珠9g　牛膝9g　龙骨（先煎）12g　丹皮9g　泽泻9g　茯苓9g

三诊：服上方8剂后，即停药一月。鼻中只浸血两次，遗精一次，鼻眼咽喉仍觉干燥，坐久觉手足麻木，腰部微觉不适，余症均有缓解，面容及精神均大有好转，舌质干红，脉转微浮。此应重在扶阴兼顾阳气，仍本上方意增损。

女贞子 12g　旱莲草 12g　制首乌 12g　枸杞子 9g　牡蛎（先煎）12g　杜仲 9g　山药 12g　菟丝子 12g　茯苓 12g　牛膝 9g　桑寄生 15g　淫羊藿 12g　泽泻 9g　丹皮 9g

两月后随访。据他说：服上方 8 剂后，即停药了。两月来均未发鼻衄，余症亦基本痊愈。

十九、心悸

1. 心阴亏损，心阳亢盛证（早期冠心病）

李某，男，45岁，技术人员。1975年2月28日初诊。患者从事建筑设计工作，一年前自觉阵发性心悸，后来即发展至十多天一次，最近已更加频繁，几天即发一次，而且症状加剧。发作时心脏急剧跳动，其动应衣，心中慌乱，呼吸紧迫，自觉难以支持，躺下休息片刻，即渐趋缓和。经某医院检查，确诊为早期冠心病、高脂血症、阵发性心动过速等病。来就诊时，患者还说他平时有胸中窒闷，睡眠欠佳，饮食渐减等症。诊得脉象浮大，左寸尤浮，重按无力；舌红少苔。

综合脉症分析，脉象浮大、舌红少苔为阴亏脉舌；左寸浮大沉弱属心阴亏损；心阴亏损则心阳易亢，心阳亢盛则发为心中悸动；神不守舍则导致睡眠不稳。心脉贯肺，心脏病变波及肺脏，则发为呼吸紧迫；胸部为心之外廓，心脏之阴血不足，则胸中之脉络不畅，而发为胸中窒闷不舒。《素问·平人气象论》说："胃之大络，名曰虚里，贯膈络肺，出于左乳下，脉宗气也。""乳之下，其动应衣，宗气泄也。"说明心胃之间通过虚里而相连接。如心脏急剧跳动，其动应衣，则宗气为之遗泄，而胃亦受损，故患者饮食亦逐渐减少。

据上述分析，本案应以养心潜阳，安神开郁，兼以益胃为治。处方如下：

丹参12g　玄参9g　生地黄9g　百合15g　山药12g　茯苓9g　牡蛎（先煎）12g　郁金9g　合欢皮9g　石菖蒲9g　朱麦冬9g　甘草3g

4月5日，上方加减，续服四十余剂，心悸情况已基本控制，只有时有发病预感，但并不发作。睡眠转佳，饮食增进，胸中开豁；脉象已不似前之浮大，但仍无力；舌质红淡少苔。仍本前方意，增入生脉散以调心气。

丹参 12g　柏子仁 9g　朱麦冬 12g　党参 9g　百合 15g　五味子 6g　生地黄 9g　山楂 12g　白芍 12g　代赭石（先煎）9g　牡蛎（先煎）12g　山药 12g

5月30日：上方加减，续服40余剂，诸症消失，脉舌均转正常，要求书方以巩固之。拟两补心脏气阴、安神通窍法，用天王补心丹加减。

丹参 9g　柏子仁 9g　麦冬 9g　酸枣仁 9g　生地黄 9g　当归 9g　党参 12g　石菖蒲 6g　牡蛎（先煎）12g　远志肉 6g　茯苓 9g　甘草 3g

患者服上方16剂后，即停药观察。至1976年10月，未见复发。

2. 风湿热合邪伤及心阴证（风湿性心脏病）

欧某，女，17岁，学生。1977年7月31日初诊。患者早期常发咽喉及关节疼痛，三年前即出现心悸。1976年5月16日，经某医院检查，双侧扁桃体长大充血，心尖区Ⅲ级喘鸣及雷鸣式舒张中期杂音，咽拭子培养甲链及奈瑟氏菌生长。诊断为风心病、二尖瓣狭窄、二尖瓣关闭不全，风湿活跃。当即入院切除扁桃体。此后，心悸及关节疼痛症状日益加重，尤以肘、肩及膝部关节更为明显。经中西药物治疗，关节疼痛有所减轻，但心悸、胸闷、咽痛等症状始终未见解除。据最近检查，心率每分钟91次，以往诊断仍然成立，一度房室传导阻滞。近来还出现午后低热、汗多、颌下淋巴结长大压痛、头痛、小便深黄等症状。诊得脉象浮濡而数，舌质红赤，上有细黄腻苔。

根据以上病情分析，应属风湿热三者合邪伤及心阴所致，其咽痛、颌下肿痛、头痛应属风热之候，午后低热、胸闷、汗多、尿黄又系湿热之征，而关节疼痛又多是风湿之象。古谓风寒湿三者合而为痹，郁久化热，侵入血脉，波及心脏而成心痹。观此证初起即发咽喉及关节疼痛，似为风湿热三者合邪而来，临床上常见此种证型较之伤于寒邪者热势更为嚣张，伤阴更为厉害。心阴受伤则心阳偏亢而发为心悸；其头痛、胸闷、午后低热等，不独风湿热三者有之，而亦为阴亏见症；其脉浮濡而数、舌红苔细黄腻亦符合风湿热合邪伤阴之候。故治法当以疏风清热、除湿通络、养育心阴为主。因此，用淡竹叶、银花疏风兼以清热；用栀子、芦根清热兼以除湿；用木通、桑枝、赤芍除湿兼以通络；用丹参、麦冬、百合、天花粉养育心阴；加桔梗、甘草利咽通心，加生谷芽健脾和胃。处方如下：

淡竹叶9g　栀子9g　木通6g　麦冬9g　天花粉12g　桔梗6g　桑枝30g　赤芍9g　银花9g　芦根12g　百合12g　生谷芽15g　甘草3g　丹参9g

8月5日二诊：患者服上方4剂后，头痛、咽痛、颌下肿痛稍减，心悸稍安。胸中仍感窒闷不舒，纳食不馨，腻苔未化，余症仍在。看来育阴有碍驱邪，仿三仁汤法，重在行水除湿，去有形之邪，以孤立无形之邪。

竹叶9g　银花9g　杏仁9g　瓜蒌20g　苡仁12g　茯苓9g　滑石9g　冬瓜仁12g　木通6g　车前仁9g　法半夏9g　生谷芽12g　甘草3g　三剂

8月11日三诊：心悸未发，胸闷减轻，小便转为清长，头不痛，关节痛大减。近日仍有咽痛、颌下压痛、出汗等症。曾经某医院检查，已属正常心电图，心率为每分钟88次，第一心音低钝，心尖区Ⅰ级杂音，午后仍有低热37.5℃，诊断为咽炎伴颌下淋巴结炎。舌上腻苔渐退。看来湿邪渐除，若渗利过重，将损阴分。仍用初诊方意，加入疏肝药物，使气行而后湿化。

刺蒺藜12g　丹皮9g　桔梗6g　丹参9g　银花9g　冬瓜仁12g　麦冬9g　莲子12g　茯苓9g　玄参9g　甘草3g　蝉蜕6g　三剂

11月23日四诊：患者服上方3剂后，三个多月来，已未发现心脏症状，余症亦消失，脉舌均属正常。只在天气变化时，手足关节有轻微疼痛。再用除风湿兼顾阴分之法，以巩固疗效。

丹参12g　防己9g　桑枝30g　白芍12g　豨莶草12g　秦艽9g　豆卷9g　麦冬9g　女贞子12g　旱莲草12g　茯苓9g　甘草3g　四剂

3. 心阴亏损，气血虚弱证（心肌炎）

李某，女，16岁，学生。1967年6月14日初诊。患者于1966年即患风湿性关节炎，关节红肿疼痛，以后即发生经闭，全身疼痛。经针灸及中药治疗后，关节肿痛及经闭现象均有好转，但又鼻中出血，失血颇多，血止后即感心悸心慌，全身酸痛，晚间不能入睡。经某医院检查，心率每分钟160次左右，确诊为二尖瓣狭窄及心肌炎。当即住院治疗，服强的松和地塞米松等药，心率有所控制，但面部及上身浮肿，下肢变细，行走吃力；唇口周围长出如胡须样黑色细毛；心中仍悸动不安，稍动则加剧；睡眠甚少，精神不振，胃纳不佳，全身仍感酸痛。即出院，一面服激素控制，一面来我处治疗。诊得脉象浮而微弱，舌淡红无苔。此为先患风寒湿痹，郁久化热，使关节红肿疼痛而成热痹；热痹不已，复感于邪，使脉道痹阻，以至发生经闭、全身酸痛等症，此应属脉痹范畴。热邪壅于脉中，使血得热则溢，故发为鼻衄。《素问·痹论篇》说："脉痹不已，复感于邪，内舍于心。"故出现心脏症状。热邪羁留，最易化燥伤阴，复加鼻衄，重损阴血，故当前阴虚已成主要症状，心阴亏损则心阳易亢，故心脏急跳有如奔马，而有心悸心慌的感觉。心藏神，心阳偏亢，则神不能藏，故睡眠甚少；阴血不足，筋脉失养，故全身酸痛；阴损及阳，故有精神不振、胃纳不佳等症。脉象浮而微弱，舌淡红无苔，亦属阴虚为主，兼见气虚之症。此种情况，应以养心脏阴血为主，兼以补心气调脾胃。故用丹参、麦冬、玄参、生地黄、女贞子、白芍、钗石斛等以养心脏阴血；用泡参、茯神、甘草补心气以宁神；用山药、生谷芽调理脾胃。并嘱患者在病情稳定的情况下，逐步减少激素用量。

泡参 9g　丹参 9g　麦冬 9g　茯神 9g　玄参 9g　生地黄 9g　女贞子 12g　山药 12g　白芍 9g　钗石斛 9g　生谷芽 9g　甘草 3g

1967 年 8 月 25 日二诊：上方加减，续服 30 余剂。原每日服地塞米松 3 次，每次服 2 片，近来逐步递减至每日 1 片，已无不适感觉，全身症状均有改善，心悸减轻，已能在平地上行走自如。但上楼尚感心慌，月经周期尚不正常，性情尚易急躁。在原方意中，加入疏肝药。

玉竹 9g　玄参 9g　麦冬 9g　石斛 9g　莲子 9g　云茯苓 9g　刺蒺藜 9g　丹皮 6g　女贞子 9g　麦芽 9g　甘草 3g　4 剂

1967 年 10 月 16 日三诊：上方加减，续服多剂，即停服激素。心悸更减，精神转旺，月经亦趋正常。近因偶患感冒，咳嗽颇剧，吐出浓稠黄痰，中夹血丝。此阴虚为风邪所乘，风从热化，热伤肺络，肺气失宣所致。只宜清润中佐以开提。

薄荷 6g　玄参 9g　麦冬 9g　白茅根 12g　紫菀 9g　前根 9g　款冬花 9g　竹茹 9g　杭白芍 9g　焦栀子 9g　甘草 3g　2剂

1967 年 12 月 8 日四诊：上方加减，续服多剂，咳嗽即止，以后仍按初诊方意调理。目前觉呼吸畅快，心悸已停止发作，上下楼梯也不觉心慌，由于停服了一段时期激素，面部和上身浮肿现象以及口唇周围黑毛已消退。近来觉热气上冲，口中干燥。再用养阴清胃法。

玉竹 12g　沙参 9g　天冬 9g　山药 12g　扁豆 12g　杭白芍 9g　夜交藤 12g　石斛 9g　知母 6g　甘草 3g　2剂

1968 年 5 月 3 日五诊：续服上方数剂后，自觉基本正常，即停止服药。近来又觉关节强痛，全身尚有酸痛感觉。此属肝阴尚未充足，筋脉未得护养所致。再拟疏肝柔筋通络法。

刺蒺藜 9g　丹皮 9g　玉竹 9g　玄参 9g　生地黄 9g　石斛 9g　知母 9g　藕节 12g　天花粉 9g　麦冬 9g　嫩桑枝 15g　4剂

上方加减，续服多剂，即基本恢复正常，并能从事家务劳动。以后稍有不适，即来诊治，仍本上法调理巩固。1972 年在某厂担任钳工工作。经医院检查，心脏已恢复正常，并能坚持较长时间的重劳动。随访至 1977 年 5 月，未见反复。

4. 心气不足，胸阳不宣证（房室传导阻滞）

王某，男，19 岁，学生。1977 年 1 月 2 日初诊。患者去年春节以来即感心慌心悸，劳后更甚，心中虚怯，食欲下降，面部发黄，虚汗不止。经西医检查：窦性心律不齐，心率每分钟 60 次，心脏有二级杂音，第一度房室传导阻滞，限局性室内传导阻滞，血沉 3mm（魏氏法）。曾注射葡萄糖20支，服用维生素 B_6、B_1、C 等药。最近复查结果仍与前基本相同，症状未见改善，更觉胸中窒闷不舒，睡眠欠佳，食少，乏力。诊得脉象沉细而缓，舌质淡红少苔。此由心气不足、心脏血流不畅，导致心慌、心悸、心中虚怯；劳则耗气，故劳后更甚；汗为心之液，心阳虚故自汗不止；胃络通心，心病干及脾胃，故食欲下降，面部发黄，身体乏力；心虚神不能藏，故睡眠欠佳；胸为心之外廓，心气虚怯影响胸中阳气不宣，故发为胸中窒闷不舒。其脉象沉细而缓，舌质淡红少苔，亦符合心气不足之证。治当以补养心气，振奋心阳为主，佐以养阴健胃止汗之法。用生脉散、瓜蒌薤白半夏汤合桂枝汤加减。

党参9g　麦冬9g　五味子6g　桂枝6g　白芍9g　薤白6g　瓜蒌20g　丹参12g　石菖蒲9g　茯苓9g　法半夏9g　甘草3g

1月31日二诊：患者服上方20剂后，心悸明显减缓，食欲显著增加，余症亦减缓，脉象稍转有力。仍本前法。

党参9g　朱麦冬9g　五味子6g　丹参12g　桂枝6g　白芍9g　瓜蒌20g　薤白6g　茯苓9g　白术9g　莲米12g　甘草3g

3月1日三诊：服上方30剂，自觉诸症减退，精神良好，睡眠安稳，饮食正常。再处方以巩固疗效。

太子参9g　五味子6g　朱麦冬9g　白芍9g　当归9g　天冬9g　玉竹9g　丹参12g　茯苓9g　瓜壳12g　百合12g　甘草3g

患者服上方4剂后，即停药。经医院检查，心脏已基本正常。随访三个月，据他说，剧烈劳动后，亦未见心悸现象。

5. 湿热久蕴，弥漫三焦，风邪外袭证（心包炎）

董某，男，15岁，学生。1972年11月28日初诊。患者心慌心悸，痰中带血，大小便均欠通畅，食少，口干，腹胀；经西医诊断为心包炎。发病已一年余，曾经多方治疗，未见效果，且病情日益加重。诊得脉象浮数，舌苔黄腻。

以上症状，系湿热久蕴，弥漫三焦，复加外风所致。湿热伤于上焦，干于心脏则心慌心悸；损及肺脏则痰中带血；伤于中焦则发为口干、食少、腹胀；伤于下焦则大小便均欠畅通。且湿热蕴积过久，最易损及阴分，阴分受损则心慌心悸、痰中带血、口中乏津等症更会增剧，病情亦由是愈演愈烈。其舌苔黄腻，亦符湿热内蕴之象；脉象浮数为热证兼风之征。风邪外束，则三焦闭阻愈甚，腑气不通则阴分耗损愈烈。治法当以宣泄湿热为主，兼以透表通利，且顾及阴分。故用银花以辛凉透表；用芦根、冬瓜仁、茯苓、泽泻、木通等甘淡、甘凉之品渗利湿热而不损阴，以引邪火从小便出；用厚朴、枳实以通腑气，引邪从大便出；加神曲、甘草健胃消食且能补中；加天花粉、知母养阴清热而不碍湿。处方如下：

银花 9g　天花粉 12g　知母 9g　芦根 9g　冬瓜仁 12g　茯苓 9g　泽泻 6g　木通 6g　神曲 9g　厚朴 9g　甘草 3g　枳实 9g

12月2日二诊：患者服上方3剂后，大小便均较前通畅，尿色深黄，心悸大减，痰中已不带血，但胸闷欲呕，脉舌同前。此宜疏肝开泄、淡渗通腑、养阴益胃之法。

刺蒺藜 12g　金铃炭 12g　芦根 9g　天花粉 12g　茯苓 9g　竹茹 12g　莲子 12g　山药 12g　麦冬 9g　厚朴 9g　枳实 9g　莱菔子 12g　甘草 3g　4剂

患者服上方3剂后，已无心慌心悸现象，饮食大有好转，每天能吃一斤左右米饭，胸部腹部均不胀，小便已趋正常，大便日解2次，舌上腻苔渐退。后以养心益胃之法而收全功。经西医检查,心包炎已排除。随访至1978年1月,他虽从事较重劳动,亦未见复发。

6. 风湿热合邪,日久化毒损阴证(病毒性心包炎)

胡某,男,10岁,小学生。1975年5月26日初诊。患者的母亲说:小儿于1974年12月起即开始心慌心悸,睡眠不好,午后和晚上发低烧。经某医院检查,确诊为病毒性心包炎。当即住院治疗,长时间使用激素,也只能暂时控制,反复发作未能治愈。

来就诊时,患者仍午后低热不退,心跳每分钟达200~240次,自觉心部压痛,肩颈牵引作痛,头昏眼胀,心中慌乱,睡眠不好,周身发痒,小便发黄;在发作剧烈时,整天不能进食,亦不解大便,稍事活动则症状加剧,故长期以来不能走路;面部浮肿,精神欠佳。诊得脉象浮数,舌质红苔黄腻。

从其头昏眼胀、周身发痒、饮食欠佳、小便发黄、脉象浮数、舌苔黄腻观察,显系风湿热三者合邪,留连日久,难免化毒损阴。心阴受损则心阳易亢,故怔忡、失眠症状长期不能解除;阴液不足则筋脉失养,故肩颈等部位有牵引疼痛感觉。阴亏与湿热均能导致午后发热,此种顽固之午后发烧,应两者兼而有之。

据以上分析,应予祛风除湿,清热解毒,兼养心阴、潜阳镇静之法。故用竹叶、银花以透解风热;用莲心、黄连、芦根、冬瓜仁、茯苓、甘草梢以清心涤热利湿;用琥珀、牡蛎、朱麦冬、天花粉以养阴潜阳镇静。其中银花、黄连、甘草梢又能解毒,芦根、冬瓜仁利湿热而不损阴,茯苓利水且能和脾,琥珀又兼能通利小便,天花粉养阴而不碍湿。处方如下:

天花粉 12g　芦根 9g　莲心 6g　竹叶 9g　黄连 6g　琥珀粉（冲服）4.5g　牡蛎 9g　银花 9g　朱麦冬 9g　冬瓜仁 12g　甘草梢 3g　茯苓 9g

6月4日二诊：患者服上方4剂后，心跳次数大减，每分钟仅90～100次，由于心跳减缓，心脏已无压痛感觉。平时不觉心慌，只在吃饭和脱衣服时心中尚觉慌悸。午后发烧情况亦改善，近几日来下午和晚上体温为 37.2～37.3℃，其余时间为 36.5℃；肩颈已不觉疼痛，眼已不胀，小便不黄，有时尚觉头部昏痛，睡眠仍差，身上尚微痒，脉已不数，舌苔仍黄腻。在上方意中，重加养心解毒药物。处方如下：

丹参 9g　莲心 6g　银花 9g　连翘 9g　玄参 9g　芦根 9g　百合 12g　天花粉 12g　冬瓜仁 12g　竹叶 9g　朱麦冬 9g　甘草梢 3g　琥珀粉（冲服）4.5g

6月11日三诊：服上方4剂后，各方面情况都有好转。但又患感冒，某些症状又有反复，目前鼻塞，流黄稠鼻涕，自觉呼吸困难，心中又觉慌悸，心跳每分钟 100 次以上，头昏，头汗，不思饮食，全身发痒，睡眠欠佳，脉象微浮数，舌质淡红，苔微黄腻。此种心阴受劫之体，不耐发表。勉从上方意中重加开提。处方如下：

银花 9g　竹叶 9g　蝉蜕 6g　连翘 9g　麦冬 9g　桔梗 6g　黄连 6g　芦根 9g　冬瓜仁 12g　莲子 12g　百合 12g　丹参 9g　甘草 3g　玄参 9g

6月14日四诊：服上方2剂后，感冒即解，头不昏痛，午后亦无低热现象，饮食尚可，小便不黄，心慌现象减轻，只偶尔发烦，胸中有窒闷感觉，有时头汗，手心发热，脉微浮数，舌质淡红，微黄苔。在上方意中，重加养心开痹之品。处方如下：

玄参 9g　丹参 9g　生地黄 9g　麦冬 9g　桔梗 6g　刺蒺藜 9g　丹

皮 9g　知母 9g　百合 12g　银花 9g　薄荷 6g　沙参 9g　瓜蒌 20g　甘草 3g

　　6月21日五诊：服上方 4 剂后，病情更有好转，已能下地玩耍，平时起居生活已不要大人扶持，并未发现心慌心悸，亦无心烦现象，如健康人一样。饮食增加，睡眠亦改善，但晚上尚多梦话，手心仍时而发热，口臭，头上仍出汗，脉象已接近正常，舌质淡红，微黄苔。再予育心阴、潜心阳、涤余热以善其后。

　　牡蛎 12g　生地黄 9g　丹参 9g　麦冬 9g　玄参 9g　知母 9g　白芍 9g　沙参 9g　琥珀粉（冲服）4.5g　茯苓 9g　甘草 3g　百合 12g　旱莲草 12g　4 剂

　　患者续服上方数剂，即基本恢复健康。

二十、心痹（动脉硬化）

阴亏阳亢，兼夹湿热证

陈某，男，55岁，干部。1973年10月11日初诊。患者长期心慌，心悸，气紧，稍事活动，心率即增至每分钟120次，平时也在100次左右；头部昏晕，视物昏花，腰间酸胀，腿膝疼痛，小便量少，睡眠欠佳，睡起后觉两手三、四、五手指发麻。现在家休息不能工作。曾经西医检查，发现左脑部及上肢血管挛性减退、微血管变细变短、血管壁增厚、眼底动脉硬化、高胆固醇血症（胆固醇为300）、心肌缺血、窦性心律不齐、坐骨神经痛等病证。并曾诊断为原发性高血压病二期，经服降压药后，目前血压已降至130/90mmHg。

诊得脉象浮弦有力，舌质干红，中有微黄腻苔。《素问·痹论》说："心痹者，脉不通，烦则心下鼓，暴上气而喘……"与本案主症颇相符合。此案曾经西医检查，发现左脑部及上肢血管挛性减退、微血管变细变短、血管壁增厚、动脉硬化、心肌缺血等一系列血脉不通现象。所说"烦则心下鼓"，亦吻合本案心慌、心悸症状；心脉上肺故上气而喘，恰与本案气紧症状相吻合，故本案可以心痹名之。

再从其病机分析，脉浮有力，舌质干红，显系阴亏阳亢之象；其心慌心悸，睡眠欠佳，应为心阴不足，心阳偏亢所致。但《素问·痹论》中说："风、寒、湿三气杂至，合而为痹也。"而本案心痹却又反映成阴亏阳亢症状，其理由安在？《素问·痹论》亦有答复："以夏遇此者，为脉痹……脉痹不已，复感于邪，内舍于心。"已揭示了这一病理转化，即使夏日气温反常，骤然变冷而形成风、寒、湿三气杂至，未必就不兼有暑热之邪，何况开始由于风、寒、湿三气杂至合而为痹，如痹病长期不已，寒湿久蕴亦可化为湿热，再加风阳相煽，其阴液自然亏耗，阴愈亏则阳愈亢，故形成本案心痹之症状。观其舌中微有黄腻苔，显系湿热之象，安得以寒湿论治而浪用温通燥烈之品。心与肝肾两脏关系至为密切，心病波及肝脏，即出现头目昏晕、手指发麻、脉象浮弦等肝阴不足、肝阳上亢症状；波及肾脏即出现腰腿酸痛、小便量少等肾阴不足症状。

综合以上症状分析，本案应属心、肝、肾三脏之阴液亏损，心肝之阳上亢，并兼夹湿热之候。此应加意培养阴血，使阴血充足，筋脉得养，则心肌缺血、动脉硬化短缩等症可望缓解。主方以育阴潜阳，兼除湿热为主。药用丹参、柏子仁、朱麦冬、玉竹以养心阴；用女贞子、旱莲草、白芍、菟丝子以育肝肾之阴；用钩藤、牡蛎以潜阳；用牛膝引血下行，兼治腰腿疼痛；用天花粉、茯苓除湿热，且兼顾阴分。处方如下：

女贞子 12g　旱莲草 12g　白芍 12g　丹参 12g　柏子仁 9g　钩藤 12g　牡蛎 12g　玉竹 12g　朱麦冬 9g　菟丝子 9g　牛膝 9g　天花粉 12g　茯苓 9g　甘草 3g

1974 年 4 月 22 日二诊：上方加减，续服 32 剂，自觉诸症消失。几月来血压始终稳定在 130/90mmHg，胆固醇已下降至 263，睡眠好转，饮食及二便正常，精神转佳，心中已不觉慌悸。最近又轻微感冒，微咳，胸闷，微觉气紧，舌质红润、上有黄腻苔，脉浮数大。此因内邪未尽复感风热所致，应防炉火未尽，死灰复燃之患。于上育阴方意中，加菊花、桑叶以散风热兼以平肝，加枇杷叶以下气止咳，加冬瓜仁以除湿热，加瓜蒌下气且开胸膈。处方如下：

钩藤 12g　菊花 9g　桑叶 9g　瓜蒌 20g　冬瓜仁 12g　白芍 9g　女贞子 12g　旱莲草 12g　丹参 12g　麦冬 9g　天花粉 12g　枇杷叶（去毛）9g　甘草 3g

8 月 7 日三诊：服上方后，感冒已解，觉得心里舒服，各方面均较正常，即停药数月。最近检查胆固醇 274，较前微有上升，有时又微觉心慌气紧，微咳，微觉胸闷，晚上有口干现象，舌质干而暗红、中心微有黄腻苔，右脉平，左脉浮大。仍本以前方意，并以养心为主。

生枣仁 9g　柏子仁 9g　丹参 12g　山药 12g　天花粉 12g　朱麦冬 9g　冬瓜仁 12g　瓜蒌 20g　茯苓 9g　白芍 9g　牡蛎（先煎）12g　知母 9g　甘草 3g

上方嘱其常服，以巩固疗效。

一年以后，他带另一患者前来就诊时，说病情始终稳定，身体逐渐康复，晨起锻炼身体，已能跑步千米以上，并早已上班工作。

二十一、胸痹心痛

1. 气阴两亏，心阳不宣证（冠心病、高脂血症）

林某，男，43岁，干部。1976年2月13日初诊。患者三年前即患心痛症，经西医检查，确诊为冠心病。长期未能治愈。据最近检查血脂355，胆固醇281，β白蛋白1130，又诊断为高脂血症，并认为心脏缺氧缺血。

现症心痛彻背，胸闷气短，头昏头晕，心慌心悸，烦躁失眠，周身乏力，食少腰痛，膝以下肿。其人体态肥胖，诊得脉象细弱，两尺尤弱；舌体胖嫩，质红少苔。

据上述脉症分析，舌体胖嫩，脉弱，气短，食少，乏力，为阳气不足之征；舌质红少苔，烦躁失眠，脉象细涩，又为阴血衰少之候。气血不充则易导致头昏头晕；心阴亏损，心阳易亢则发为心慌心悸；心阳不宣则发为胸闷、心痛彻背等症。其腰膝以下肿，两尺脉尤弱，为久病伤肾所致。故处方以两补心脏气阴，安神镇静，兼顾肾脏为法。天王补心丹颇为对症，故录之以观后效。

党参9g　柏子仁9g　炒枣仁9g　天冬9g　生地黄9g　朱麦冬9g　五味子6g　当归9g　丹参12g　远志肉6g　玄参9g　茯神9g　甘草3g

2月20日二诊：服上方4剂后，心痛、胸闷大减。近几日睡眠颇为安稳，能睡10小时左右，饮食稍有增加，但仍乏味。心慌、头昏、腰痛、水肿等症仍在。最近又感眼胀，两尺脉依旧沉弱。此心脏已初步得养，阳气稍得开豁，但心肾气阴仍属不足。拟心肾两补法，用生脉散合六味地黄丸加味。

生地黄 9g 丹皮 9g 茯神 9g 泽泻 9g 山药 12g 党参 9g 丹参 12g 牡蛎 12g 龙骨 12g 五味子 6g 朱麦冬 9g 桑寄生 12g 炙甘草 3g 枣皮 9g 4 剂

3 月 10 日三诊：续服上方多剂，近来未觉心痛，腰痛亦好转，水肿渐消，精神转佳，睡眠稳定，每餐能吃米饭四两左右，但食后胃中微感反胀。最近觉喉中堵气，胸闷，性急，头微昏，眼微胀，有时仍有心慌现象，脉象细涩。此心肾虽得调养，但肝气又稍有郁滞，于上方意中稍加流通之品。

太子参 9g 五味子 6g 朱麦冬 9g 山药 12g 瓜蒌 20g 薤白 6g 丹参 12g 百合 12g 茯苓 9g 刺蒺藜 12g 牡蛎 12g 甘草 3g

3 月 17 日四诊：服上方 4 剂后，诸症均有好转，胸闷、胃胀、喉间堵气等症均消失。自觉心情舒畅，脉象亦稍转有力，睡眠始终安稳，心痛一直未发。但尚微觉心慌，头晕，腰痛，眼胀。仍本两补心肾气阴之法。

党参 9g 麦冬 9g 五味子 6g 当归 9g 白芍 12g 茯苓 9g 菟丝子 12g 泽泻 9g 山药 12g 丹皮 9g 丹参 12g 炙甘草 3g

4 月 21 日五诊：续服上方 12 剂，诸症若失。最近以爬 2000 米的山峰进行锻炼，只微觉心慌，并出现足微肿、眼微胀等症，鼻中并有轻微出血现象。再本原方意，加茅根以止鼻衄。

太子参 9g 五味子 6g 朱麦冬 9g 泽泻 9g 车前仁 9g 白茅根 12g 牛膝 9g 山药 12g 枣皮 9g 茯苓 9g 丹皮 9g 续断 9g 4 剂

患者续服上方多剂，已无明显症状。6 月 14 日，经医院检查，心脏运动试验阴性，心率每分钟 85 次。随访一年多，未见复发。

2. 肝肾阴亏，水湿停滞证（高血压、冠心病）

马某，男，70岁，退休干部。1978年4月22日初诊。患者长期以来，自觉心前区憋闷疼痛，好似有物压抑，并有头晕、耳鸣、盗汗、下肢浮肿等症。曾经西医检查，确诊为高血压及冠心病。服用西药无效，乃改服中药活血化瘀开痹药物，服用两个月以后，心痛、憋闷、压抑感觉症状虽有所减轻，但其他症状则有加重。目前更出现头部昏胀疼痛、视物昏花、面赤口酸、体困乏力等症，诊得舌质红而略黯，苔白滑，脉浮弦。

按此病原有头晕、耳鸣、盗汗、脉象浮弦等症，显系肝肾阴亏之象，肾阴亏耗则不能上济心阴，肝阴不足则不能濡润心脉。其下肢浮肿、舌苔白滑应为水湿停滞之征；心脉本已失养，复加水湿停滞，故有心前区憋闷疼痛，似有物压感觉。此病本应以养阴柔筋为主，乃反服活血化瘀开痹药物，冀图以通为快，不知通药多辛温香窜最易耗阴，阴愈耗则阳愈亢，故前症未已，反而更加头部昏胀疼痛、视物昏花、面部烘热等症。肝在味为酸，肝经阳热上冲，故口带酸味；肝在体为筋，筋脉失养，复兼湿滞，故体困乏力。综合以上分析，治法宜从育阴柔筋为主，兼以潜阳除湿，缓缓调治。本病虽属心痛，但治疗则应从肝肾入手。故用女贞子、旱莲草、白芍、枸杞子、制首乌等，养肝育肾而柔筋；用菊花、钩藤、牡蛎、龙骨等平肝填肾以潜阳；加牛膝、冬瓜仁、茯苓导湿邪；加竹茹以杜肝风夹痰之弊。处方如下：

女贞子12g 旱莲草12g 白芍12g 枸杞子10g 制首乌15g 菊花10g 钩藤12g 牡蛎12g 龙骨12g 牛膝10g 冬瓜仁12g 竹茹12g 云茯苓10g 四剂

5月19日二诊：患者服上方四剂后，心痛缓解，诸症亦稍有好转。

但仍觉头晕、胸闷，下肢浮肿。更医以热痰论治，予黄连温胆汤加味，前症又有反复，心前区闷痛加剧，头晕目眩，口苦烘热，下肢浮肿，舌质红，苔白滑，左脉弦硬，右脉弦细。此再一次验证辛温苦燥之品不甚相宜。仍按前法，并注意育阴勿腻，除湿勿燥，行气勿耗。

女贞子 15g　旱莲草 16g　刺蒺藜 12g　白芍 12g　牡蛎 15g　钩藤 16g　代赭石 12g　石决明 10g　菊花 10g　冬瓜仁 15g　天花粉 12g　枸杞子 10g　牛膝 10g　瓜壳 12g

5月30日三诊：续服上方10剂后，已未出现心痛症状，只时而感心胸闷胀不适，头已不痛，昏晕亦减，双下肢仅有轻度浮肿。面部潮红、盗汗、眼花、口酸等症仍在，还出现有记忆力差、惊惕肉瞤、足跟麻木疼痛等症。仍按前法加入养育心阴之品。

菊花 15g　枸杞子 12g　白芍 12g　菟丝子 12g　山药 12g　泽泻 10g　茯苓 10g　丹皮 10g　刺蒺藜 12g　牛膝 10g　牡蛎 12g　珍珠母 12g　丹参 10g

7月11日四诊：服上方10剂后，诸症缓解，乃停药观察。一个多月来，心痛一直未发。近来又觉头晕，耳鸣，眼花，时而胸闷不舒，心烦，足后跟疼痛，饮食、二便均属正常，口腻，舌红苔腻，脉细。此肝肾阴虚之证未除，湿遏有化热之象。仍以养育肝肾、除湿通络为治。

菊花 10g　白芍 10g　菟丝子 10g　泽泻 10g　茯苓 12g　丹皮 12g　刺蒺藜 10g　牛膝 10g　藿香 10g　天花粉 10g　冬瓜仁 15g　牡蛎 15g　桑枝 30g　4剂

上方加减，续服多剂，7月底停药。1979年初，因他病来诊，自诉半年多来心痛已一直未发，心情颇为舒畅。

3. 脾虚胃滞，心阴不足，胸阳失旷证（冠心病）

王某，男，56 岁，干部。1973 年 3 月 22 日初诊。患者青年时即有神经衰弱症状，加之素嗜酒烟，故睡眠一直不好。1964 年又患肝炎，消化功能迄今尚未恢复。常自觉五脏都有病变。最近由于忧郁劳累，先觉胃部疼痛，随即牵扯至心区及背部疼痛，胸闷腹胀，时欲呕吐，下半身发麻，足软无力，行走困难。小便微黄，经西医诊断为冠心病。曾针刺足三里，除腹胀稍减、睡眠稍好外，余症未见改善。诊得脉缓而弱，舌质淡红，上有微黄腻苔。

《难经·六十难》说："其五脏气相干，名厥心痛。"本案常自觉五脏有病，其在未发心痛之前而先见胃病，并伴有胸闷腹胀、欲呕等消化道症状。其属胃气冲逆可知。《灵枢·厥病》说："厥心痛，腹胀胸满，心尤痛甚，胃心痛也。"究其病因，当为久患肝病克制脾胃，使脾胃气虚，运化无力，故见胸闷、食少、腹胀、欲呕、舌淡、脉弱、小便微黄、苔微黄腻等脾虚胃滞症状。劳累则气耗，忧郁则气滞，劳累忧郁使脾胃愈虚愈滞而发为胃病。胃络通心，胃气不降则上逆冲心；其早年即患神经衰弱，睡眠一直不好，心阴已属不足，心脉本已失养，再加劳累忧郁及胃气冲逆，致使心脉不畅，故心痛卒然而发。心阳不宣则累及胸背，不但使心痛彻背，而且更加重了胸闷症状。脾胃气虚更兼心脉不畅，使下肢气血供应不足而发为两足麻软、行走无力等症。综合诸症，本案应以脾虚胃滞为主，又兼心阴不足，胸阳失旷之证。治当补气运脾，兼以养心开痹。故用太子参、白术、茯苓、甘草、黄精以补心脾之气；用法半夏、厚朴、香附以运脾行气；加柏子仁、丹参、天花粉、山药以养心益胃；加瓜壳、薤白以通阳开痹。处方如下：

太子参12g　白术9g　茯苓12g　法半夏9g　厚朴9g　瓜壳9g　薤白6g　香附9g　天花粉9g　柏子仁12g　丹参9g　黄精12g　山药15g　甘草3g

3月25日二诊：服上方4剂后，心痛大减，余症亦有改善，自感心情舒畅，知饥欲食。昨日因爽口多食韭菜水饺，食后腹胀加重，黎明前即排出酸臭稀便，体温38℃多，手心发热，舌苔黄腻，脉象濡数。此脾虚伤食、湿热蕴结之证。用楂曲平胃散加清热除湿药物，并兼顾气阴。

苏条参9g　丹参9g　苍术9g　厚朴9g　陈皮9g　焦山楂9g　神曲9g　茯苓9g　藿香9g　枯黄芩9g　天花粉12g　冬瓜仁12g　甘草3g

4月6日三诊：服上方3剂后，伤食腹泻之症即解，又转服3月22日处方数剂，自觉诸症又有减退，心区只微有隐痛，仍脉弱，舌淡微有腻苔。考虑其久病脾虚胃滞，气阴两损，宜丸药缓缓调理。

太子参30g　白术24g　茯苓30g　当归30g　熟地黄24g　川芎15g　白芍30g　菟丝子30g　淫羊藿30g　巴戟天24g　玉竹30g　黄精30g　厚朴30g　陈皮18g　苍术24g　天花粉30g　郁金24g　刺蒺藜30g　瓜壳30g　神曲30g　莲子30g　谷芽30g　山药30g　丹参30g　酸枣仁30g　甘草9g

上方诸药，共研细末，炼蜜为丸，每丸重6g。每日早、中、晚用温开水冲服一丸。

10月18日四诊：续服丸方半年，因去外地疗养，未曾更方。近来已觉周身有力，走路轻快，已能步行五里多路，心痛一直未发，只在过于劳累后，觉胸部不适，心区时有轻微刺痛感。饮食、二便一直正常，腹已不胀，虚汗症状早已停止。睡眠仍然不好，脉转浮大，舌质红净、中有裂纹。看来阳气已转旺盛，脾胃已趋正常，心阴尚不充盈，此属早年耗损阴分。当以补养心阴为治。

玉竹 12g　茯神 9g　柏子仁 12g　朱麦冬 9g　丹参 12g　牡蛎 12g　知母 9g　百合 15g　夜交藤 15g　甘草 3g　4 剂

患者续服上方多剂。两个月后，他说心痛、胸闷、失眠等症均已消失，即将回北京工作。

4. 阴阳气血俱虚，心脉不畅，痰饮内聚证

罗某，男，40 岁，军人。1971 年 2 月 1 日初诊。患者久患心痛，尤以下半夜发作较剧，并发心悸、心慌。发作时牵引背心及左肩亦痛，全身血管有缩蜷、紧张、疼痛感觉。关节疼痛，足部微肿，形寒畏冷，胸中窒闷，咳嗽吐痰，虚羸乏气，食少腹胀，大便时溏时秘，头部昏晕，睡眠甚差，夜间盗汗，舌苔干红，心脉浮弱。

根据以上病情分析，虚羸少气、形寒畏冷显系阳气不足之征。脾阳不振，则食少、腹胀；脾不行水，水饮内聚，或成痰而生咳嗽，或下流而发足肿。胸阳不宣，则胸中窒闷。其睡眠甚差，夜间盗汗，舌苔干红，又为阴血不足见症。血为气之母，气为血之帅，两者不足，交互影响，而成此阴阳气血俱虚证候。其头部昏晕，大便时溏时秘，应属阴阳俱虚之象。气主煦之，血主濡之，关节疼痛，为气血不能煦濡所致。气血不能养护心脉，故见心脉浮弱。综合以上症状分析，本案心中悸痛，以阴阳气血俱虚为主，而致心脉失于通畅，复加痰饮内聚，使心脉更加痞塞；其发作在下半夜更甚者，以阴寒气太盛之故。《素问·举痛论》说："寒气客于脉外则脉寒，脉寒则缩蜷，缩蜷则绌急，则外引小络，故卒然而痛。"其发作时，自觉全身血管有缩蜷紧张疼痛感觉，亦为此种

原因所造成。《灵枢》谓"厥心痛与背相控"，故其疼痛向背心放射；左肩是手少阴心经所过部位，故其疼痛亦向左肩放射。巢氏《诸病源候论》说："其有久心痛者，是心之支别络为风邪冷热所乘痛也。故成疢不死，发作有时，经久不瘥也。"治法当以温阳开痹，行水化痰，补益气血，养阴安神为主。温阳用吴茱萸、桂枝，开痹用瓜蒌、薤白，化痰用法半夏、茯苓，补气用党参、甘草，补血用当归、白芍，安神用五味子、酸枣仁，养阴用麦冬、山药。处方如下：

吴茱萸 6g　桂枝 6g　瓜蒌 20g　薤白 6g　法半夏 9g　茯苓 9g　党参 12g　当归 9g　白芍 12g　五味子 6g　酸枣仁 9g　麦冬 9g　山药 12g　甘草 3g

2月17日二诊：续服上方10余剂，心中悸、痛大减，睡眠、饮食均有改善，余症亦相应好转。最近因生气，微感两胁胀痛，性急易怒，心脉仍弱，肝脉微弦。在上方意中，稍加疏肝药物，并拟丸方以缓调之。

金铃炭 12g　刺蒺藜 12g　吴茱萸 6g　白芍 12g　薤白 6g　瓜蒌 20g　法半夏 9g　五味子 6g　牡蛎 12g　麦冬 9g　玉竹 9g　茯苓 9g　太子参 12g　甘草 3g　四剂

丸方：

当归 24g　白芍 30g　党参 30g　茯苓 30g　玉竹 30g　朱麦冬 30g　柏子仁 24g　远志 9g　酸枣仁 24g　黄精 30g　浮小麦 30g　五味子 15g　薤白 15g　瓜蒌 30g　吴茱萸 12g　牡蛎 30g　杏仁 24g　金铃炭 30g　刺蒺藜 30g　郁金 18g　石菖蒲 12g　菟丝子 24g　山药 24g　法半夏 30g　炙甘草 12g

上方诸药，共研细末，炼蜜为丸，每丸重9g。每日早、中、晚各服一丸。

3月29日三诊：心脏症状又有改善，胸闷怕冷亦减轻。目前觉眼睛干痛，睡眠尚差，口中津液不足，大便时秘，晚间出汗，精神较前稍好，但仍觉乏力。此应重在育阴，兼以补气，再拟丸方调理。

苏条参30g　麦冬60g　山药60g　玉竹60g　丹参15g　生地黄30g　牡蛎50g　制首乌60g　菟丝子60g　女贞子60g　旱莲草60g　浮小麦60g　龟板30g　厚朴30g　白芍30g　龙眼肉15g　莲米30g　芡实30g　五味子15g　黄精30g　大枣60g　甘草15g

上方诸药，共研细末，炼蜜为丸，每丸重9g。每日早、中、晚各服一丸。

6月11日四诊：患者心痛、心悸、心慌等症状已基本稳定。目前只觉两胁时痛，食少腹胀，晨起有恶心现象，大便中夹杂气泡，不想说话，经检查肝功能正常，脉象弦细，舌质干，微黄苔。此为肝郁乘脾，有化热之象。应以疏肝运脾为主。

刺蒺藜12g　丹皮9g　白芍12g　泡参9g　郁金9g　吴茱萸6g　黄连6g　广木香6g　金铃炭12g　姜黄6g　法半夏9g　甘草3g　4剂

8月22日五诊：心脏已基本正常，只在过于劳累后有轻微心悸感觉。最近时感肝区牵连左背疼痛，局部有烧灼感，咽红，食少，头部昏沉，小便黄少，脉弦微数。此肝郁化火之征，当予疏散郁火。

柴胡6g　枯黄芩9g　白芍12g　郁金9g　金铃炭12g　廷胡索9g　香附9g　银花9g　芦根9g　刺蒺藜12g　丹皮9g　甘草3g　4剂

8月29日六诊：诸症均减。小便不黄，咽喉无充血现象。肝区时仍隐痛，饮食尚未恢复，睡眠多梦，头部时感昏晕，脉象浮弦，舌质淡红无苔。此阴虚肝郁之象，再用育阴疏肝健脾法。

刺蒺藜 12g　丹皮 9g　白芍 12g　女贞子 12g　旱莲草 12g　金铃炭 12g　延胡索 9g　郁金 9g　香附 9g　法半夏 9g　神曲 9g　甘草 3g　4 剂

患者续服上方多剂，自觉诸症消失，即停药观察。随访至 1977 年 2 月，他一直正常工作，未见复发。

二十二、胸痹（冠心病）

气虚阳亏，心脉痹阻证

李某，男，51岁，干部。初诊：患者平时觉胸中苦闷不舒，背部有剧烈紧张感，常令人用力敲捶，藉以缓和痛苦。并长期患心痛，无论气候环境、生活起居及思想情绪稍有不适，均能引发疼痛，痛甚则昏倒。精神萎靡，视力减退，用脑则感头晕，睡眠欠佳，脉来极缓。曾经西医诊断为冠心病，血压为140/90mmHg。

据《金匮要略》记载胸痹中之症状，如"胸背痛，短气，寸口脉沉而迟""不得卧，心痛彻背""心中痞，留气结在胸，胸满胁下逆抢心"等症，与本案颇相类似，故应以胸痹名之。

从其精神萎靡，脉来极缓，知为阳气不足；肝气虚则目恍惚无所视，而致视力减退；心气虚则心神不敛，而导致失眠。心阳不宣，则发为心痛；心主神明，故剧则发为神昏仆倒。肾气虚则脑转头晕；气虚则留气结于胸中，而发为胸中苦闷不舒。背为阳，阳气不足，气机不畅，故背部有剧烈紧张感；用力敲捶以助其阳气之运行，故痛苦得以减缓。

综合以上分析，本案应以补气通阳开痹为主，故用党参、甘草以补全身之气，用枸杞子以补肝明目，用茯神、龙骨以补心安神，用枣皮、菟丝子以补肾培元，用法半夏、瓜蒌子、薤白、桂木、广陈皮、厚朴以通阳开痹；加当归、白芍补阴血以生阳气。处方如下：

党参9g　茯神9g　当归9g　枣皮9g　龙骨9g　枸杞子9g　菟丝子9g　白芍9g　法半夏9g　薤白6g　瓜蒌子9g　桂木6g　广陈皮6g　厚朴6g　甘草3g

巴蜀名医遗珍系列丛书

二诊：服上方 10 剂后，诸症即减缓，历时月余，胸痹心痛未见再发，其他症状亦有显著好转。但脉气尚不充实，至数不甚明晰。总由营气尚未恢复。仍按前法处理，加重充实营气，调养血脉。

党参 9g　薤白 9g　丹参 9g　天冬 9g　枣仁 9g　柏子仁 9g　菟丝子 9g　白芍 9g　龙骨 9g　生地黄 9g　当归 9g　牡蛎 15g　茯神 15g　五味子 9g　甘草 3g

三诊：服上方 10 剂后，诸症继续减退，胸痹心痛已基本告愈，眠食均佳。但脉象转见弦数，验舌无苔。心阳虽渐恢复，而肝肾阴血又嫌不足。再以柔肝养肾兼宣心气之法，作丸剂一料，进行调理。

党参 15g　枣皮 15g　柏子仁 15g　龙骨 15g　钗石斛 30g　菟丝子 15g　丹参 15g　山药 30g　女贞子 30g　制首乌 30g　牡蛎 30g　玄参 30g　天冬 18g　茯苓 18g　白芍 24g　丹皮 12g　泽泻 12g　甘草 9g

上方诸药，共研细末，炼蜜为丸，每丸重 9g。每日早、晚各服一丸。

二十三、不寐

素禀阴亏，肝胃郁热证

曾某，男，41岁，干部。1959年9月9日初诊。患者十年前患肺结核，经检查已钙化，向来睡眠欠佳。最近因情志不畅，思虑过度，突然吐血数次，乃至彻夜不能入寐，饮食不思，体倦乏力。诊得脉象弦数，舌苔黄厚。此乃素禀阴亏之体，复加五志化火，致使阴不制阳，肝胃伏热上冲。热伤阳络则吐血，胃气上逆则纳呆，肝阳亢则魂不敛，胃不和则卧不安。其脉象弦数，舌苔黄厚，亦符肝胃郁热之征。治法当以养阴平肝、清热凉血为主。故用杭白芍、玄参、牡蛎、女贞子、旱莲草、夜交藤以养阴益胃平肝，用生地炭、藕节、阿胶珠、侧柏炭以清热凉血止血。处方如下：

杭白芍12g　玄参9g　牡蛎9g　女贞子9g　旱莲草12g　夜交藤9g　生地炭9g　藕节18g　阿胶珠9g　侧柏炭9g　甘草3g

9月16日二诊：服上方5剂后，近几日未见吐血，胃纳有所增加。但仍感头部紧张，夜不成寐，脉已不弦数，舌上黄厚苔已去，舌质干而少津。此虽邪热稍平，但阴分仍有枯涸之感。再本上方意酌减止血之品，加重涵养肝胃阴分，并佐以运脾消食，意使胃和则卧安。处方如下：

玉竹9g　生地黄9g　玄参9g　麦冬9g　鲜石斛9g　枳壳9g　生谷芽9g　牡蛎9g　杭白芍9g　枯黄芩9g　藕节9g　夜交藤9g　甘草3g

10月5日三诊：上方加减，服10剂后，已没有吐血现象，睡眠有所好转，每晚已能睡4～5小时，饮食虽有增进，但尚未恢复正常，脉象渐趋平和，舌苔微白。阴分虽亏，勿须过于滋腻，改用育阴潜阳，健胃安神并进。

泡参（米炒黄）12g　钗石斛 9g　白芍 9g　龙骨 9g　刺蒺藜 9g　橘红 9g　白蔻壳 6g　厚朴 9g　茯神 15g　生谷芽 15g　鸡内金（炒黄）6g　合欢皮 9g　生甘草 3g

10 月 19 日四诊：服上方后，睡眠已渐趋正常。由于最近思想又遭受刺激，肝家郁火再起，致使失眠加重，肝热冲肺而发咳嗽，小便黄，脉弦数。宜解郁调气泄热法。

制香附 9g　青皮 9g　厚朴 9g　枳实 9g　枯黄芩 9g　白芍 9g　丹皮 9g　瓜壳 9g　甘草 3g

11 月 2 日五诊：服上方 5 剂后，郁热渐解，咳嗽减退，气亦稍舒，睡眠稍有好转，小便不黄，脉尚弦数。此肝气仍有上逆之象，再予平肝、疏木、泄热，使其气机调达，肝胆不横，然后再议治法。

刺蒺藜 9g　丹皮 6g　法半夏 9g　杭白芍 9g　枯黄芩 9g　焦栀子 9g　龙胆草 12g　竹茹 12g　薄荷 6g　泽泻 9g　甘草 3g

11 月 16 日六诊：服上方 5 剂后，肝气郁热症状均基本好转，睡眠亦有增进，但总感睡眠不稳。改用育阴潜阳安神、疏肝健脾泄热并进。

牡蛎 12g　龙骨 9g　杭白芍 9g　柏子仁 9g　酸枣仁 9g　青皮 9g　丹皮 6g　神曲 9g　茯神 9g　焦黄柏 9g　甘草 3g

12 月 9 日七诊：服上方 5 剂后，虽能入睡，但睡眠时间仍属不足，脉象燥疾未退。再用育阴安神健胃法，方中并加入半夏秫米汤以增强和胃安神之力。

玉竹 9g　生地黄 9g　茯神 9g　柏子仁 9g　丹参 9g　炒枣仁 9g　法半夏 9g　高粱米 15g　钗石斛 9g　鸡内金 6g　甘草 3g　神曲 9g

1960 年 1 月 4 日八诊：服上方 10 剂后，睡眠已基本正常，饮食虽有增加，但食欲仍不旺盛，脉象弦细。再用养阴安神健胃法，以巩固疗效。

明沙参 9g　玉竹 9g　杭白芍 9g　菟丝子 9g　女贞子 9g　牡蛎 9g　天冬 6g　炒苡仁 9g　木香 4.5g　茯神 9g　柏子仁 9g　丹参 9g　天花粉 9g　枳壳 9g　生甘草 3g　10 剂

2 月 27 日九诊：近两月来睡眠一直正常，只在饮酒后睡眠不安，诸症均已向愈；脉来纯和，未见弦劲之象。再拟丸方常服以杜其再发，仍以育阴潜阳、疏肝健胃为主。

明沙参 30g　玉竹参 30g　丹参 30g　牡蛎 60g　石决明 30g　菟丝子 15g　女贞子 60g　刺蒺藜 30g　旱莲草 60g　生地黄 30g　玄参 15g　柏子仁 30g　生枣仁 15g　麦冬 30g　夜交藤 60g　山药 30g　茯神 30g　天冬 30g　枣皮 30g　知母 60g　丹皮 30g　钗石斛 30g　鸡内金 15g　甘草 15g

以上诸药，共研极细末，炼蜜为丸，每丸重 4.5g，另用朱砂约 6g 盖面。每次服 2 丸，白糖开水送下，每日早晚空腹各服 1 次。

二十四、狂证（精神分裂症）

肝郁化火，痰热蒙窍证

杨某，男，29 岁，工人。1974 年 5 月 10 日初诊。患者因失恋，思想遭受刺激，神志错乱。由该单位组织上派人护送回成都，在家里治病。他回家后，病情更有发展，整天叫骂不休，将家中家具杂物全部打碎，并将墙壁推倒，其膂力之大非常人所能及。不能有片时安静，晚上也通宵不能入睡。曾由其家属将他送某精神病医院治疗，诊断为精神分裂症。服大剂量安眠药，也只能暂时抑制，以后仍复发如故。其母异常苦恼，特登门求诊。

初诊时，患者眼神外露，口中胡乱言语，脉象浮滑而数，舌质深红，苔黄微腻而有滑液。其母说：患者已数日不大便，小便发黄。综合脉症分析，舌黄微腻为内有湿热。因失恋情志不舒，导致肝郁化火，火热聚于阳明胃腑，则出现便秘、尿黄、舌红、脉象浮数有力。阳明热盛则妄言骂詈，不避亲疏，其力亦非其素所能及；阳气盛则眼神外露，夜不能眠。且火热炼湿成痰，出现脉象滑利、舌苔滑润之象。热痰上蒙心窍，使神志昏聩错乱。即所谓"重阳则狂"之证。

根据上述分析，拟用敛肝解郁、通腑涤热、行水化痰、开窍安神之法。故用白芍以敛肝，郁金以解郁，枳实、大黄、枯黄芩、焦栀子以通腑涤热，茯苓、法半夏、竹茹以行水化痰，石菖蒲以开窍，琥珀、牡蛎以镇心安神。处方如下：

法半夏 9g　茯苓 9g　竹茹 12g　枳实 9g　大黄 9g　枯黄芩 9g　郁金 9g　白芍 12g　石菖蒲 6g　琥珀末（冲服）4.5g　牡蛎 12g　焦栀子

9g　甘草 3g　8 剂

5 月 17 日二诊：患者服上方数剂后，大便已通，近几日保持一日一次大便，但酸臭难闻，并吐出大量稠痰，小便黄色亦转淡。服至七剂时，已自觉清醒，他说："前些日子好象在另一个世界，现在又回到人群中来了。"已能听话，思想也逐渐安静下来。虽能入睡，但时间不长；表情抑郁，有时尚说错话；舌苔黄腻，脉浮而滑。上方已见效果，痰热已有出路，心窍亦渐开豁。仍本前方用意，略为增损。因其病起于思想遭受刺激，且目前抑郁寡欢，故增入刺蒺藜、丹皮以增强疏肝之力，并去掉酸敛之白芍，用茯神代茯苓以增进安神作用。因其舌苔黄腻，故加入冬瓜仁以除湿热，去掉枯黄芩、焦栀子，用黄连直接清心涤热。处方如下：

法半夏 9g　茯神 9g　竹茹 12g　枳实 9g　大黄 6g　郁金 9g　石菖蒲 9g　琥珀末（冲服）4.5g　刺蒺藜 12g　丹皮 9g　牡蛎 12g　黄连 6g　冬瓜仁 12g　甘草 3g

5 月 31 日三诊：服上方 10 剂后，每日排软便一次，小便仍带黄色，痰质转为清稀，渐趋正常。说话已不错乱，但自觉思想不集中，记忆力差，胸闷易怒。舌质红，苔黄，脉象浮弦而细。痰热之象续减，肝经郁火之象已明显暴露。仍本前方去法半夏、大黄、牡蛎、黄连、冬瓜仁，还用白芍以敛横逆之肝气，加龙胆草、枯黄芩以清肝火，用瓜壳以宽胸膈，以枳壳代枳实，以茯苓代茯神。处方如下：

刺蒺藜 12g　丹皮 9g　郁金 9g　枯黄芩 9g　白芍 9g　竹茹 12g　瓜壳 12g　石菖蒲 9g　琥珀末（冲服）4.5g　龙胆草 9g　甘草 3g　茯苓 9g

6 月 4 日四诊：服上方 4 剂后，患者神志、睡眠、大小便均已正常。

自觉有燥象，有时心烦，神散不集中，记忆力减退。舌质干红，脉象浮大。此由长期郁热伤阴所致。用养阴潜阳、安神开窍法以善其后。用二至丸、甘麦大枣汤加味。

女贞子 12g　旱莲草 12g　白芍 12g　牡蛎 12g　石菖蒲 9g　五味子 6g　龙骨 12g　琥珀末（冲服）4.5g　山药 12g　茯神 9g　浮小麦 24g　大枣 3 枚　甘草 3g

上方加减服至 10 余剂后，即恢复正常。观察至 9 月份，未见异常，已返回工作岗位。

二十五、喉痹（慢性咽炎）

肺肾阴亏，血热夹风证

钟某，男，40余岁，干部。1974年1月12日初诊。患者1972年因病咽喉干燥、微痛，时感紧塞，声音嘶哑，经西医检查为慢性咽炎，屡服养阴清肺之剂未见效果。1973年又来成都某医院检查，诊断结果为咽峡黏膜充血暗红，咽壁淋巴增生，左侧声带无丘水肿，下面1/3处声带稍突，仍确诊为慢性咽炎。目前咽干起瘰，时感微痛，多言则声音嘶哑；夜睡易醒，寤后每觉口干乏津，舌难运转。诊之脉来虚数，舌质红赤，上布干薄白苔。此咽喉不利有闭塞之象，应属中医喉痹范畴。《素问·阴阳别论》虽有"一阴一阳结，谓之喉痹"之说，而本案所反应症状，则以肺肾二经为主。喉痹虽以实证为多，但虚证亦不少，本案即以虚热为主。其夜睡易醒，寤后口干，是肾阴亏损，虚阳上扰，津液不能上承之故；其多言则声嘶哑，是肺阴不足，金破不鸣之故。肾脉络舌本，喉以系肺，肺肾阴亏，喉咙失于养护，故现干燥；阴虚血热加被外风，结于咽喉，故出现咽喉充血、起瘰、疼痛、时感紧塞，脉象虚数，舌赤苔干等症象。前医仅养肺而不及肾，清气而不凉血，复不加用疏风之法，所以屡服不见效果。吾意以滋养肺肾，凉血疏风为法，始为得计。故用知母、天花粉、女贞子、旱莲草、麦冬、石斛等药以清润滋养肺肾；用生地黄、丹皮以凉血；用桑叶、薄荷、蝉蜕、绿萼梅等辛凉透气以开喉；加甘草以疗咽伤。处方如下：

生地黄9g　丹皮9g　麦冬12g　蝉蜕6g　女贞子12g　旱莲草12g　天花粉9g　知母9g　冬桑叶4片　苏薄荷6g　石斛12g　绿萼梅

10 朵　粉甘草 3g

2 月 3 日二诊：前方续服 10 余剂，诸病锐减。仍宗原方意处理。

生地黄 12g　丹皮 9g　麦冬 12g　蝉蜕 6g　女贞子 12g　旱莲草 12g　天花粉 9g　知母 9g　霜桑叶 4 片　苏薄荷 6g　玄参 18g　甘草 3g

3 月 2 日三诊：续服上方 10 余剂，诸病再减，咽干疼痛症状已基本消失，说话过多，尚微觉嘶哑。诊其尺脉虽乏力，但细审较有根蒂，经过一番清滋透泄，阴精已有渐充之势；舌微红绛而干，根部尚有细瘰，是为肾阴尚未全充，余焰上僭之故。可撤去辛透之品，加意育阴滋肾。

生地黄 12g　女贞子 12g　旱莲草 12g　天花粉 12g　米百合 9g　石斛 12g　龟板 9g　玉竹 9g　芦根 12g　白芍 12g　粉甘草 3g

前方续服 10 数剂后，经梁文骥医生追踪随访，据他说："咽已不干痛，舌根细瘰消失，语声嘹亮，犹如平时，几年来未见复发。"

（本案根据梁文骥医生记录供稿整理）

二十六、哮喘

1. 风寒外袭，湿热蕴结，痰气交阻证

杜某，女，65 岁，退休教师。1975 年 11 月 21 日初诊。患者患哮喘病一月余，心慌气紧，呼吸迫促，喉中有水鸡声，胸中痞塞，唇色紫暗，咳嗽吐痰，痰多而清稀，小便黄少，睡眠欠佳。前医以寒饮滞肺论治，与射干麻黄汤，更致前症加重，哮喘益甚，眼鼻干燥，面部发肿，口苦咽痛，小便赤黄。经西医检查：小便中有脓球、红细胞、白细胞和蛋白少许。诊得脉象浮滑，舌质淡红、上有黄腻苔。

按此证初起，确似寒饮滞肺，但痰多清稀，频咳频吐，亦有热证。盖火盛壅迫，痰不得久留，尚未炼成黄稠，即已吐出，其质地亦可清稀，不能以清稀之痰而皆例言为寒。再参照小便黄少，脉象浮滑，舌苔黄腻，其为湿热蕴结成痰更可知矣。湿热与痰交阻肺气，气痰阻碍呼吸，故出现心慌气紧、喉中有声、胸间痞塞、唇色紫暗、夜寐不宁等症。古谓："喘以气息言，哮以声响言。"本案气喘痰吼均见，故应以哮喘名之。《证治汇补》谓此证之形成为"内有壅塞之气，外有非时之感，膈有胶固之痰，三者闭拒气道"而发。本案痰气交阻，实因于湿热，而湿热蕴结，又与外感风寒有关。治当宣散透表，降气祛痰，清热除湿，佐以养肺之品，即为合拍。射干麻黄汤为温宣涤痰之剂，方中细辛、生姜、大枣失之过温，五味失之过收；温以助热，收以敛邪，故使热邪愈炽，而肺气愈闭。不但使哮喘加重，而且出现了口苦咽痛、小便赤黄等症。通调失权，故面部发肿；热甚伤津，故眼鼻干燥。射干麻黄汤非不可用，在于用之得法耳。如将此方改为清通之法，亦未尝不可。方用麻

茸、桔梗宣散透表；法半夏、杏仁、瓜蒌、前根降气祛痰；枯黄芩、射干、茯苓清热除湿；佐款冬花、紫菀、甘草以养肺气。处方如下：

麻茸 6g　桔梗 6g　法半夏 9g　瓜蒌 20g　杏仁 9g　前根 9g　枯黄芩 9g　射干 9g　茯苓 9g　紫菀 9g　款冬花 9g　甘草 3g

11 月 26 日二诊：患者服上方 3 剂后，自觉哮喘已松缓百分之八十，喉中已听不见响声，在过劳后稍觉气喘；咽喉尚微痛，仍眼干、口苦，已能入睡但梦较多，小便黄，脉浮，舌上黄腻苔尚未退净。此为风湿热三者合邪损伤肺阴之候。治宜祛风除湿，清热养阴之法。处方如下：

玄参 9g　麦冬 9g　桔梗 6g　瓜壳 12g　枇杷叶（去毛）9g　冬瓜仁 12g　银花 9g　茯苓 9g　芦根 9g　薄荷 6g　蝉蜕 6g　甘草 3g

上方服 2 剂后，诸症悉除。经西医化验，小便亦正常。随访至 1978 年 6 月，均未见有哮喘症状。

2. 阴虚肺燥，痰阻气滞证（支气管炎、肺气肿）

张某，男，49 岁，干部。1964 年 9 月 8 日初诊。患者患哮喘、咳嗽病已 12 年之久，早经西医确诊为支气管炎、肺气肿等病。几年前并曾咳血，虽经治愈，但此后无论寒暑，或气候骤变，则哮喘、咳嗽加剧。眼下时届中秋，喘咳又大发作，咳痰颇多，尤以夜间为甚，睡眠欠佳。诊得脉象弦滑，舌苔边白中黄。

按肺为娇脏，喜润恶燥，不耐寒热。本案患者肺家受病已达 12 年之久，其肺失润养可知。前因燥伤肺络已致咳血，眼下时届中秋燥气当令，燥邪再犯其肺，肺病则水不下输，燥甚则火自内发，虚火灼液而成痰，肺燥已失清肃之令，再加痰涎壅遏，故哮喘、咳嗽因此而剧烈发作。再观其入夜加剧、睡眠欠佳、舌苔中黄等亦系阴虚燥热之象。慎勿以痰多、脉滑而认燥作湿。此证以燥为本，湿为标，如肺燥得养，则肃降通调有权，水湿自去，自无蕴痰之虞。治法当以润肺降气为主，佐以行气化痰。故用天冬、麦冬、天花粉以养肺阴；加知母润燥而杜其虚热内生；用苏子、杏仁以降肺气；加薄荷开提以速具下降之势；佐以瓜壳、竹茹行气祛痰；甘草补气配阴。处方如下：

苏子（打）9g　杏仁9g　天花粉12g　天冬9g　麦冬9g　知母9g　薄荷9g　瓜壳12g　竹茹15g　甘草3g

9月22日二诊：服上方4剂后，哮喘渐平，白天咳嗽亦减。但遇天气变化，入夜则咳嗽加剧，痰液已较前减少，舌苔亦较前减退。仍本上方意，加重清金平燥。

冬瓜仁15g　苏子（打）9g　前根9g　桑白皮9g　紫菀9g　天冬9g　麦冬9g　玄参9g　天花粉9g　竹茹15g　杏仁9g　甘草3g　知母9g

9月29日三诊：服上方6剂后，哮喘及咳嗽均大为减轻，精神亦佳，饮食正常，痰液续减，脉象转为弦细，舌上白苔渐去、中心仍微黄。阴液尚嫌不足。再本上法立方。

冬瓜仁12g　杏仁9g　前根9g　紫菀（炙）9g　玄参9g　麦冬9g　石斛12g　桑白皮9g　苏子（打）9g　竹茹12g　刺蒺藜9g　甘草（炙）3g

11月3日三诊：服上方6剂后，咳喘渐愈，乃停药一月。最近因感冒又引起咳嗽，但哮喘未发。更医以杏苏散苦温之剂未见效果，咳嗽反见加剧，夜卧不宁，舌质微红，舌苔薄黄，脉象微弦、至数正常。仍宜以润降为主。故用天花粉、天冬、旱莲草、百合以养阴分；加桑白皮、知母以泻肺之虚热；用款冬花、苏子、紫菀、浙贝母以降气止咳；加冬瓜仁、苡仁以通调水道；再加柏子仁安神、甘草补气。处方如下：

旱莲草 15g　天冬 9g　百合 9g　天花粉 9g　桑白皮 6g　知母 9g　款冬花 15g　浙贝母 9g　紫菀 9g　苏子（打）6g　冬瓜仁 15g　苡仁 9g　柏子仁 9g　甘草 3g

11 月 10 日五诊：服上方 6 剂后，咳嗽减轻，只在夜间咳 1～2 次。胸部仍有胀感，每夜只能睡五六小时，饮食尚好，脉弦滑，舌苔黄。仍本上法立方：

生地黄 9g　天冬 12g　玄参 9g　牡蛎 12g　夜交藤 18g　知母 9g　桑白皮 9g　款冬花 15g　杏仁 9g　苏子 9g　紫菀 9g　茯苓 12g　甘草 3g　6 剂

11 月 17 日六诊：哮喘已未再发，咳嗽已甚轻微，舌苔微黄，右脉较细，左脉弦强。此肝气未得尽平，肺阴尚嫌不足之象，宜用丸药调理。除仿上方意外，并应加意滋养肝肾，使金水相生，肝不乘肺，疗效方能巩固。

明沙参 30g　玉竹 30g　生地黄 30g　地骨皮 60g　葶苈子 15g　浙贝母 30g　桑白皮 30g　百合 60g　旱莲草 60g　女贞子 60g　麦冬 60g　天冬 60g　知母 30g　玄参 30g　夜交藤 60g　首乌 60g　山药 60g　茯苓 60g　杭白芍 30g　款冬花 30g　甘草 15g

上药共碾为细末，加蜂蜜 450g，熬炼和丸，每丸重 6g。每次服 2 丸，一日 2～3 次，白开水冲下。

二十七、肺胀（肺气肿、气胸）

心肺阴亏，兼夹湿热证

姚某，男，成年，干部。1972 年 5 月 20 日初诊。吾女从浙江来信称，有同事姚某因病情危重，特写明病况，要求寄方治疗。据说该患者曾经西医检查确诊为肺气肿及气胸，胸膜腔内有大量积气，咳嗽气紧，胸满心烦，心跳加快，经西医在胸肋部位三处抽气，但旋抽旋积，气胸始终不能消失。现症尚有昼夜出汗、胃纳不佳、干咳少痰、口干不思饮等症。当地中医诊断的舌脉情况是：脉象浮数，舌苔黄腻。据说前服养阴清肺降气药物，尚有一些效果，后因胃纳不佳，医者遂抽去其中益胃清热药物，加入大量消导，反而未见效果，病情日益加重，以致行走亦感困难。

《灵枢·胀论》说："肺胀者，虚满而喘咳。"《金匮·肺痿肺痈咳嗽上气》说："上气喘而躁者，属肺胀。"从本案咳喘气紧、胸满心烦、心跳加快等症观察，应属中医肺胀病之范畴。从其心跳加快，心中烦躁，干咳少痰，口干脉浮，服养阴药物有效等情况分析，应属心肺阴亏之象。肺阴亏损，则肺失肃降，致肺气上逆，故有喘满气紧之症。其舌苔黄腻，脉数纳差，口干不欲饮，应属兼夹湿热之候。湿热熏蒸，故昼夜出汗。其纳差本为湿热所致，故服大量消导药，不但无效反而损伤阴液，使病情更加发展。综合以上分析，本案应以养阴泻肺、清利湿热为主，缓缓调治。故用天花粉、麦冬、川贝母、百合、山药以滋养心肺兼益胃阴，其中天花粉兼有行水除湿之功；用地骨皮、桑白皮、瓜蒌以泻肺降气，其中地骨皮兼能养阴、桑白皮兼能清热；再用苇茎、冬瓜仁、苡仁清利湿热；甘草调和诸药。处方如下：

天花粉 9g　麦冬 9g　川贝母粉（冲服）9g　百合 12g　山药 12g　地骨皮 9g　桑白皮 9g　瓜蒌 21g　葶苈 9g　冬瓜仁 12g　苡仁 9g　甘草 3g

嘱患者试服上方 2 剂，如无异常反应，可续服。

6 月 23 日二诊：据吾女来信说，患者服上方 2 剂后，并无异常反应，乃续服至 17 剂。目前诸症均大有好转，已无咳喘气紧现象，饭量增加，每餐能吃三两饮食，已能下床行走。但右胸膜腔下部仍积气，睡眠较差，早上舌苔仍厚腻。此前法已见效果，仍本前方加入降气安神之品。上方加炙枇杷叶 9g、杏仁 9g、夜交藤 12g。

后吾女于 1975 年自浙江归来说：患者续服上方数十剂后，病情已基本好转。在有炎症情况下，即去医院注射红霉素及青链霉素等药。以后，曾服用蛤蚧粉等补益肺肾之品，以巩固疗效。他早已恢复健康，上班工作了。

二十八、肺痈（慢性肺脓肿）

1.寒邪化热，湿热内蕴，化毒生痈证

张某，男，43 岁，工人。1955 年 2 月 23 日初诊。患者于 1954 年 9 月因感冒，恶寒发热，咳嗽，吐出大量浓稠痰液，未能及时治愈，迁延 20 余日，即发生吐血现象，并逐日加重，竟一次达 400mL 之多。乃于 10 月 20 日去某医院住院治疗，曾一面输血，一面以青霉素一天 60 万单位治疗。经治疗十余日后，上述症状基本控制，体温降至正常，未再吐血，痰减食增，乃于 11 月 10 日出院。

患者出院一个多月后，又因感冒而诱发前病。恶寒发热，剧烈咳嗽，痰量增多，黏稠而臭，并兼脓血。于 1955 年 1 月 17 日二次入院，经检查：胸部右上部分呈浊音，有支气管呼吸音，白细胞 11.6×10^{10}/L，中性 76%。入院后注射青霉素，每天 40 万单位。体温仍在 36℃～39℃之间，痰量每日 700～1000mL，低烧持续不退。2 月 9 日照片，右肺上叶尖部有约 7cm 直径整齐实变影，内有不规则之小空洞，诊断为慢性肺脓肿。曾请外科会诊，因痰量太多，不宜手术，服中药养阴清肺汤加减二剂，不但未能缓解，反而咳嗽更加厉害，体温更加升高，白细胞竟上升至 17.5×10^{10}/L，中性 90%。患者于 1955 年 2 月 23 日自动出院，来我家求诊。

见患者精神颓废，频频咳嗽，唾出脓血。自述发热，心烦胸满，口干而不欲饮，食少乏力，小便色黄。诊得脉象浮滑而数，舌质淡红，上有黄腻苔。《金匮要略》说："若口中辟辟燥，咳即胸中隐隐痛，脉反滑数，此为肺痈，咳唾脓血。"本案病状恰与此叙述相符，故应以肺痈名

之。巢元方《诸病源候论》说："肺痈者，由风寒伤于肺，其气结聚所成也。"本案两次发病都因外感引起，故其病因亦是吻合的。从出现的病状分析，发热心烦，口干，小便色黄，脉浮滑数，均为寒邪入里化热之阳明经证。但从其胸满、口干不欲饮、舌苔黄腻等症观察，又显系内蕴湿热之征。湿热郁于胃，则食少乏力；郁于肺，则咳嗽频频。且湿热久羁最易化毒。正如程钟龄《医学心悟》所说："咳嗽吐脓血，咳引胸中痛，此肺内生毒也，名曰肺痈。"故其唾出脓血，应视为肺中湿热久蕴，以致化毒生痈所致。

上述分析表明，本案的病机系由患者体内素蕴湿热，复感寒邪，寒邪入里化热，与内蕴之湿热相搏，使热势更加鸱张，缠绵羁留，以致化毒生痈，咳吐脓血。治当清热利湿、解毒排脓、逐瘀并兼顾其阴分。前用养阴清肺之法，使湿热胶结难解，故症状反而增剧。拟用白虎汤（石膏、知母、粳米、甘草）清热兼顾阴分，千金苇茎汤（苇茎、冬瓜仁、苡仁、桃仁）清热利湿兼以逐瘀，再加银花以解毒，桔梗、浙贝母以排脓。处方如下：

苇茎 12g　冬瓜仁 18g　苡仁 12g　桃仁 6g　知母 9g　生石膏 12g　桔梗 6g　浙贝母 9g　银花 9g　粳米 1 撮　甘草 3g

2 月 27 日二诊：服上方 3 剂后，患者已不觉发热，痰量及脓血均显著减少，食欲增加，精神愉快。脉象已不似之前之浮数，舌上黄腻苔亦减。《医宗金鉴》说："凡治此症，身温脉细，脓血交黏，痰色鲜明，饮食甘美，脓血渐止，便润者为吉。"故知本案患者已有向愈之趋势。

因热势渐退，白虎汤已不相宜。主方以苇茎汤加味，千金方以此方为治肺痈之主方。清代尤在泾亦说："此方具下热散结通痈之力，重不伤峻，缓不伤懈，可以补桔梗汤、桔梗白散两方之偏，亦良法也。"故用此方加银花、连翘、甘草以解毒，芦根、知母以涤热，桔梗、浙贝母以排脓，瓜壳以利肺气；天花粉以养津液。处方如下：

苇茎 12g　冬瓜仁 15g　苡仁 12g　桃仁 6g　银花 9g　连翘 9g　芦根 9g　知母 9g　桔梗 6g　浙贝母 9g　天花粉 12g　甘草 3g　瓜壳 12g

4月6日三诊：上方续服多剂，诸症大为好转。经医院检查：白细胞 6900，中性 79%，透视检查肺部有显著吸收好转。已无咳嗽及吐痰现象，体重逐渐增加，并已参加修理自行车工作。只稍觉疲倦软弱。舌质淡红少苔。此因久病耗伤气阴所致。乃以气阴两补、脾肺双调之法以善其后。用参苓白术散加味。

泡参 12g　白术 9g　茯苓 9g　苡仁 12g　山药 12g　芡实 12g　莲子 12g　瓜壳 12g　麦冬 9g　生地黄 9g　百合 12g　甘草 3g

续服上方多剂。1955年7月，经医院检查，肺部已吸收纤维化，但尚有一不规则的小空洞遗留。1956年5月，再次经医院摄片，肺部已完全恢复正常。无任何症状，一直参加劳动。

2. 肺胃阴虚，湿热内蕴证（肺结核、肺炎）

蕲某，男，40岁，农民。1974年10月28日初诊。患者于1974年3月便觉口里发臭，随即剧烈咳嗽，吐出大量泡沫痰液，频咳频吐，不分昼夜；胸部发痛，尤以两乳间膻中部位随呼吸阵阵牵引作痛。医以发表止咳、寒热错杂之剂，不能稍减其势，迁延至7月间，即发展为咳吐鲜红血液，注射止血针剂及服用清润药物后半日即止住。以后即变为咳吐浓痰、痰中带血、午后低热等症。经西医透视检查，诊断为肺结核并发肺炎。服西药未见效果，又改服中药，前医参照西医诊断，用养阴抗痨、消炎止血等药物，症状未见减轻，反致食欲大大下降，身体更加瘦弱。现症咳嗽，胸痛，痰稠带血，口干，口臭，午后低热，食欲不振，虚羸少气，苔黄细腻，脉滑微数。

按本案初发口臭呛咳，显系肺胃积热太甚；其痰色虽白，但系频咳频吐，亦应属肺热壅盛所致，此即何西池所谓"火盛壅迫，频咳频出""痰随嗽出，频数而多，色皆稀白"。其不分昼夜之咳吐白痰，正说明其火势上冲，痰不得久留，故未曾炼成黄稠之痰即已吐出，因此不得按一般情况认为痰汁稀白者皆为寒。当此之际，宜用清泻肺胃之剂，苦寒直折其势，而竟予发表止咳，寒热杂投，以致久不能愈。延至盛暑，内外合热，火灼娇脏，终于演成吐血之疴，虽经止血清润，然火热之邪终未能除，瘀热蕴结肺中，日久血肉败坏，故即变为咳吐脓血。从现症咳嗽胸痛、痰稠带血、口干、脉滑微数等观察，显然属于肺痈征象。其午后低热及苔黄细腻，为热中尚兼湿邪，久热耗损阴分所致。当时虽经西医诊断为肺结核及肺炎等病，但中医用药仍应辨证投方，中医药物对西医病名的疗效是在辨证的基础上取得的，切忌认为以中医的某方便是治西医某病之特效良方。前医所用养阴抗痨、消炎止血药物，固然有适用于肺结核合并肺炎之阴虚肺痨、火盛迫血之证型者，但本案为阴虚兼夹湿热之证，养阴滋腻则碍湿，苦寒消炎则损阴，收敛止血则固邪，因而症状不但未减，反致食欲下降，体力更衰。当前邪气尚盛，应以驱邪为主，驱邪即寓扶正之义。然正气已虚，用药又不宜过猛，此种阴虚湿热证候，最宜甘凉甘淡之味，兼顾正气即可。仍从千金苇茎汤化裁，用苇茎、苡仁、冬瓜仁、芦根清热除湿消痈而不过损阴分；稍加枯黄芩以折肺中郁火，诸药合用以清病之源头。用枇杷叶、竹茹、瓜壳以止咳化痰宽胸；用扁豆、生谷芽养胃除湿而不燥；用天花粉、甘草兼顾气阴而不腻。药性平淡，嘱其多服。

苇茎 9g　苡仁 12g　冬瓜仁 12g　芦根 9g　天花粉 12g　枇杷叶 9g　枯黄芩 9g　瓜壳 12g　竹茹 12g　扁豆 12g　生谷芽 15g　甘草 3g

二诊：患者将上方带回中江，续服四十余剂。他来信说：诸症日见减轻，目前咳嗽痰血等症均解，饮食已趋正常，身体逐渐康复。只感胸部微痛，心烦，胸中尚有火灼感。此即《医阶辨证》所说"懊侬之状，心下有如火灼"，胸中余热尚未廓清，故有心烦懊侬之症。本前方意加栀子豉汤，以清胸膈余热，巩固疗效。

淡豆豉 6g　栀子 9g　瓜蒌 20g　芦根 12g　苡仁 12g　冬瓜仁 12g　生谷芽 15g　甘草 3g　三剂

后据其同乡来说，患者续服上方数剂后，诸症均消失，身体已完全恢复健康。

二十九、肺痨（肺结核）

肝肾精亏，阴虚阳亢，肺失肃降证

王某，男，成人，干部。初诊：患者久患肺间掣痛，咳嗽气紧痰多，盗汗，头昏，失眠，周身及四肢骨节酸痛，精神不佳。经西医检查，确诊为肺结核。入院治疗为时已久，病情未见改善，乃邀余诊视。

诊得脉至细数，舌苔薄白少津，精神疲乏，呈慢性病容。此应属中医之肺痨病。肺痨古称传尸，《外台秘要》说："大都男女传尸之候，心胸满闷，两目精明，四肢无力，虽知欲卧，常睡不著，脊膂急痛，膝胫酸痛，多卧少起，状如佯病。每至旦起，即精神尚好，欲似无病。从日午以后，即四肢微热，面好颜色，喜见人过，常怀愤怒……行立脚弱，夜卧盗汗……或多惊悸，有时气急，有时咳嗽……"这些论述与西医的肺结核病颇相类似，本案大部分症状亦与此相吻合。由于肝肾之精血受损而导致肝阳上逆，故出现盗汗、头昏、失眠、脉象细数、舌上少津等一系列肝肾阴亏阳亢之候。肝主筋，肾主骨，肝经"上贯膈"，阴津为燥热所伤，筋骨关节及筋脉不能得到濡养，故发为胸部及周身四肢骨节疼痛。燥气上干，肺失肃降，故有咳嗽气紧痰多之症；阴损及阳，故神气疲乏。

综上所述，本案应以滋养肝肾潜阳为主，兼肃肺气。故用玉竹、杭白芍、女贞子、山药、夜交藤以育肝肾之阴；用石决明、牡蛎以潜亢阳；用杏仁、浙贝母、麦冬以清肃肺气；加白及、甘草以补肺虚。处方如下：

　　石决明 12g　玉竹 9g　杭白芍 9g　杏仁 9g　白及 9g　浙贝母

9g 麦冬 9g 女贞子 9g 夜交藤 9g 牡蛎 12g 山药 15g 甘草 3g 4 剂

二诊：咳嗽、失眠减轻，周身疼痛减缓，但肩背仍酸痛，精神不振，脉舌无大变化。仍本前方进退。

菊花 12g 白芍 12g 桑白皮 12g 浙贝母 12g 天冬 12g 女贞子 12g 决明子 12g 旱莲草 12g 杜仲 15g 桑枝 15g 苏子 6g 甘草 3g 4 剂

三诊：服上方前症均有好转，但脉象仍然细数，舌苔白厚。再服丸剂，以助恢复。

玉竹 15g 菊花 15g 桑白皮 15g 牛膝 15g 浙贝母 15g 藕节 15g 白芍 15g 丹参 15g 生地黄 15g 黄柏 15g 苍术 15g 苏子 9g 杏仁 9g 天冬 30g 石决明 30g 决明子 30g 杜仲 30g 桑枝 30g 旱莲草 30g 甘草 9g

共为末，白蜜作丸。每日早、晚各服 9g。

上药续进 2 剂，诸症悉减。

三十、痨瘵（肺结核、咯血）

1. 阴虚内热，肺络受损证

郝某，男，42岁，工人。1970年5月7日初诊。患者患肺结核病多年，长期以来双肺均有结核病灶。据最近医院透视检查，左肺已有空洞。近来咳血甚剧，服西药雷米封及注射链霉素等，病情均未见好转。目前胸闷，左胸甚痛，心慌气紧，全身乏力，午后潮热，晚间盗汗，频频咳嗽，口舌干燥，舌质淡红，脉浮而大。

纵观诸症，应属古之"痨瘵"。俞嘉言谓此病"阴虚者十之八九"。总由患者斲丧过度，精血耗伤。阴虚阳亢，虚火蕴蒸，故午后潮热，脉浮而大；虚火内盛，阴不能守，故晚间盗汗；津液暗耗，则口燥舌干；娇脏失养，则咳嗽频作；咳嗽牵引胸中，发为胸痛；咳震肺络，火旺迫血，均可导致咳血；肺脏受损，不能主气，故出现气紧、心慌、胸闷、全身乏力等一系列症状。当前以咳血为主症，故治法当以养阴退热、宁咳止血为主。用沙参、生地黄、知母、地骨皮以养阴退热；用紫菀、五味子、阿胶、藕节、白及以宁咳止血；加瓜蒌以解胸闷，茯苓、甘草以和中运脾。处方如下：

沙参12g　生地黄12g　知母12g　地骨皮12g　紫菀9g　五味子6g　藕节15g　白及12g　瓜蒌20g　茯苓9g　甘草3g　阿胶（另烊）9g

5月21日二诊：服上方8剂后，咳血已止，精神好转，气紧、心慌、盗汗、咳嗽等症均有缓解。仍感胸闷胸痛，口干潮热，昨日偶患感冒，有寒热、头痛等症。阴虚失血者不耐发表，仍本前方意，佐以开提。

桔梗9g　枇杷叶9g　川贝母粉（冲）6g　沙参12g　五味子6g　阿

胶 9g　紫菀 9g　百合 12g　白及 9g　百部 9g　白果（打）9g　甘草 3g　4 剂

5 月 25 日三诊：感冒已解，精神更有好转，气紧、心慌、盗汗情况更减，午后潮热情况亦减轻，口中觉有津液。左肺仍痛，口鼻干燥，喉中觉苦，偶尔咳嗽。仍本前方意，着重养阴补肺。

阿胶（另烊）9g　白及 12g　川贝母粉 6g　地骨皮 12g　玉竹 12g　沙参 12g　麦冬 9g　白果（打）9g　百部 9g　苇茎 12g　牡蛎 12g　甘草 3g　4 剂

5 月 30 日四诊：诸症续减。最近痰量增多，质地黄稠；午后仍有潮热。阴津虽有所恢复，但虚火仍不潜降，应重在滋阴退热。

胡黄连 6g　百合 12g　知母 12g　地骨皮 12g　麦冬 9g　白芍 12g　牡蛎 12g　白及 12g　白果（打）9g　川贝母粉（冲）9g　枯黄芩 9g　甘草 3g　4 剂

6 月 3 日五诊：前方疗效显著，咳痰已转清稀，神态自若，已不觉心慌气紧，眠食均可。午后仍有潮热，舌质淡红、中心有裂纹。用育阴潜阳、养阴除蒸之法。

地骨皮 12g　沙参 12g　川贝母粉（冲）6g　鳖甲 9g　白及 9g　白果（打）9g　白芍 9g　朱麦冬 9g　夜交藤 15g　百合 12g　知母 9g　牡蛎 12g　甘草 3g

患者续服上方多剂，诸症消失。随访至 1977 年 2 月，均未见复发。他一直上班工作，并能担任较繁重的劳动。

2. 阴虚肺热，火盛迫血证（肺结核）

何某，女，40 岁，工人。1975 年 5 月 16 日初诊。患者咳嗽多年，早经医院检查，确诊为肺结核；透视肺间有明显空洞。十余天前开始咳血；初起尚痰中带血，继后即吐大量纯血；近几天来每日达半痰盂之多，注射维生素K，口服维生素U、仙鹤草素等止血药，亦未见效果。病势十分危急，由其爱人用汽车护送前来求诊。

患者双足已痿软无力，面色萎黄，形体枯瘦。自述除有上述咳血症状外，尚觉头昏心慌，午后潮热、咳嗽不止、晚上不能平卧，失眠现象严重，口干，不思饮食；胸中窒闷。诊得脉象浮大而数，舌质红紫而干。

从其现症分析，该患者因患肺结核较久，阴液暗伤。其午后潮热、脉象浮大、夜间失眠等均属阴亏现症。阴虚生内热，故有脉数、舌燥之象。胃中阴液不足，则口干不思饮食；肺中阴亏，则干咳不止，复加火盛迫血，故舌质红紫，而成此剧烈咳血之症。胸中窒闷为热壅于肺，而使肺气不得宣通之故。且肺热叶焦，易致两足痿软；其面色萎黄、形体枯瘦、头昏心慌等症，应属阴亏，更加失血所致。

《平治会萃》说："热壅于肺能嗽血，久嗽损肺，亦能嗽血。"本案则兼而有之，故应以养阴润肺、清热凉血止血为主，佐以宣肺化痰。拟朱丹溪咳血方合玄麦甘桔汤二方加味治之。用玄参、麦冬、百合、白芍以养阴润肺；用青黛、山栀仁、白茅根、生地黄以清热凉血止血；用桔梗、瓜蒌、海浮石以宣肺化痰；再加诃子以敛肺止咳，加白及以疗肺伤、甘草以建中气。处方如下：

玄参12g　麦冬12g　桔梗6g　诃子9g　白芍12g　青黛15g　瓜蒌20g　白及9g　海浮石9g　山栀仁9g　白茅根12g　生地黄9g　百合12g　甘草3g

5月23日二诊：服上方3剂后，咳嗽大减，咳血亦渐止；后又续服三剂，咳痰稍爽，但痰质浓稠，尚夹杂血丝；胸闷稍舒，睡眠稍得改善。口中干燥，余症仍在。脉仍浮大，但已不数。仍本前法，加重养阴凉血药物。

阿胶（另烊）9g 生地黄12g 百合15g 百部12g 玄参12g 麦冬12g 白芍12g 桔梗6g 白及9g 白茅根12g 藕节12g 知母9g 甘草3g

6月1日三诊：服上方4剂后，咳血已止，痰质仍黏稠，晚上已能平卧，能入睡几小时，但梦多易惊，精神转好。仍感头昏心慌，余症仍在。仍本前法。

百合15g 白及9g 玄参12g 麦冬12g 桔梗6g 山药15g 沙参12g 竹茹12g 白茅根12g 莲子12g 茯苓9g 旱莲草12g 白芍9g 甘草3g 4剂

6月17日四诊：续服上方多剂，至今未见咳血，口中已不觉干燥，饮食大有改善，每餐能吃二三两饮食，晚上入睡较安静，足下渐觉轻劲有力，已能走一里多路，并能从事轻微劳动，但过度劳动仍觉心慌。目前尚微咳，痰质稠，午后仍有潮热现象，脉浮细，舌质干红微暗。再本前法。

生地黄12g 百合15g 知母9g 玄参9g 麦冬9g 百部9g 桔梗6g 白及9g 瓜蒌20g 地骨皮12g 山药15g 白及根12g 沙参12g 甘草3g

服上方4剂后，前症即基本消除，只觉不如以往有力。头尚微昏，面部黄瘦，偶尔有轻微咳嗽，但未见咳血。后即以参苓白术散加白及两补脾肺。随访半年多，情况一直良好，已参加劳动。

巴蜀名医遗珍系列丛书

三十一、肺痹（肺结核、风湿性关节炎）

素禀阴虚，寒湿痹阻证

施某，男，63岁，退休职工。1970年6月11日初诊。患者久患肺结核及风湿性关节炎，经反复治疗均未见效果。目前手足冷痛，屈伸时关节部位疼痛更甚，晚上足膝尤冷；咳嗽喘气，胸中烦闷，吐白色泡沫痰甚多，觉有气往上冲；恶心少食，睡眠欠佳，心悸，耳鸣，入夜即视力减退，腿膝无力。脉象浮大，重按若无；舌质紫红，上布白腻苔。《素问·痹论》说："肺痹者，烦满，喘而呕。"本案胸中烦闷；咳嗽喘气，气逆恶心，与肺痹之主症颇相类似，故应属肺痹范畴。《素问·痹论》说："风、寒、湿三气杂至，合而为痹。"其外症手足关节冷痛，为寒邪偏胜之痛痹。寒湿伤于皮肤经络久而不已，则内合于肺而成肺痹之证。究其久患肺痨，睡眠欠佳，心悸，耳鸣，入夜视力减退，舌质紫红，脉象浮大，显属阴亏之证；而手足冷痛，舌苔白腻，又属寒湿之象；寒湿蕴痰，阻痹肺气，故咳嗽气喘，胸中烦闷；寒湿阻痹中阳，故恶心食少。其关节屈伸时更痛，腿膝无力，寒湿阻滞关节有之，阴虚筋失濡养亦有之；其气逆上冲，晚上足膝尤冷，肺气不降有之，阴虚阳亢亦有之。此种素禀阴虚，又兼寒湿之证，治疗颇多碍手，补阴则恐阴药腻湿，祛寒湿又恐燥烈损阴。此类证型只宜养阴分不过用滋腻而兼施通降，除寒湿不过用苦燥而兼以甘淡之法。故用白芍、玉竹、桑枝、牛膝、甘草养阴柔筋而不滋腻，且兼有通络除湿之效；用百合、沙参、白果、瓜蒌养肺而兼有降气之力；用藿香、豆卷、茯苓、苍术除寒湿逐秽浊，而不过于损阴。看来用药似乎杂乱，因有此种病即应服此类药。

白芍 12g　玉竹 12g　桑枝 30g　牛膝 9g　百合 12g　沙参 12g　白果 9g　瓜蒌 20g　藿香 9g　豆卷 12g　茯苓 9g　苍术 9g　甘草 3g

6月 19 日二诊：服上方 4 剂后，小便增多，自觉胸闷稍舒，咳喘稍平，白痰减少，腿膝稍觉有力，手足冷痛有所好转，睡眠渐趋正常。仍感虚火上冲，口中干燥，晚上仍觉足冷，纳食不香，心悸，耳鸣，舌质仍紫红，白腻苔稍减，脉象寸关微浮。此寒湿之邪稍减，但阴分仍嫌不足，考虑气根于肾而藏于肺，肺气不降则肾气不纳，故气逆上冲，应在上方中加入降肺潜阳培肾之品。

白芍 12g　玉竹 12g　桑枝 30g　牛膝 9g　丹参 12g　知母 9g　苍术 9g　苏子 30g　法半夏 9g　牡蛎 12g　菟丝子 12g　甘草 3g

6月 28 日三诊：服上方后，自觉诸症大减，一身轻快，饮食改善，二便正常，咳喘渐平，心悸减轻。但耳鸣未止，手足关节尚有轻微胀痛，口干不思饮水，舌质稍红，白腻苔渐退，两手寸关脉仍浮。此肺气稍降，气机有宣泄之势。再本前法，用滋降兼除湿通络。

苏子（打）9g　磁石 9g　神曲 9g　牡蛎 12g　菟丝子 12g　玉竹 12g　玄参 9g　知母 9g　白芍 12g　桑枝 30g　苍术 9g　牛膝 9g　甘草 3g

服上方 4 剂后，诸症若失，自觉全身无病。后经随访，他已基本恢复健康。

三十二、胃痛（胃溃疡出血）

肝郁乘脾伤胃证

阙某，女，成年，干部。1972 年 9 月 14 日初诊。患者于三月前，因生气复加饮食不慎，致胃中急痛如针刺，口中泛酸，全身大汗，手足乏力，大便稀溏，色如黑酱。即到某医院诊治，经检查大便有隐血++++，确诊为胃溃疡出血。从此便饮食大减，只能进流体饮食，腿软无力，走路亦感困难。胃痛便血已达三月之久，才来我处就诊。

诊得脉象弦紧，舌质暗晦少苔。此为饮食不慎导致胃中不和，复加郁怒伤肝，肝郁乘脾，使脾胃损伤太过，不但使消化受阻，饮食大减，大便稀溏，全身乏力，胃中疼痛，而且出现便血现象。脉弦为肝郁，紧为痛证，舌质暗晦亦为气血不畅之征。综合脉症，应予疏肝运脾止痛兼以止血之法。故用柴胡、白芍、郁金、金铃炭、延胡索、广木香、香附、枳壳疏肝运脾以止痛；用乌贼骨、川贝母、黑姜温摄止血；加黄连以杜郁热、瓦楞子以制酸液。处方如下：

柴胡 6g　白芍 12g　郁金 9g　金铃炭 12g　延胡索 9g　广木香 6g　香附 9g　枳壳 9g　乌贼骨 12g　川贝母 9g　黑姜 6g　黄连 6g　瓦楞子 9g　3 剂

10 月 24 日二诊：服上方后，胃痛减轻，饮食增进，大便色由黑转灰，身体亦稍觉有力。再本前法加减。

金铃炭 12g　广木香 6g　厚朴 9g　黄连 6g　延胡索 9g　瓦楞子 12g　白芍 12g　吴茱萸 6g　良姜 6g　郁金 9g　香附 9g　枳壳 9g　白及 9g　川贝母 6g　乌贼骨 12g　4 剂

11月8日三诊：服上方四剂后，病情续有好转，饮食精神情况都大有改善，胃部只觉隐痛，苔上微白，关节微痛，此为夹湿所致。再按前法加入平胃散、桑枝，以除湿邪。

苍术9g　陈皮9g　厚朴9g　乌贼骨12g　川贝母6g　良姜6g　吴茱萸6g　香附9g　白芍12g　桑枝30g　延胡索9g　郁金9g　柴胡6g　甘草3g　4剂

服上方四剂后，胃痛出血现象均已停止，余症亦解，眠食正常，精神健旺。后该单位派她到省外出差，便将上药磨成粉剂，带着在途中服用。在旅途中虽食生冷硬物，亦未再复发。1972年底停药。随访至1976年5月，从未再发胃病。

三十三、腹痛

肝郁气滞，脾运不健证

张某，女，45岁，干部。1964年9月8日初诊。患者于1963年8月中旬因饮食不慎，于半夜急发右腹剧痛，其疼痛并向胸胁腰部放射。曾经西医检查，怀疑为胆囊积液。一年前曾多方求治，均未见效果。现症腹部胀痛，时发胸胁疼痛，饮食甚少，食后呃噫呕酸，头昏无神，肢软乏力，面部浮肿，皮肤青黄，口唇发绀。诊得脉象缓涩，舌质淡净少苔。

观本案患者，起因于饮食不慎，疼痛又在腹部，且有饮食甚少、食后呃噫呕酸、肢软无力、面部浮肿等脾胃症状。粗略看来，其主要症位颇似在于脾胃，但经一年来反复调整脾胃，始终未见效果，其理安在？察本案腹痛偏右，并向胸胁腰部放射，此皆足厥阴肝经所过部位。肝气太实，则该经阻滞而发为沿肝经部位疼痛。肝经郁火干胃，则发为呃噫呕酸。其肤青、唇绀、脉涩等，亦系肝气郁滞，脉流不畅所致。肝郁则乘脾，脾失健运，清阳不升，则发为头昏无神、肢软乏力、饮食甚少、面部浮肿、舌质淡净等症。故其病本在肝，而标在脾。若徒事补脾，则肝气更壅。治法当以疏肝抑肝为主，兼以运脾，待肝脾气畅，始可再议补法。故以戊己丸为主方加味治之。方中白芍伐肝泻木，使不克伤脾土。心者肝之子，实则泻其子，故用黄连泻心以平肝，吴茱萸入肝解郁；再加柴胡、青皮、刺蒺藜以疏肝行气；佐茯苓、甘草、法半夏、木香以补脾运脾。处方如下：

杭白芍18g　胡黄连4.5g　吴茱萸4.5g　炒柴胡9g　青皮9g　刺蒺

藜 9g　法半夏 9g　广木香 6g　茯苓 9g　甘草 3g

9 月 15 日二诊：服上方 4 剂后，腹部及胸胁胀痛均缓解，呃气反酸亦减，余症未去。此肝郁稍疏，宜疏肝解郁与温运脾阳并进。

炒柴胡 9g　吴茱萸（黄连水炒）4.5g　白芍 9g　青皮 9g　苍术 9g　厚朴 9g　陈皮 9g　法半夏 9g　茯苓 12g　广木香 6g　炮姜 4.5g　甘草 3g　6 剂

9 月 26 日三诊：服上方效果良好，腹痛消失，胸胁胀满亦减退，颜面浮肿已消，食欲增进。但停药数日后，又感胸胁微胀，头昏，肢软，脉象缓涩，舌苔滑润。此脾阳未充足，肝脏疏泄之力尚弱。当以补脾运脾为主，兼用疏肝之法。

党参 12g　白术 9g　茯苓 9g　法半夏 9g　广陈皮 6g　苍术 9g　厚朴 9g　广木香 4.5g　炮姜 6g　炙柴胡 9g　吴茱萸（黄连水炒）4.5g　制香附 9g　炙甘草 3g

10 月 9 日四诊：服上方 6 剂后，已无其他不适反应，但脉仍缓涩，舌质痿薄。正气仍感不足。再用益气养营、疏肝运脾法以巩固之。

党参 12g　白术 9g　茯苓 12g　当归 9g　川芎 6g　炒白芍 9g　吴茱萸 6g　香附 9g　厚朴 9g　陈皮 9g　广木香 6g　炙甘草 3g　六剂

三十四、泄泻

中阳不振，食积湿阻证（急性肠炎）

师某，男，48岁，干部。1976年6月30日初诊。患者于10多天前突发泄泻，频频登厕，昼夜20余次；形寒怕冷，手足不温，咳嗽。既往有慢性支气管炎史及低血压史。腹泻发生后，曾经某医院诊断为急性肠炎，经服痢特灵及黄连素，未见效果，乃改服中药。前医以形寒畏冷，手足不温，并参照有低血压史，认为系少阴下利，与白通汤服后虽腹泻情况稍有改善，但鼻中出血，愈服则鼻衄愈盛，乃不敢再服。经人介绍，特来求诊。现仍腹泻未止，一日三四次，泻下多为泡沫和不消化食物；不思饮食，原症仍在，小便不多；舌体胖嫩，上浮白滑苔；脉缓而迟，两尺根气尚足。

本案泄泻兼见形寒畏冷、手足不温、舌胖苔白、脉缓而迟，显系阴寒腹泻，先用黄连，更益其阴寒之气，故不能奏效。既为阴寒下利，《伤寒论》说："少阴病，下利，白通汤主之。"方中葱白、干姜、生附子，为温经通阳散寒之品，为何用之亦不中肯，反生鼻衄，其理安在？缘此病固属虚寒，然应责在土虚而非水寒，病在太阴而不在少阴。少阴证以"脉微细，但欲寐"为提纲，本案则反见脉象迟缓，而无欲寐之状，迟缓之脉结合舌体胖嫩、舌苔白滑、形寒畏冷、手足不温等症，应为中阳不振而兼湿滞之象。"脾恶湿""湿甚则濡泻"，总为脾阳不足，饮食不慎，湿从内生，故不思饮食，泻下多为不消化食物。脾为生痰之源，脾湿故多痰，痰阻气道，则发为咳嗽；脾不能散精上归于肺以通调水道，故小便短少。此为新病十余天，且两尺脉根气尚足，要即从肾治，病在中焦而取之下焦，浅从深治，而用生附子以燥下，干姜以助热，葱白以引上，虽能温阳缓泻，而亦逼血上出矣。根据以上分析，本案应以振奋中阳、运脾消积、燥湿行水为法，即为合拍。故以楂曲胃苓汤加良姜以治之。方用白术、桂枝、良姜、甘草以振奋中阳，陈皮、厚朴以运脾行气，神曲、焦山楂以消积和胃，苍术以燥湿，茯苓、猪苓、泽泻以利水。处方如下：

苍术 9g　陈皮 9g　厚朴 9g　桂枝 6g　白术 9g　茯苓 9g　猪苓 9g　泽泻 9g　良姜 6g　神曲 9g　焦山楂 9g　甘草 3g　4 剂

7 月 7 日二诊：服上方 1 剂后，泄泻即止，又续服 2 剂，自觉诸症消失，食欲大增。最近已未发咳嗽，要求处方以巩固疗效。再诊其脉虽缓而有力，舌虽微胖而已无白滑之苔。乃用六君子汤合参苓白术散以善其后。

党参 9g　白术 9g　茯苓 9g　法半夏 9g　陈皮 9g　百合 12g　桔梗 6g　山药 12g　苡仁 12g　莲子 12g　扁豆 12g　甘草 3g　砂仁 6g　4 剂

三十五、协热下利

火热伤阴，兼夹风湿证

卿某，女，12岁，农民女儿。1970年6月19日初诊。患者一月前患感冒，发热，咳嗽，经医治后，反增腹痛、腹泻，迁延失治，愈演愈烈，渐至两足不能行走，始背来我处求诊。目前仍下利不止，一日3～5次，排便时颇感肛门窘迫，热痛难忍，泻下稀溏酱色粪便，粪中带血，并夹泡沫；口渴喜饮，腹内切痛，小便黄少，发热咳喘，面白少华，唇红起裂，肌肤瘦削，身体倦怠。诊得脉浮急数，舌质干淡，苔黄微腻。此因先患感冒，本应从表解，而医者妄用攻下之法，引热入里，成此协热下利之证。《内经》说："暴注下迫，皆属于热。"其排便时肛门窘迫，是为热邪所致。雷少逸《时病论》论火泻之证，谓火泻即热泻，"其证泻出如射，粪出谷道，犹如汤热，肛门焦痛难禁，腹内鸣响而痛，痛一阵，泻一阵，泻复涩滞也。非食泻，泻后觉轻快之可比。脉必数至，舌必苔黄，溺必赤涩，口必作渴，此皆火泻之证也。"本案所表现症状，恰与这些论述相符。其粪中带血，为火热之邪，干动阴络而发；唇红起裂，为热劫津液所致。热邪伤津，下利损液，复加失血，以致筋脉失养，故两足痿软难行。其发热咳喘，脉浮急数，粪夹泡沫，为表邪未解，风气未宁之故；粪便酱溏，苔黄微腻，为热中尚夹湿邪之征。综观诸症，应为火热伤阴为主，兼夹风湿。此表邪未解、里热偏盛之证，应以葛根黄芩黄连汤为主方，随症加用药物。故用葛根、银花升透未尽之表邪，用黄芩、黄连、栀子、知母以清解内蕴之里热；用玄参、麦冬增津液以润燥气；用白芍止腹痛，且和营血；用滑石、甘草、车前仁清热利湿而不损津；用藕节通利关节，且兼止血。处方如下：

葛根 9g　黄芩 9g　黄连 6g　白芍 9g　栀子 9g　麦冬 9g　车前仁 9g　银花 9g　知母 9g　藕节 9g　滑石 9g　甘草 3g　玄参 9g

6月21日二诊：服上方2剂后，稍得微汗，肛门窘迫感已解除，泄下水液增多，此外透内泄，热邪已有出路；粪中已不带血，仍有低热微喘，脉促舌淡，舌苔黄腻，此为风湿热三者合邪伤阴之候。邪热尚盛，仍当从标治，仲景说："脉促者表未解也，喘而汗出者，葛根黄芩黄连汤主之。"故仍以上方为主。其泄下水液甚多，兼之舌苔黄腻，低热不除，为热中兼湿可知，故增入四苓引湿从小便出而止下利；加知母、玄参以养阴退热，加淮药、神曲以消食和胃。处方如下：

葛根 9g　黄芩 9g　黄连 6g　白术 9g　茯苓 9g　猪苓 9g　泽泻 9g　山药 12g　神曲 9g　知母 9g　玄参 9g　甘草 3g

6月24日三诊：服上方2剂后，腹泻即止，腹痛亦缓解。来诊前解软便一次，并无窘迫感觉，但粪中尚夹风泡；低热未退，尚有微咳，身发痒疹，面部微肿，口渴稍减，嘴唇糜烂，脉浮细数，舌苔黄腻。此湿热之邪，达归于表，由于风邪未尽，使湿热郁于肺胃所致。仿治风水之意，用解表清热利水法，不用麻黄之辛温，而多用辛凉之品。故用银花、薄荷、竹叶、葛根、蝉蜕以辛凉透表；用知母、石膏以清肺胃之热；用玄参、葛根以保津液；用滑石、茯苓以渗水利湿；加枳壳、甘草利肺止咳。处方如下：

银花 9g　薄荷 6g　竹叶 9g　蝉蜕 6g　葛根 9g　知母 9g　石膏 9g　茯苓 9g　滑石 12g　玄参 9g　枳壳 9g　甘草 3g

6月26日四诊：服上方3剂后，大便已先硬后溏，尚微夹风泡，腹已不痛；体温已恢复正常，两足已能开始行走，尚微咳身痒，脸肿渐消，嘴唇起裂，小便尚黄，不思饮食，体倦乏力。脉细不数，舌淡，黄腻苔稍减。此为邪势渐退，阴液未复之征。再本上方意加重益胃养阴。

银花 9g　蝉蜕 6g　玄参 9g　知母 9g　竹叶 9g　茯苓 9g　山药 12g　生地黄 9g　生谷芽 12g　滑石 9g　甘草 3g　芦根 9g　2剂

服上方后，诸症均基本消失，唯体瘦力乏。嘱其注意饮食调养，以助体力之恢复。

三十六、久泻

1. 久病耗气，肝郁乘脾，水湿内蕴证（肠结核）

苟某，女，41岁，干部。1972年6月15日初诊。患者自1960年起开始腹泻，时发时止。到1970年病情逐日加重，每天解稀大便数次，有时夹杂黏液水泡，有时又出现便秘情况，腹部一直胀满疼痛，肠鸣不断；胸闷嗳气，食欲不振，少气乏力，上午怕冷，每于午后即发低烧，体温在37.5～38.02℃之间，睡眠欠佳，右上腹部有一指大压痛点。曾经医院检查，诊断为溃疡性结肠炎、慢性阑尾炎、慢性肠炎、胃肠神经官能症等病。服药均未见效，乃于1970年10月8日，经医生对胃肠道进行全面检查，通过吞钡透视，食道无狭窄梗阻，贲门通畅，胃大弯在盆腔下垂6cm，胃黏膜粗大，小肠未见狭窄粘连，结肠充盈良好，回盲部亦正常，又诊断为胃下垂及慢性胃炎。服药仍未见效果，以上病情仍反复发作。1971年3月，由某医院根据其症状及以往有密切结核接触史，疑诊为肠结核。经注射链霉素及口服异烟肼后，症状有所缓解，结合检查确认为肠结核。因链霉素不能长期使用，一经停药，病情依然如故。后改服中药，除午后低烧情况有所改善外，其他症状仍未解除。

近日，她因生气而使脘腹胀痛情况加剧，大便溏薄，不思饮食，胸闷嗳气，手足清冷，面白少气，时吐清痰，失眠现象加重，舌质淡滑，脉象弦细，此为久病耗伤正气，复加肝郁乘脾，致使消化功能更加失调，难以运化水谷，不但食少便溏如故，且加重了脘腹胀痛现象；阳不化水，即聚液成痰，胃中不和，则睡眠不安。拟四君、温胆，补气和胃安神，加入疏肝运脾、温阳行水之品。处方如下：

太子参 9g　白术 9g　茯神 9g　法半夏 9g　陈皮 9g　枳实 9g　竹茹 9g　莱菔子 12g　广木香（后下）6g　白芍 12g　吴茱萸 6g　香附 9g　甘草 3g

6月25日二诊：服上方4剂后，已见显效，脘腹胀痛情况大减，便溏、失眠亦好转，余症缓解，知饥欲食。但因饮食不慎，又肠鸣大作，腹中绞痛，大便次数增多，泻下更加溏薄，粪色深黄，且夹黏液，肛门有灼热感；小便微黄，午后又复低烧，面白少神，舌质淡，上有微黄腻苔，脉象细数。此为正气不足，复伤饮食，脾虚湿聚，蕴而生热，而成湿热下利之证。此种正虚邪实之候，应本急则治其标的原则，驱邪以免其再伤正气，用葛根黄芩黄连汤合香连丸，加除湿之品治之。处方如下：

葛根 9g　黄芩 9g　黄连 6g　广木香 6g　白芍 12g　厚朴 9g　枳壳 9g　银花炭 6g　神曲 9g　苍术 9g　泽泻 9g　茯苓 9g　甘草 3g

6月27日三诊：服上方2剂后，大便情况好转，已不带黏液，亦无灼热感觉，肠鸣腹痛情况缓解；午后未见发烧。小腹微觉冷痛，少气懒言，面白无神，四肢清冷，性急易怒，饮食不佳，黄腻苔已退，舌质甚淡，脉象沉弦而细。此因湿热下利再伤气血，肝气未能条达，脾阳又复受损。拟补益气血、疏肝温脾之法，用柴芍四君加入疏肝温运养血之品。

苏条参 9g　白芍 12g　柴胡 6g　金铃炭 9g　吴茱萸 6g　茯苓 9g　白术 9g　当归 9g　香附 9g　广木香 6g　小茴香 6g　甘草 3g　4 剂

8月31日四诊：本上方意加减，续服两个月，诸症皆失。精神转佳，食欲增进，胃肠功能及睡眠基本正常。要求拟方巩固，用六君合参苓白术散加减。

泡参 9g　白术 9g　茯苓 9g　陈皮 9g　法半夏 9g　香附 9g　广木香 6g　山药 12g　莲子 12g　谷芽 12g　芡实 12g　甘草 3g

服上方 8 剂后，即停药。半年来，情况一直较好。1973 年 2 月 23 日，她说：近日受凉，前病又复发作，腹泻腹痛，饮食减少，形寒畏冷，但不似前番之剧烈，更加腰痛。因思久病伤肾，如不加意温肾扶阳，势难巩固。以后，即于 1972 年 6 月 27 日方意中，选加桑寄生、菟丝子、牛膝、楮实子、续断、干姜、良姜、五味子、肉桂、益智仁、补骨脂、艾叶等药。前后断续共诊十四次，服药数十剂。到 1974 年 2 月，她已完全恢复正常。随访至 1976 年 2 月，情况良好，未见复发。

2. 脾虚肝郁，湿热内蕴证（慢性肠炎）

陈某，女，40 岁，干部。1972 年 5 月 4 日初诊。患者腹泻十余年，曾经医院检查，确诊为慢性肠炎。突于 1972 年 3 月 19 日全身瘫软，无力支撑起床，不饥不渴，右胁疼痛，时欲呕吐，经西医诊断为急性无黄疸性肝炎、胆囊积液、内脏下垂等病。服苦寒消炎药，不但前症未减，反而腹泻益甚。经人扶持来我处求诊。见患者面色苍白，形体瘦削，语言低微，似不能接续。患者右胁疼痛，不思饮食，呕恶腹泻，形寒畏冷，小便微黄。医院检查结果：肝大 3cm，脑磷脂胆固醇絮状试验（+++），硫酸锌浊度试验 14 单位，谷丙转氨酶 230 单位，白细胞 5.4×10^{10}/L，血压 60/40mmHg。诊得脉微欲绝，舌根有细黄腻苔。

本案久患腹泻，舌根有细黄腻苔，为素有脾虚兼夹湿热之病。近月来因肝经受邪，致肝气郁滞，故有胁痛之症。肝郁则乘脾，脾虚再受克贼，使脾阳愈加不振，故见不思饮食、呕恶腹泻、形寒畏冷、面色苍白等症。本已素夹湿热，再加脾虚水饮不化，湿蕴成热，使湿热之邪胶固不解，故舌根黄腻苔不化。正虚兼夹湿热，故小便微黄，同时消化道症状亦更加剧，食少更兼腹泻；气血生化无源，故见全身瘫软，形体瘦削。此类正虚邪实之候，急应以扶正为主，而前医竟以苦寒驱邪重伤正气，故症情日益加剧。目前病情已较危重，勉拟补脾温阳、疏肝除湿之剂，意使正足而邪退，湿去则热孤。用柴芍六君子汤加味。

党参 12g　白术 9g　茯苓 9g　柴胡 6g　白芍 12g　法半夏 9g　陈皮 9g　吴茱萸 6g　良姜 9g　苍术 9g　厚朴 9g　甘草 3g

5月20日二诊：续服上方10余剂，精神大增，知饥欲食，腹泻情况也大有好转，已能步行一里多路前来就诊，右胁疼痛减轻。仍畏寒腹胀，黄腻苔稍减，脉象弦细。仍本前方意，重在疏理肝脾滞气。

柴胡 9g　白芍 12g　太子参 9g　白术 9g　茯苓 9g　厚朴 9g　广木香 6g　吴茱萸 6g　金铃炭 9g　郁金 9g　神曲 9g　甘草 3g

10月2日三诊：上方加减，续服40余剂，自觉诸症均大大缓解。8月份，曾检查肝功，脑磷脂胆固醇絮状试验（−），麝香草酚浊度试验6单位，其余各项指标亦均接近正常。乃停止服药，两月来一般情况尚好。最近因过度劳累，又有复发趋势，现感右胁疼痛，全身乏力，食少腹泻，经医院检查肝功，脑絮状试验又为（++）。舌根腻苔又复增厚，脉象弦缓。仍用疏肝除湿、补脾温阳之法治之。

党参 9g　白术 9g　茯苓 9g　柴胡 6g　白芍 9g　陈皮 9g　厚朴 9g　泽泻 9g　猪苓 9g　吴茱萸 6g　香附 6g　甘草 3g　苍术 9g

上方加减，又服40余剂。1973年1月23日，她说各症均基本消失，经医院检查肝功已完全正常。随访至1978年4月，均很少患病，10余年的慢性腹泻病也一直未发，睡眠和饮食都好，精力充沛。经西医检查，白细胞已上升至 $7.2×10^{10}$/L，内脏下垂、胆囊积液、慢性肠炎、肝炎等病均已排除。

三十七、五更泻

脾肾阳虚，心火独亢证

孙某，男，45 岁，干部。1978 年 6 月 20 日初诊。患者长期以来，在天亮前即感腹部不适，必须起床大便，才觉腹中舒畅，解出均系稀溏粪便，并兼见不消化食物。平时神疲乏力，气短懒言，腰腿酸软，心烦失眠，阳痿滑精，曾服四神丸，效果不显著。诊得脉象虚数而至数不齐，舌淡少苔，舌尖微红。

从其阳痿滑精、腰酸腿软、脉虚舌淡分析，显系肾阳不足；肾火不能温养脾土，则脾阳不振，故饮食经常不化，下注于肠而成五更泻泄之证。脾不输精，精不化气，故气短懒言，神疲乏力；且肾阳衰惫，则不能启肾中之真水以上交于心，心阴失养则心火独亢，故有心烦失眠、脉数不齐、舌尖微红之征。如此脾肾阳虚、心火独亢之重证，四神丸非不可用，但如不加重其力，并兼折心火，则断难取效。故拟四神、交泰、四君子汤加减治之。方用补骨脂、五味子、肉桂、益智仁温肾补火以养脾；吴茱萸、肉豆蔻、红参、白术、茯苓暖脾益气以止泻；少佐黄连以折心火，配合肉桂交通上下，则心烦失眠之症亦可望缓解。方中五味子、肉豆蔻温中兼涩，茯苓补中兼通。处方如下：

补骨脂 12g　五味子 6g　吴茱萸 9g　益智仁（面煨去油）12g　红参须 6g　炒白术 9g　茯苓 12g　肉豆蔻 9g　黄连 3g　肉桂末（冲服）3g

服上方 5 剂。两周后，患者来说：近 10 天之中，天明前已不觉腹中不适，每日只解大便一次，基本成形；阳痿滑精症状亦消失，精神转佳，睡眠改善，自觉一身轻快，诸症若失。随访数月，均一直稳定。

三十八、便血

心脾气血亏虚，脾不统血证

李某，男，50岁，干部。1970年11月3日初诊。患者几月前因翻车撞伤，致肝脾破裂，流血颇多，送至某医院抢救，经采取各种止血措施及输血后，暂时转危为安。但大便一直带血，长期不能治愈。来就诊时，见患者精神萎靡，少气乏力，语言低微，面色㿠白。其家属说：患者饮食甚少，思睡而难以入睡，时感心中悸动不安，记忆力锐减。诊得脉象细数，舌质淡红，舌苔花剥。

此患者因外伤失血过多，血不养心，故出现心中悸动不安、记忆力锐减、思睡而难以入睡等症。血为气之母，血少则气亦不足，因而出现精神萎靡、少气乏力、语言低微、面色㿠白等症。气虚则脾失健运，故饮食甚少，舌苔花剥；气虚不能摄血，脾虚不能统血，血妄行则发为便血；且食少则无以奉心化赤而为血，复加失血，既不能开血之源，又不能节血之流，致阴血更加衰少，故使以上症状迁延难愈。其脉象细数，舌质淡红，亦属气血不足之症。济生方用归脾汤引血归脾，虽为思虑过度、劳伤心脾而设，而此种外伤所导致的后果恰与此证相符。揆诸情理，均为心脾气血亏虚而发，故用此方加止血药以治之。

党参15g　黄芪15g　白术9g　当归9g　茯神9g　远志肉6g　木香6g　炮姜6g　大枣3枚　槐花9g　酸枣仁9g　龙眼肉9g　炙甘草3g　乌贼骨15g

11月24日二诊：续服上方8剂后，患者便血即止，经医院检查，大便中已无隐血。精神转好，饮食增进，睡眠亦改善。但说话仍少力气，语言甚低。再用培补气血，健脾益胃，少佐止血药以巩固之。

潞党参12g　黄芪15g　制首乌12g　熟地黄12g　白芍12g　炒白术9g　茯苓9g　芡实12g　山药12g　广木香6g　炮姜6g　莲子12g　甘草3g　4剂

上方加减，续服数十剂，患者自觉力气大增，眠食均好，面色已转红润，记忆力逐渐恢复，说话音量增高。在家休养了一段时间后，就上班工作。随访至1978年3月，他自觉康强如昔，只在过于劳动后，微现周身疼痛，余无异常。

三十九、赤痢（细菌性痢疾）

暑热内蕴，化火伤络证

冷某，女，25岁，工人。1972年8月15日初诊。患者近几日突然腹中阵痛，频频登圊，排便不爽，里急后重，每解必排下黏稠浓血，血色鲜红；小便亦黄涩，身热口渴。曾于14日去医院检查，诊断为细菌性痢疾。即来我处求诊。诊得两手寸关脉均洪大而数，尺脉则涩小；舌质颇红，上有黄苔。

明代戴思恭《证治要诀》说："赤痢血色鲜红或为蛇舌形而间有鲜血者，此属热痢。"故本案应以赤痢名之。此因夏日感受暑热之邪，蕴积于内，热积化火，干动阴络而下血。火热之邪充斥肠道，使肠道气机阻滞，而致腹痛、里急后重等症。其小便黄涩，身热口渴，舌红苔黄，亦属火热之象。寸关脉洪数为热、尺脉涩小，为大肠气滞。《金匮》说："下利，寸脉反浮数、尺中自涩者，必圊脓血。"颇与此脉症相符。

近代医学之痢疾，与中医学所称之痢疾，从名称和症状表现均相似。本案通过科学检查，证实为细菌性痢疾。近代医学认为此种菌痢的全身症状，为痢疾杆菌在肠液内大量繁殖，并产生内毒素，引起肠壁炎症和全身毒血症。我在这一启示下，治此种类型的赤痢，必重用清热解毒药物。刘河间说："行血则便脓自愈，调气则后重自除。"经本人验证，确属经验之谈。故本案行血调气药亦不可少。以古方白头翁汤合芍药汤加减，恰中本案病机。故用白头翁、秦皮、黄连、黄芩、银花炭清热解毒；用木香、槟榔、厚朴、枳壳调气；用当归行血；用白芍、甘草和中以止腹痛。处方如下：

白头翁 12g　秦皮 9g　黄连 6g　黄芩 9g　银花炭 9g　槟榔 9g　木香 6g　厚朴 9g　枳壳 9g　当归 9g　白芍 12g　甘草 3g

服上方 2 剂后，诸症即消失。1974 年 7 月，患者的爱人黄某患赤痢，所出现症状亦与本案相同，也用本方 2 剂，即告痊愈。

本方对赤痢证曾经屡试屡验，因疗效显著，故记录以待研究。

四十、久痢（慢性全结肠炎）

湿热久蕴化毒证

赵某，男，42岁，干部。1973年10月13日初诊。患者以往即有阿米巴痢疾病史，曾辗转就医，差为痊可。1972年因病胸痞食减，腹痛肠鸣，里急后重，痢下黄黑黏稠脓便，腹内灼热，夜不能寐。于当地医院治疗，未获效验。1973年赴成都就医，初服苦辛透泄、开郁涤热方数剂，诸病悉减；续服则病仍如故。1973年9月7日，到某医院作吞钡检查，其结果为："食道正常，胃十二指肠及空回肠各段均充填显示良好，未见病变。服药后7小时，见全结肠均充填显示不良，各肠袋消失变形，有大小不等之'分节'现象，并见有'细线样'纹形，尤以降结肠段为著。钡剂通过快速，10小时观察，钡剂已排除80%。"诊断为慢性全结肠炎。

目前仍腹痛肠鸣，腹中灼热，腹泻涩滞不利，粪便稠秽并带黏液，胸中痞闷。诊得脉象两关弦数，舌苔黄而微腻。此应属久痢之证。

古人治白痢多从湿治，治久痢多从虚治。本案有其特殊规律，如用通套治法，则病难速已。患者久蕴湿热之象反应比较明显。但由于湿热久蕴，已成热重于湿之象，观其脉数、苔黄微腻、腹中灼热、排便稠秽等已见一般。且湿热之邪蕴积过久，极易化毒，腐蚀肠道而成热毒痢疾。若徒事清利湿热，而不解毒，则病将难痊。且湿热阻滞肠道，使气机升降失其常度，故出现胸中痞闷、腹痛肠鸣、排便不爽、两关脉弦等气滞不通之象。

本案虽属久痢，正气固已受损，但其人禀赋尚厚，纵有虚象，亦当以末治之。当前邪势如此嚣张，如不以祛邪为主，则将有养痈成患、反伤正气之弊，盖祛邪即所以扶正也。治法以白头翁、黄连、黄芩、芦根清热兼以解毒；苡仁、木通渗湿即以涤热；枳壳、广木香调气以宽肠道；白芍、甘草和中且止腹痛；葛根以升清，大黄以降浊。处方如下：

白头翁 12g　苡仁 24g　黄连 6g　黄芩 9g　葛根 9g　白芍 12g　大黄（酒炒）9g　枳壳 9g　芦根 15g　木通 9g　广木香 6g　甘草 3g

11 月 29 日二诊：服上方 20 余剂，腹内灼热渐消，泻痢次数亦减，有时粪中仍带黏液，腹尚微痛，口中干苦而不欲饮水，苔仍微黄腻。仍本前方意，加入乌贼骨宣通血脉，以止腹痛；增入天花粉生津止渴，且除湿热。处方如下：

葛根 9g　黄连 6g　黄芩 9g　枳实 9g　厚朴 9g　茵陈 12g　白头翁 15g　乌贼骨 9g　知母 9g　芦根 15g　天花粉 9g　广木香 6g　酒炒大黄 9g　甘草 3g

12 月 20 日三诊：续服上方 10 余剂，诸症又有减轻。患者自郫县来成都，因途中感冒，致头痛，憎寒发热，饮食减少，腹中急痛，且泻痢涩滞，肛门灼热，粪便酸臭，脉象濡数，舌赤，苔薄白而滑腻。此为湿遏热伏，表邪外束之证。拟和中解表、芳化清热渗湿法。

藿香 9g　佩兰叶 9g　薄荷 9g　葛根 9g　黄芩 9g　黄连 6g　砂仁 6g　神曲 9g　六一散 12g　广木香 6g　银花 12g　苡仁 15g　白头翁 12g

1974 年 1 月 12 日四诊：服上方数剂后，外证已解，已无头痛憎寒发热等症，腹痛亦止，饮食改善。但觉胸腹胁肋胀满，泻下肛门窘迫，粪仍秽臭。此属湿热郁毒，肝脾气滞之象。仍本初诊用意，加入柴胡、刺蒺藜以疏肝，银花、连翘以解毒。处方如下：

柴胡 9g　黄连 6g　黄芩 9g　酒炒大黄 6g　茵陈 9g　刺蒺藜
12g　厚朴 9g　枳实 9g　瓜冬仁 12g　广木香 6g　银花 15g　连翘
9g　木通 6g　甘草 3g

服上方 10 余剂，诸症大减。现觉腹泻不爽，粪便中尚微带黏液，
是为湿热之余氛，胶阻曲肠故也。效不更方意，再按原法重加败酱草以
解热毒。

葛根 9g　黄芩 9g　黄连 6g　广木香 6g　枳壳 9g　厚朴 9g　秦皮
9g　白芍 12g　银花炭 9g　冬瓜仁 12g　苡仁 15g　败酱草 15g

服上方 10 余剂后，即诸症痊愈，食欲增进。后即停药，嘱其注意
饮食调摄。随访至 1976 年 4 月，已健康如昔，从事工作已无衰惫之感。

（本案病历承郫县战旗公社医院梁文骥医生记录和随访，特致
谢意。）

四十一、肠痈（慢性阑尾炎）

寒凝肝经，气血瘀滞证

吴某，女，成年，学生。1970年10月3日初诊。患者长期以来少腹右侧发痛，时痛时止，痛时则腹皮紧急，以手按之则痛减；身不发热，大便不畅。曾经西医检查，诊断为慢性阑尾炎。诊得脉沉弦而数，舌淡红无苔。《金匮》说："肠痈之为病，其身甲错，腹皮急，按之濡，如肿状，腹如积聚，身无热，脉数，此为肠内有痈。"此乃对肠痈阴证的描述，而本案所反应症状，多与此论述相吻合，故应属肠痈的范畴。沈目南认为此种无热之阴证，"乃阳气衰微，阴寒凝滞气血"而发。《金匮》以薏苡仁附子败酱散治疗此种证型，用附子行阳散寒，败酱排瘀解毒，薏苡仁渗湿以杜其郁热。揆诸本证，固为阴寒凝滞气血，但从少腹右侧发痛、脉沉弦而数、大便不畅等症看来，以凝滞肝经为主，且有化热之势。以附子之大温，恐嫌太燥，故改用吴茱萸、花椒、小茴香以温肝疏气，金铃炭、青皮以行小腹滞气，丹皮以活肝经之血；再加白芍和营止痛，并监制诸药之辛。其大便不畅，是木横侮土、胃气不降之故，故用木香、槟榔、枳实行气降胃以通便。因无肌肤甲错和腐溃成脓之症，故不用败酱草之苦寒，而用银花炭、甘草甘凉以解郁毒；因大便不畅，不宜过于渗利，故不用苡仁，而用冬瓜仁化郁热，且有下气通便之能。此学古而不泥于古，必须根据具体情况作具体处理，方能切中病情。处方如下：

吴茱萸6g　金铃炭9g　小茴香6g　青皮9g　木香6g　槟榔9g　枳实9g　冬瓜仁12g　银花炭9g　丹皮9g　花椒10粒　白芍

9g　甘草 3g

10 月 13 日二诊：服上方 4 剂后，腹痛大减，排便畅通，舌质转红，脉象已不似前之弦数而沉，右下腹在下午和晚上尚有轻微隐痛。此瘀滞尚未全消，仍本前方意稍去辛温，酌加行血之品。

银花炭 9g　丹皮 9g　金铃炭 12g　小茴香 6g　枳实 9g　苡仁 9g　吴茱萸 6g　青皮 9g　冬瓜仁 12g　桃仁 6g　赤芍 9g　甘草 3g

服上方 4 剂后，诸症消失。后经随访，未见复发。

四十二、疝气

1. 肾阴亏耗，肝气郁滞证（慢性睾丸炎）

周某，男，35 岁，干部。1968 年 5 月 11 日初诊。患者阴囊肿大已一年余，皮色如常，手触之似有核块；近几月自觉两侧少腹疼痛。平时并有腰膝酸软，耳鸣，头晕，多梦，遗精等症。曾经西医检查，诊断为慢性睾丸炎、输精管炎等病。多方治疗，未见效果。诊得脉象寸关浮大，两尺脉弱；舌质红淡少苔。

从其腹痛、阴肿看来，应属中医疝气病范畴。但从其腰膝酸软、耳鸣，头晕、多梦，遗精，寸关脉浮、两尺脉弱，舌红少苔等症观察，又显系肾阴不足之候。治疗此种疝气，切忌概用通套疏肝行气消疝药物，因香燥行气之品转致伤阴耗液，此其所以长期不能治愈也。《圣济总录》说："嗜欲劳伤，肾水涸竭，无以滋荣肝气，故留滞内结，发为阴疝之病。"足厥阴肝经之脉环阴器，抵少腹。本案少腹疼痛，阴囊肿大，固属肝气留滞，但其源则为肾水枯竭，无以滋荣肝气所致。故肾阴亏耗为本，肝气郁滞是标，如本末倒置，则病将难瘥。因此，用六味地黄滋养肾阴为主，只用一味金铃子疏理少腹滞气，加牡蛎咸寒软坚以散结块，并加强滋阴潜阳作用。处方如下：

生地黄 12g　丹皮 9g　枣皮 9g　山药 15g　泽泻 9g　茯苓 9g　金铃子 12g　牡蛎 12g

5 月 27 日二诊：服上方 4 剂后，自觉效果明显，即续服 10 余剂。已未见遗精，腰膝颇感有力，头晕、耳鸣、多梦等症亦相应好转，少腹仅微有隐痛，阴囊肿处亦觉变软变小。但最近又觉胃中隐痛，欲食又不敢多食，询之则以往曾患胃溃疡病。看来用药稍偏阴柔，恐阴药损胃而引动宿疾。上方加良附丸以兼顾之。

生地黄 9g　丹皮 9g　枣皮 9g　山药 12g　泽泻 9g　茯苓 9g　金铃炭 12g　牡蛎 12g　良姜 6g　香附 9g　四剂

6 月 6 日三诊：续服上方八剂，病情大减，胃已不痛，饮食转佳，精神健旺，小腹已无痛感，阴囊变软，只稍有肿胀。虽药证相投，但阴易耗而难养，宜本上方意加强滋肾软坚，用丸方以巩固疗效。

生地黄 30g　丹皮 21g　枣皮 30g　山药 30g　泽泻 21g　茯苓30g　金铃炭 30g　牡蛎 30g　瓦楞子 30g　玄参 30g　良姜 12g　香附24g　黄柏 15g　青皮 21g　荔枝核 30g

上方药物共研细末，炼蜂蜜为丸，每丸重 9g。每日早、晚用温开水各冲服一丸。

2. 肝经湿热，血热气滞证

段某，男，1 岁。1971 年 1 月 18 日初诊。患者阴囊肿大，小腹膨胀，昼夜啼哭；遍身发疹，午后发烧，小便色黄，解入痰盂中泡沫甚多。风气二关指纹略紫，舌中有一团黄腻苔。观其舌心黄腻，午后发热，小便黄稠，指纹略紫，应为湿热之征；遍身发疹为湿热侵入血分；湿热下流少腹阴部，气机阻滞，发为阴囊肿大、少腹膨胀等症。气行不畅则生疼痛，故昼夜啼哭不止。此应属中医疝气病范畴。因疼痛啼哭较剧，宜标本同治。先予行气消疝，清热除湿法。用金铃炭、青皮、小茴香、橘核、荔枝核疏肝行气以消疝，苍术、黄连、苡仁清热除湿以治肿，白芍止痛和营，知母清热护阴。处方如下：

金铃炭 6g　青皮 3g　小茴香 3g　橘核 6g　荔枝核 6g　苍术

3g 黄连 3g 苡仁 6g 白芍 6g 知母 6g

2月4日二诊：服上方 4 剂后，患者囊肿渐消，疹子稍退，啼哭已止。乃停药数日。疹子又复增加，仍午后发热，少腹仍胀，口唇干燥，小便色黄，大便酱溏。此湿热深伏，应予气血两清兼疏滞气。

银花 6g 土茯苓 6g 蒲公英 6g 黄连 3g 知母 6g 生地黄 6g 丹皮 6g 广木香 3g 金铃子 6g 莱菔子 6g 玄参 6g 白芍 6g 甘草 3g

2月10日三诊：服上方 2 剂后，患者各症稍缓。因居住相隔二十余里，来诊不便，乃于就地求医，予刚燥药，遂致高烧、抽搐、昏迷，又抱来我处求诊。患者阴囊肿大全消，仍遍身发疹，神识不清，指纹深紫。此湿热化燥，郁毒内蒙心窍，营血耗损之候。治宜清宫养营，涤热解毒。

银花 6g 连翘 6g 莲子心 3g 大青叶 6g 蒲公英 6g 青蒿 6g 知母 6g 芦根 6g 白芍 6g 丹皮 6g 生地黄 6g 生谷芽 9g

2月23日四诊：上方续服 3 剂后，即热退神清，诸症亦基本痊愈。只唇干、便结，此热病伤阴所致。用益胃增液法，以善其后。

玄参 6g 麦冬 6g 竹茹 6g 枳实 6g 沙参 6g 石斛 6g 天花粉 6g 芡实 6g 莲子 6g 甘草 3g 3 剂

四十三、胆胀（慢性胆囊炎）

湿热久羁，肝胆郁滞，脾运失常，气血受损证

关某，女，30 岁，工人。1971 年 2 月 23 日初诊。患者患慢性胆囊炎多年，长期反复低烧，右胁下胀痛，胸闷不舒，嗳气频频，少食恶心，口中干苦，心慌气紧，全身发痒，坐卧不安，四肢乏力，小便发黄。诊得脉象弦细，舌质甚淡，上有细黄腻苔。

《灵枢·胀论》说："胆胀者，胁下痛胀，口中苦，善太息。"本案右胁下胀痛，嗳气频频，口中干苦，恰与此相合，故应以胆胀名之。《灵枢·经脉》说："胆足少阳之脉，……下胸中，贯膈，络肝属胆，循胁里……其直者，从缺盆下腋，循胸过季肋……"由于胆经气滞，胸隔胁肋部位气机不畅，故出现右胁胀痛、胸闷不舒、嗳气频频、心慌气紧等症。缘胆气之滞，实由于湿热久羁之故。观其反复低烧，全身发痒，小便发黄，苔黄细腻，即可知矣。胆气郁热，故口中干苦；肝胆相连，木横侮土，脾土受克，健运失常，故见食少恶心；久病正气耗损，故舌质甚淡，四肢乏力。综观诸症，此病应为湿热久羁，肝胆郁滞，脾运失常，气血受损之证。治当疏肝利胆，清热除湿，运脾降逆，补益气血，用逍遥散、柴芍六君子汤、金铃子散加减。方中柴胡、金铃炭、延胡索、刺蒺藜疏肝利胆；茵陈、枯黄芩清热除湿以利胆；法半夏、枳实运脾降逆；加泡参、白术、茯苓以补气，当归、白芍、川芎以养血。

柴胡 6g　刺蒺藜 12g　金铃炭 12g　延胡索 9g　枯黄芩 9g　法半夏 9g　枳实 9g　泡参 9g　白术 9g　茯苓 9g　当归 9g　白芍 12g　4 剂

3月3日二诊：近几日来未见低烧，自觉精神好转，心情较舒畅，右胁痛稍减。仍食少恶心，身痒尿黄，睡眠欠佳，脉微浮弦，舌上仍有细黄腻苔。此气血稍旺，应重在清热除湿，疏肝利胆，兼顾气阴。用茵陈四苓散加减。

茵陈 12g　白术 9g　茯苓 9g　泽泻 9g　豆卷 12g　桑枝 30g　木通 6g　刺蒺藜 12g　丹皮 9g　郁金 9g　知母 9g　白芍 12g　4剂

3月9日三诊：右胁已不疼痛，舌上细腻苔渐退，小便不黄，身痒微减，知饥欲食，但食后胀闷。睡眠尚差，时发心慌，午后精神欠佳。此湿热渐退，肝胆稍舒，但渗利有损阴之虞。在上方意中，加二至丸，以护阴液。

茵陈 12g　苍术 9g　茯苓 9g　泽泻 9g　豆卷 12g　桑枝 30g　刺蒺藜 12g　丹皮 9g　郁金 9g　知母 9g　女贞子 12g　旱莲草 12g

3月17日四诊：服上方4剂后，自觉诸症大减，因故停药数日。现饮食已恢复正常，右胁不痛，只在午后觉胸闷胁胀，身痒续退。口已不苦，但渴不欲饮，脉微弦数，舌质干红，细黄腻苔续退。仍属邪退阴伤。再本上方意中，加重育阴之品。

茵陈 12g　茯苓 9g　泽泻 9g　豆卷 12g　刺蒺藜 12g　丹皮 9g　金铃炭 12g　白芍 12g　郁金 9g　玉竹 12g　石斛 9g　女贞子 12g　知母 9g　4剂

3月25日五诊：各症续减，在服药过程中始终未再见低烧，饮食正常，精神充沛，小便不黄，舌上细腻苔已基本消退，身痒轻微：上午不觉胁胀、胸闷，只在下午微有感觉；脉微浮弦。仍本上方意减去渗利药，重在疏肝育阴，兼以顾气。

刺蒺藜 12g　丹皮 9g　金铃炭 12g　郁金 9g　白芍 12g　女贞子

12g 旱莲草12g 玉竹12g 制首乌15g 泡参12g 茵陈12g 木通
6g 甘草3g

服上方6剂后，患者身体即基本恢复正常，虽紧张剧烈劳动，亦未
见反复。

四十四、黄疸（胆结石）

湿郁化热，湿重于热证

肖某，女，成年，居民。1970年5月16日初诊。患者因长期忧郁，面目及周身逐渐发黄，近年来巩膜及全身已变为深黄而晦暗，且周身发痒，饮食少味，腹部胀满，睡眠不好，头昏如裹，大便稀溏，小便黄少，周身乏力，行走困难，曾经西医检查，诊断为胆结石。诊得满舌白腻而中心微黄，脉象濡弱。缘此病生于长期忧郁，使气滞而水湿不运，日渐蕴热。就目前诸症观察，应属湿重热轻。宋代杨士瀛《仁斋直指方》在论黄疸中说："自本自根，未有非热非湿而能致病者也。湿也。热也，又岂无轻重之别乎？湿气胜则如熏黄而晦。"湿蒙清阳，则头昏如裹；湿困脾运，则饮食少味，腹部胀满，大便稀溏；脾胃不和，则睡眠不安；湿郁于肌肉四肢，故周身发痒，四肢乏力。其小便黄少、舌腻微黄、脉象濡弱等亦符湿郁化热，湿重于热之证。治法当以除湿为主，清热次之，佐以疏肝健胃。古代以茵陈五苓散治疗此证，甚为合拍。吾意以苍术更白术，则走表燥湿之力更强；不用桂枝而用肉桂，更能加强膀胱气化而行水湿；再加车前仁以利尿，白芍、郁金以调肝解郁，鸡内金、甘草以健胃化石。处方如下：

茵陈12g　肉桂末（冲）3g　茯苓9g　泽泻9g　猪苓9g　苍术9g　白芍9g　郁金9g　鸡内金9g　车前仁9g　甘草3g

6月7日二诊：续服上方10剂后，诸症均有改善，饮食增进，精神转好；尿量增加，但仍黄浑。仍本前法加减。

茵陈12g　苍术9g　白术9g　茯苓9g　泽泻9g　车前仁9g　石韦

9g　萆薢 9g　鸡内金 6g　金钱草 15g　枳壳 9g　甘草 3g

7月 15 日三诊：续服上方 10 余剂后，更觉诸症减缓，目黄、身黄大退。但有时感心慌心悸，午后发烧，小便仍黄，舌上腻苔渐退。此湿热虽得缓解，但阴分稍有损伤。因湿热未尽，补阴则嫌滋腻，故仍本前方，去掉苦燥，加重疏理，兼顾阴分。

茵陈 12g　白术 9g　茯苓 9g　猪苓 9g　泽泻 9g　鸡内金 6g　枳壳 9g　满天星 15g　郁金 9g　金铃炭 12g　金钱草 15g　青皮 9g　丹参 12g　甘草 3g

续服上方 10 余剂后，身黄、目黄已去，诸症亦消失。经医院检查，胆囊结石已排除。自觉阴分尚亏，即停药用饮食调理。随访 3 年，她健康如常人。

四十五、黑疸（阿狄森病）

肝肾阴虚，营血衰少，津亏液耗，血行滞涩证

王某，女，39 岁，医生。1974 年 6 月 15 日初诊。患者头部昏痛，骨节酸软，长期失眠，肌肉眴动，足肚抽筋，眼胀，耳鸣，腰部酸痛，小便黄少，皮肤干燥，头发易落，口渴心慌，色素沉着，月经一般均提前七八天。经某医院检查 24 小时尿，17- 羟类固醇为 3.6mg，17- 酮类固醇为 5.6mg，确诊为阿狄森氏病。长期未能治愈，病情续有发展。观其肌肉瘦削，面色黧黑，上下牙龈及手中纹路均带黑色，两手微颤动，舌质干而暗晦，脉象沉细。

此属中医之黑疸病范畴。其主要病机为肝肾阴亏，营血不足。由于肾主骨，在色为黑，开窍于耳，其华在发，发为血之余，腰为肾之府，故肾脏之阴血不足即出现骨节酸软、面部和牙龈及手中纹路均带黑色、耳鸣发落、腰部酸痛等症状。由于肝主筋，藏魂，在窍为目，足厥阴肝经上连颠顶，故肝脏之阴血不足即出现转筋、失眠、眼胀、头部昏痛等症状。且血不养心，则心中慌乱；血不营于肌肉四肢，则发生眴动抖颤等现象。阴虚则津液不足，故产生口渴及皮肤干燥等现症；阴虚生内热，故有经期提前、小便黄少等症状出现；热烁肌肉，故瘦削不堪，使阴血更加损耗，而病情也更加发展。其舌干而暗晦，脉沉而细弱，为阴血不足、气血滞涩之象。

综合脉症分析，诊断为肝肾阴虚，营血衰少，津亏液耗，血行滞涩。确定的治则是养阴生津，益血通络。用生地黄、白芍，女贞子、旱莲草、枸杞子、牡蛎以养肝肾之阴而益血；因防其大队阴药损阳，故佐淫羊藿强阳以配阴；天花粉、山药益胃生津；丹参、桑枝，秦艽、牛膝、丹皮以行血通络而兼顾阴分；泽泻通利小便而不损阴。处方如下：

生地黄 12g　白芍 12g　女贞子 12g　旱莲草 12g　枸杞子 9g　牡蛎 12g　淫羊藿 9g　天花粉 12g　山药 15g　丹参 12g　桑枝 30g　秦艽 9g　牛膝 9g　丹皮 9g　泽泻 9g

6 月 27 日二诊：服上方 10 剂后，病情有显著好转。面部、牙龈、手纹黑色均转淡，头部昏痛、手颤、口干均基本消失；心慌已缓解，脉搏每分钟 80～90 次；眼胀、失眠、肌肉瞤动、足肚抽筋等现象亦有减轻。时值经期，只比正常经期提前两天。右耳已不鸣，只左耳尚鸣；小便较前通利，呈淡黄色。腰膝仍酸痛，落发现象尚存在，食欲不振，脉象仍沉细。前用养阴益血通络之法已见效果。

观其诸症缓解，经期已提前不多，尿色转淡，知其阴血有来复之象，水升火降。当此之际，用药如果过于阴柔，恐有补阴碍阳之弊，故应在前方意中，去掉部分阴药，将生地黄改为熟地黄；加入当归、枣皮、菟丝子、续断等微温之品以养肝肾而益营血；用四物、六味地黄汤加减并佐以通络。处方如下：

当归 9g　白芍 12g　熟地黄 12g　丹皮 9g　茯苓 9g　泽泻 9g　枣皮 9g　山药 12g　秦艽 9g　菟丝子 12g　续断 9g　桑寄生 16g　丹参 12g　枸杞子 9g　牛膝 9g

7 月 12 日三诊：服上方 10 剂后，诸症又有所改善，眼胀、耳鸣等现象已全部消失，色素沉着又有减轻。但仍觉腰痛、身软、口干，大便日行二次；脉已不沉，但仍细弱。此虽阴液渐复而阳气又嫌不足，拟用阴阳气血平调、脾肾双补之法。

泡参 12g　茯苓 9g　益智仁 9g　菟丝子 12g　女贞子 12g　旱莲

草 12g　丹参 9g　白芍 12g　山药 12g　莲子 12g　桑寄生 15g　续断 9g　秦艽 9g　甘草 3g

上方加减，续服 40 余剂，诸症即基本消失。

1975 年 2 月 28 日，她说，全身已无明显症状。牙龈、面部及手纹黑色均已消失。体重增加，肌肤润泽，精神饱满，已能正常工作和学习。随访至 1975 年 10 月，其身体状况均较稳定。

四十六、肥气（肝硬化）

1. 肝郁脾虚，气结血瘀，兼夹湿热证

章某，女，35岁，干部。1970年4月24日初诊。患者1960年即患肝炎，迁延日久，即转为慢性肝炎。几年来，曾急性发作4次，肝脾逐渐肿大，经西医诊断为早期肝硬化。目前两胁下胀痛、微突，腰部疼痛，饮食甚少，口中乏味，食糖亦觉口苦，睡眠不好，多梦易惊，精神萎靡，四肢乏力，全身微肿，小便色黄，月经推迟。诊得脉象弦细而迟，舌质淡，上有水黄苔。《灵枢·邪气脏腑病形》说："微急为肥气，在胁下，若覆杯。"本案两胁下胀痛微突，应属古之肥气范畴。《难经·五十六难》说："肝之积，名曰肥气。"故肥气的主要病理，为肝气郁积可知。本案因长期患肝病迁延失治，气结血郁，使肝脏日益肿大变硬，故有胁痛微突之症。《素问·经脉》说："肝足厥阴之脉是动则病腰痛，不可以俛仰。"以肝肾同源，肝病经脉失养，故见腰部酸痛；肝经入毛中，过阴器，抵小腹，肝经气滞，故月经推迟；肝为藏魂之脏，肝病则魂不能藏，故有睡眠不好、多梦易惊之症；肝郁则乘脾，脾虚则健运失常，故见饮食减少、口中乏味、精神萎靡、四肢乏力、全身微肿等症；肝气郁热，故口苦、尿黄。其脉弦细而迟，舌质淡、上有水黄苔，亦是肝郁脾虚，兼夹湿热之象。此种虚中夹实之证，最忌恣意攻伐，以免重伤其正气，只宜以疏肝理气、活血软坚、补气运脾，兼除湿热为法。疏肝用柴胡、郁金、刺蒺藜，加白芍以取其疏中有敛；活血用桃仁、延胡索、丹参，加鳖甲、牡蛎以取其行中兼软；补气用党参、甘草，加枳壳以取其补中且散；用茵陈以涤兼夹之湿热。处方如下：

柴胡 9g　刺蒺藜 12g　郁金 9g　白芍 12g　桃仁 6g　丹参 12g　延胡索 9g　酥鳖甲 12g　牡蛎 12g　党参 9g　枳壳 9g　茵陈 12g　甘草 3g

5月27日二诊：服上方4剂后，自觉两胁痛缓，睡眠转好，饮食增加，舌上黄苔已去。但尚觉头眩，易怒，多食则恶心，身体困倦无力，脉仍弦细而弱，舌质淡、中微带青色。此肝气稍舒，郁热已解，脾神尚属困顿。前方意中加重扶持脾阳，缓缓图治。

党参 12g　白术 9g　茯苓 12g　刺蒺藜 12g　丹参 12g　白芍 12g　酥鳖甲 12g　枳壳 9g　郁金 9g　川芎 6g　桃仁 6g　鸡内金 9g　青皮 9g　甘草 3g　4剂

后来患者离开成都，用以上两方交替服用，共服药一百多剂。半年后，她来我家时说：诸症全消失。经医院检查，肝脾均正常，身体已较健康。

2. 肝郁湿热，困脾伤阴证

傅某，男，成年，教师。1972年9月15日初诊。患者于两月前发生急腹痛及胁痛，经西医检查，证实其存在少量腹水。两月来，曾服双氢克尿塞、肝乐、肌醇、康得宁、力勃隆、谷氨酸等西药，并曾静脉注射葡萄糖及大剂量维生素C，除腹痛有所缓解外，胁痛一直未减，并伴有胸闷腹胀，食欲不振，大便溏薄，小便茶色，睡眠甚差，周身乏力等症。据最近医院检查，肝在肋下 1cm，剑下 2.5cm，血清谷一丙转氨酶100，肝脏中等硬度，已确诊为肝硬化病。诊得脉象浮弦而细，满舌黄腻苔，舌心微有裂纹。

综观诸症，应属中医肥气病范畴，其病机为肝郁湿热，并有伤阴之势。胸胁为肝经所过，肝气郁滞，故见胸闷胁痛，脉弦；木横侮土，湿热困脾故见食欲不振、腹部胀满、大便溏薄、小便茶色、周身乏力、满舌黄腻苔等症。其睡眠甚差，脉象浮细，舌有裂纹，为湿热久羁，伤及阴分之象。此证疏肝不宜劫阴，除湿宜用甘淡，清热宜用甘凉。宜以疏肝清热除湿兼顾阴分为法。故用刺蒺藜、郁金、青皮以疏肝气，佐少许薤白开胸痹，而行水之上源；用法半夏、茯苓、冬瓜仁运脾，而除中焦之湿热；用知母、泽泻、芦根引导湿热从小便出，而兼以保津；再加豆卷、桑枝通络除湿，以健筋骨。处方如下：

刺蒺藜 12g 青皮 9g 郁金 9g 薤白 6g 法半夏 9g 茯苓 9g 冬瓜仁 12g 知母 9g 泽泻 9g 芦根 9g 豆卷 9g 桑枝 30g 甘草 3g 8 剂

9 月 27 日二诊：服上方 8 剂后，食欲有所增进，四肢较前有力。仍胁痛腹胀，口干乏津。上方意中加重疏肝运脾行水，兼以保津。

刺蒺藜 12g 郁金 9g 青皮 9g 薤白 6g 金铃炭 12g 厚朴 9g 茯苓 9g 木通 6g 槟榔 9g 茵陈 12g 天花粉 12g 甘草 3g 六剂

10 月 6 日三诊：患者胸闷已除，胁痛、腹胀稍减，精神再增。续用上法。

刺蒺藜 10g 丹皮 9g 白芍 12g 厚朴 9g 槟榔 9g 香附 9g 茵陈 12g 白术 9g 茯苓 9g 泽泻 9g 郁金 9g 冬瓜仁 12g 芦根 9g 甘草 3g 8 剂

10 月 18 日四诊：胁痛、腹胀再减，但胁间仍觉不适。经西医检查，肝脏仍属中等硬度。上方意中增强疏肝之力，并加入软坚散结之品。

酥鳖甲 12g 牡蛎 12g 丹参 9g 茵陈 12g 柴胡 6g 白芍 12g 郁金 9g 茯苓 9g 香附 9g 枳壳 9g 芦根 9g 厚朴 9g 甘草 3g

11 月 4 日五诊：续服上方 22 剂，自觉肝脏有变软趋势，近来睡眠稍差，又觉口中干燥。仍本上方意加意顾护阴液。

酥鳖甲 12g　天花粉 9g　茯苓 9g　厚朴 9g　牡蛎 12g　青皮 9g　茵陈 12g　枳实 9g　刺蒺藜 12g　丹皮 9g　钩藤 12g　甘草 3g

1973 年 2 月 21 日六诊：服上方 10 剂后，感受良好，乃续服五十余剂，自觉诸症减缓。仍本上方加减。

酥鳖甲 9g　牡蛎 12g　丹参 9g　郁金 9g　枳壳 9g　瓜壳 12g　金铃炭 9g　白芍 12g　厚朴 9g　茵陈 12g　茯苓 9g　天花粉 12g　鸡内金 9g　甘草 3g

4 月 27 日七诊：续服上方约 40 剂，自 5 月份开始，胁痛、腹胀已愈，食欲大增，每餐可进三四两饮食，大便正常。小便呈淡黄色，睡眠较好。经医院检查肝功，已全部正常。只有时自感胁间有轻度不适。从 3 月开始，改全休为半休，每周去学校上九节课，并参加政治学习。再要求处方，以巩固疗效。

酥鳖甲 12g　牡蛎 9g　天花粉 12g　茯苓 12g　冬瓜仁 12g　白芍 12g　刺蒺藜 21g　枳壳 9g　厚朴 9g　郁金 9g　茵陈 12g　金铃炭 12g　丹参 12g　甘草 3g　10 剂

1979 年 2 月份随访，据他说上方曾继续服至 1975 年，每年检查肝功均属正常，肝硬化病已基本治愈。目前心情舒畅，眠食均佳，二便正常，面色荣润，体重增加。只在过度劳累后，肝区尚有轻度不适，但休息一晚上便复原了。1976 年以后，已全天上班。

四十七、肥气（肝脾肿大）

阴虚肝郁脾滞，兼夹湿热证

赵某，女，30岁，教师。1970年11月25日初诊。患者长期两胁胀痛，饮食不佳，大便溏薄，小便黄少，头晕耳鸣，心慌心悸，夜多噩梦，午后低烧，眼周围有黑圈，腹部两侧有包块突起，形体消瘦。经西医检查，肝脾肿大，肝脏中等硬度。诊得脉象弦细；舌质淡红，上有黄腻苔。本案肝脾肿大突起，应属中医肥气病范畴。究其病理，长期两胁胀痛，腹部两侧突起，眼周黑圈应为肝经气滞血阻之象；饮食不佳，大便溏薄，小便黄少，形体消瘦，应为肝郁脾滞、湿热内聚之征；头晕耳鸣，夜多噩梦，午后低烧，又为肝脏阴亏阳亢所致。肝病及心，故见心慌心悸。其脉象弦细，舌质淡红，上有黄腻苔，亦符阴虚肝郁，兼夹湿热之候。故当以疏肝运脾，活血软坚，育阴潜阳，兼利湿热之法治之。处方如下：

刺蒺藜12g　丹皮9g　茵陈12g　银柴胡9g　牡蛎12g　酥鳖甲12g　金铃炭12g　桃仁6g　丹参9g　白芍12g　女贞子12g　旱莲草12g　枳实9g

12月12日二诊：续服上方4剂后，自觉腹部两侧包块减小，两胁仍痛，背心并有冷痛感，消化不好，腹内胀气，少气乏力，面色㿠白，小便不黄，舌上细黄腻苔退减，舌质仍淡，脉仍弦细。此久病正虚，阴药过量，有损阳气。改用疏肝扶脾，补益气血之法。

当归9g　白芍12g　党参12g　白术9g　茯苓9g　制首乌12g　女贞子12g　法半夏9g　金铃子12g　延胡索9g　甘草3g　柴胡9g　4剂

12月24日三诊：患者诸症略减，饮食稍好，精神转佳，疼痛减缓。口中发干，午后仍有低烧，两腹侧仍有包块。此当补阴兼以顾气，疏肝佐以软坚之法，缓缓调理。

当归9g　白芍12g　党参12g　白术9g　茯苓9g　女贞子12g　旱莲草12g　金铃子12g　延胡索9g　瓦楞子9g　鳖甲12g　香附9g　玉竹12g　刺蒺藜12g　4剂

1971年1月25日四诊：前因补益阴血兼以顾气，疏调肝脾兼以软坚之法，效果较好，乃续服10余剂。目前腹部两侧包块已经消失，两胁疼痛大减，经西医检查原肝大三指已降为一指，午后已无低烧，心慌心悸亦减轻。头晕耳鸣、口干、噩梦等症仍在，仍脉弱，舌淡。再本前法。

当归12g　白芍12g　制首乌12g　太子参12g　茯苓9g　旱莲草12g　女贞子12g　金铃子12g　郁金9g　香附9g　瓦楞子9g　延胡索9g　刺蒺藜12g　青皮9g　钩藤12g

4月28日五诊：续服上方多剂，诸症再减。眼周黑圈已退，面色已转红润，睡眠亦好转，近来甚少噩梦，口中觉有津液，两胁不痛，低烧、心悸症状未再出现。最近因饮食不慎，湿热内生，觉腹中疼痛，大便溏薄，小便黄少，时欲呕吐，胸闷头胀，两胁又觉隐痛。用除湿清热，疏肝开痹，兼顾气阴之法。

党参12g　白芍12g　沙苑子12g　旱莲草12g　郁金9g　薤白6g　茯苓9g　冬瓜仁12g　茵陈12g　苍术9g　金铃子12g　豆卷12g

5月3日六诊：服上方3剂后，诸症即缓解。因体质虚弱，又患感冒，咳嗽咽痛，发热恶寒，头胀欲吐，手心发烧，口中干燥，脉象浮虚而数。此虚人感受风热，只宜开提轻透，佐以健胃之法。

桑叶 9g　菊花 9g　杏仁 9g　薄荷 6g　竹茹 9g　蝉蜕 6g　芦根
9g　桔梗 6g　瓜壳 9g　生谷芽 12g　鸡内金 6g　甘草 3g　2 剂

　　上方调理数剂后，感冒即解。但因患者身体羸弱，屡患新邪，清热
利湿解表再损气阴，致使诸症又有反复。后仍用补益阴血兼以顾气，疏
调肝脾兼以软坚之法增损，又服药数十剂，诸症始告痊愈。经西医检
查，肝脾均属正常范围。欣然返回工作岗位。后来她怀孕生子，亦未出
现病态。随访至 1978 年，她身体情况一直良好。

四十八、鼓胀（肝硬化腹水）

脾虚肝郁，水湿壅滞证

毕某，男，成年，工人。1978年10月23日初诊。患者腹部肿大，食后则更觉胀满，双下肢浮肿。曾经西医检查，诊断为肝硬化腹水。发病已五月余，辗转求医，未获效验。目前面色苍黄，右胁不适，饮食甚少，大便溏薄，每日5～6次，小便不利，口干少津。诊得舌质淡红，苔薄白而干，脉象细弱。此应属中医鼓胀病范畴。从其脉弱、舌淡、食少、溏泻观察，显系脾虚湿滞之证。再从其肝硬化，右胁不适分析，其脾虚应为肝气滞塞、克贼脾土所致。由于脾虚水湿不化，水液从大便出，故小便不利。泻利日久，阴液受损，故有口干少津、舌苔干白之象。综上所述，本案应用疏肝补脾，运脾行水，兼以软坚护阴之法。故用柴胡、白芍、丹参、鳖甲疏肝行血，兼以养肝软坚；党参、茯苓、山药、甘草补脾行水，兼顾脾阴；冬瓜仁、大腹皮、车前仁以运脾行水。处方如下：

党参15g　茯苓12g　山药12g　柴胡12g　白芍15g　丹参30g　鳖甲15g　冬瓜仁12g　大腹皮12g　车前仁12g　甘草3g

10月31日二诊：服上方4剂后，患者腹胀、双下肢肿、口干等症均有好转。大便仍溏薄，日行4～5次；舌红少津，苔薄黄，脉弱。仍本上方意，续用疏肝理脾，软坚行水，兼顾阴分之法：

刺蒺藜12g　丹皮10g　白芍12g　枳实10g　牡蛎12g　酥鳖甲10g　炒白术10g　茯苓10g　泽泻10g　大腹皮10g　丹参10g　金铃炭12g　青皮10g　益智仁10g　4剂

巴蜀名医遗珍系列丛书

11月25日三诊：服上方十四剂后，所有症状均有减轻。腹部开始缩小，大便已成形。口干不思饮，刷牙时牙齿有轻微出血现象。仍用气阴两补、疏肝软坚、运脾利水之法。

泡参12g　白芍12g　炒白术10g　茯苓10g　刺蒺藜12g　丹皮10g　郁金12g　旱莲草12g　青皮10g　丹参10g　牡蛎12g　鳖甲10g　枳实10g　泽泻10g　金铃炭12g　4剂

12月9日四诊：服上方7剂，诸症又有改善。双下肢只轻度浮肿，腹已不胀，时有肠鸣，大便反觉干燥，口干不思饮，时发腰痛，小便微黄，曾一度发现痰中带血。经西医检查，肝脾未扪及，腹水可疑，肠鸣音亢进。脉象转弦，舌苔薄白。仍本上方意，重在养阴、疏肝、行水、运脾。

防己12g　厚朴10g　女贞子12g　旱莲草12g　牛膝12g　大腹皮12g　丹皮10g　郁金10g　白芍12g　枳实10g　牡蛎12g　炒白术10g　鳖甲12g　茯苓12g　泽泻10g　4剂

服上方后，诸症若失，自觉健康如常人。随访一月余，未发过腹水。

四十九、腰痛（肾盂肾炎）

气阴亏耗，湿热内蕴，风寒外束证

曾某，女，30岁，工人。1971年8月19日初诊。患者1968年1月起即患腰痛病，经医院检查，诊断为肾盂肾炎。以后即时轻时重，1969年曾剧烈发作一次，经中西医药物治疗后，有所缓解，但始终不能根治。近日来突然腰痛似折，剧烈难忍；小便黄赤，排尿涩痛。经医院检查，尿中有红细胞（+++），脓细胞（++），诊断为慢性肾盂肾炎急性发作。连续注射青链霉素、庆大霉素等药，未得缓解，始来我处求诊。除前述症状外，尚有睡眠不好、形瘦神疲、乏力短气、少腹气坠、饮食甚少、微恶风寒等症。诊得脉象浮紧而细数；舌质淡红，中有细黄腻苔。综观诸症，睡眠不好、形瘦神疲、短气乏力、小腹气坠、脉象浮细、舌质淡红，为久病耗伤气阴之象；小便黄赤、排尿涩痛、脉带细数、饮食甚少，为内有湿热之症。其舌中有细黄腻苔，为正虚兼湿热之候；微恶风寒，脉象浮紧，为风寒束表之征。按腰痛一证，风寒束于足少阴之脉有之，湿热流注下焦有之，肾阴不足者有之。而本案则数者兼而有之。其病之流连难愈，其痛之剧烈难忍，正为此故。此种虚中夹实之证，不但应细致分析其成因，而且要在用药上谨慎推求，方能丝丝入彀，无顾此失彼之患。如养肾阴选用六味地黄汤，其中丹皮、茯苓、泽泻兼有疏泄湿热之效，茯苓、菟丝子（因缺枣皮以菟丝子代之）更有补益阳气之力。加续断、桑寄生、牛膝补肾强腰以止痛，其中牛膝、桑寄生兼能除湿而不燥。用车前仁配合茯苓、泽泻、桑寄生、牛膝以驱湿热。因正气虚弱，以少用苦寒为佳。再加独活、升麻以散表邪，其中升

264

麻有升阳益气之功。因邪气尚盛，以不用人参为好。处方如下：

生地黄 9g　丹皮 9g　山药 12g　茯苓 9g　泽泻 9g　菟丝子 12g　牛膝 9g　车前仁 9g　桑寄生 12g　续断 9g　独活 6g　升麻 6g

8月 23 日二诊：服上方 3 剂后，腰痛大减，小便但黄不赤，睡眠较好，恶寒已解。只觉微咳有痰，仍感短气乏力，脾运不健。仍本原方增损，加入扶脾祛痰之品。

生地黄 9g　丹皮 9g　山药 12g　茯苓 9g　泽泻 9g　菟丝子 12g　升麻 6g　党参 9g　车前仁 9g　竹茹 9g　桑寄生 12g　陈皮 6g　3 剂

8月 29 日三诊：患者腰痛再减，小便微黄，饮食增进，诸痛悉缓。舌上仍有细黄腻苔。再本前法，用六味地黄汤合补中益气汤加减，两补气阴，兼除湿热，以善其后。

生地黄 9g　丹皮 9g　山药 12g　茯神 9g　泽泻 9g　菟丝子 12g　升麻 3g　柴胡 3g　党参 9g　陈皮 6g　茵陈 9g　甘草 3g

1977 年 6 月随访，她说，服上方 3 剂后，因自觉全身无病，即已停药。五年多来一直上班工作，虽从事繁重劳动，亦不感腰痛，眠食一直正常，身体十分健壮。

五十、遗精

肾精亏耗，阴阳两虚证

郑某，男，37岁，干部。1963年4月23日初诊。患者患遗精病十余年，壮年早衰，性欲减退，肌肤瘦削，面色青黄，头痛眼花，耳聋烦躁，脑力减退，甚至不能用脑，睡眠甚差，食欲不振，脉象细弱无力，舌淡无苔。

此应属早年肾阴亏损不治，阴精暗耗，留连日久，阴损及阳，以致肾脏精气两损。肾主骨、主髓，脑为髓之海，肾虚则脑髓不充，故见头痛失眠、脑力减退等症。肾开窍于耳，瞳子属肾，肾脏精气不足，不能上荣耳目，故见耳聋眼花。阴虚则烦躁不安，阳虚则性欲减退；肾阴亏损则火扰精室，肾阳不足，则精关不固，故遗精频作，长期不能治愈。阴阳互根，阴精愈耗，则肾阳愈亏，命火不能温养脾土，故食欲不振；脾不健运，则气血生化受阻，故有肌肤瘦削、面色青黄之象。其脉象细弱无力，舌淡无苔，亦符阴阳两损之候。此阴阳大虚之证，不受峻补，最宜阴阳平补，填精补髓，并多选用酸涩之品。故用五味子、枣皮、菟丝子温而不燥，精气两补；用莲须、龙骨、金樱子、龟板、远志涩精秘气，交通心肾；加制首乌、白芍养血兼能敛阴，山药、甘草固气兼能补脾。处方如下：

五味子3g　枣皮9g　菟丝子12g　莲须9g　龙骨9g　金樱子（去毛）6g　龟板15g　远志6g　制首乌12g　白芍9g　山药15g　甘草3g　4剂

5月31日二诊：前方续服多剂，诸症已有明显好转。脉象根气稍起，但力量仍嫌不足。药已对证，久病宜用丸药，再本前法加味为丸。

党参30g　生地黄60g　熟地黄60g　黄芪60g　制首乌60g　杭白芍30g　山药60g　枣皮60g　莲须30g　五味子30g　金樱子（去毛）30g　黄柏60g　知母60g　牡蛎60g　龙骨30g　龟胶30g　石菖蒲15g　远志30g　桑螵蛸40粒　甘草15g

以上诸药共研细末，胶熔化，加熬炼蜂蜜为丸，每丸重3g。每次服9g，一日服3次，白开水下。

7月8日三诊：以上丸方已尽剂。近几月来，遗精甚属稀少，脑力、性欲等都有所增进，睡眠已能达6小时，体力有所增强。仍有头痛、眼花、耳聋、烦躁等症；脉象虽较前好转，但仍属虚数无力。仍用上法加重填精补髓，并注意补而勿呆，培阴护阳，以巩固疗效。

党参60g　生地黄60g　五味子30g　枸杞子30g　制首乌60g　山药60g　枣皮30g　菟丝子30g　女贞子60g　杭白芍30g　莲须30g　黄柏60g　茯神60g　牡蛎60g　龙骨30g　石菖蒲30g　桑螵蛸40个　龟胶30g　鱼胶30g　阿胶30g　丹参60g　丹皮30g　甘草30g

以上诸药共研细末，将胶熔化和熬炼蜂蜜为丸，每丸重3g。每次服9g，一日3次，白开水下。

五十一、精血俱出（精囊炎）

肾阴亏极，相火炽盛，兼夹湿热证

戴某，男，32 岁，工人。1974 年 3 月 14 日初诊。患者素禀阴亏体质，最近一段时间有强中现象，房事过于频繁。近来忽发现入房后精液带血，思想异常紧张，急去某医院作精液检查，精液中有红细胞（++），白细胞少许，并有革兰阴性杆菌，确诊为精囊炎。建议中药治疗。患者即来求诊。

见患者形体消瘦，面白不泽，神态萎靡，自述除有上述症状外，并自觉一身困倦，四肢无力，饮食无味。诊得脉象细弱而数，舌苔黄腻。《诸病源候论》说："此劳伤肾气故也，肾藏精，精者血之所成也……肾家偏虚不能藏精，故精血俱出也。"此因其人素禀肾阴亏损，相火偏亢，本已阳强易举，复加房事不节，以致肾中真水，伤耗太甚，阴精愈亏则虚阳愈亢，虚阳愈亢则邪火愈炽；施泄无度，精囊空乏，血尚不及化精，又加强力入房，致相火迫血从精道溢出，而成此精血俱出之症。火甚则消烁肌肉，故形体消瘦；"壮火散气"，故有面白不泽、神志萎靡、一身困倦、四肢乏力等气虚症状。其舌苔黄腻、饮食无味，为兼有湿热；脉细弱为精伤气耗之象，数为邪火之征。综合以上分析，此病应属肾阴亏极，相火炽盛，兼夹湿热之候。其阴亏是本，气虚是标。若见有气虚之症状而浪用补气之品，无异火上加油。应急以养阴为主，使水生火降，少火自能生气矣。余业医数十载，此精中带血之症尚不多见，只在三十余年前，曾经偶见一例，至今犹能记忆。系本市李某之子，因新婚入房太甚，致精窍射出纯血。余用知柏地黄汤，加滋肾止血药，数剂而愈。因思本案病机与彼颇相类似，故亦参照彼例，用滋肾泻火止血，兼除湿热之法，以知柏地黄汤加味。处方如下：

生地黄 9g 丹皮 9g 茯苓 9g 泽泻 9g 山药 12g 枣皮 9g 知母 9g 黄柏 9g 玄参 9g 小蓟 15g 白茅根 15g

3月21日二诊：患者服上方6剂后，强中现象消失，自觉一身轻快，精神转佳，饮食亦有改善，脉象已不似前之疾数。舌上黄苔虽减，但仍属黄腻。古人说："养阴则碍湿。"思六味地黄汤中补中有泻，应无伤大体。故仍本前法加入冬瓜仁、芦根除湿热而不损阴。处方如下：

生地黄 9g 丹皮 9g 茯苓 9g 泽泻 9g 山药 12g 知母 9g 黄柏 9g 玄参 9g 小蓟 15g 白茅根 15g 冬瓜仁 12g 芦根 9g 枣皮 9g

服上方6剂后，精中已不带血，余症基本痊愈。随访至1975年12月，均未复发，性功能亦完全正常。

五十二、阳痿

精气两亏，肾阳衰惫证

张某，男，30岁，军人。1970年6月17日初诊。患者患阳痿病一年余，头部昏晕，时觉头脑空痛麻木，腰膝酸痛，大便溏薄，长期失眠，手足清冷，时吐白痰。经中西医多方治疗，未见效果，病情愈演愈重。目前更觉少气乏力，不能支持，精神甚为颓废。诊得两尺脉微细如丝，舌苔淡滑。此由房事不节，斲伤过度，以致肾脏精气两亏。肾主骨髓，脑为髓海，肾中精气不能上荣，则髓海空虚，故见头部昏晕、空痛、麻木、失眠等症。腰为肾府，肾主骨，肾虚故腰膝酸痛。肾司二便，肾阳虚衰，火不生土，故大便溏薄；脾运失健则聚液成痰；阳气不足，故手足清冷，少气乏力，精神颓废。其两尺脉微，舌苔淡滑，为肾阳不足之征。故其阳痿之症，应为肾阳衰惫所致。然阳根于阴，若徒事补阳，则恐反致阴亏而阳无以生。据其所出现症状，好似脾肾阳虚，但其本在肾，其末在脾。在治疗中，必须突出重点，方能击中要害。且此种重症阳痿，用药不但要配合恰当，还必须重剂久服，始能有效，不得以不效而频频改方。故治法当以填精髓而兼补气，壮肾阳而兼顾脾。因此用枸杞子、熟地黄、五味子、菟丝子、淫羊藿填精补髓，续断、补骨脂、巴戟天、肉桂壮肾强腰，红参、山药、甘草补气扶脾；加泽泻以取其补中有泻，夜交藤以增进睡眠。处方如下：

枸杞子15g　熟地黄15g　五味子9g　菟丝子18g　淫羊藿12g　续断15g　补骨脂15g　巴戟天15g　肉桂（后下）3g　红参6g　山药18g　泽泻12g　夜交藤15g　甘草3g　4剂

6月27日二诊：患者失眠、头晕、便溏等症均有好转，腰痛、阳痿症状未见改善。左尺脉稍转有力，右尺仍微细；舌淡滑。此肾阴稍复。在原方基础上，稍加重阳药。

续断15g　仙茅12g　补骨脂15g　当归15g　菟丝子18g　杜仲12g　巴戟天15g　淫羊藿15g　枸杞子15g　熟地黄9g　泽泻12g　制附片（先熬开半小时）9g　五味子9g　山药18g　甘草3g　肉桂3g

7月13日三诊：服上方8剂后，诸症续有改善。手足转温，睡眠安稳。但仍阳痿不举，舌质转红，脉左大右小，心脉不实。再从前方意中，加入振奋心阳药物，以助肾中命火。用还少丹加减。

红参须15g　菟丝子15g　山药18g　茯苓15g　熟地黄15g　续断15g　牛膝9g　淫羊藿15g　楮实子15g　小茴6g　巴戟天15g　枸杞子15g　远志肉6g　石菖蒲6g　五味子6g　大枣4枚

7月26日：服上方8剂后，阳事始兴，左右尺脉俱起。诸症虽有改善，但目前仍有食少、倦怠、自汗、腰痛、时有冷痰、大便溏薄等症。在前方意中，稍增入补脾药物，并宜丸方久服。

党参60g　白术30g　茯苓60g　法半夏30g　陈皮30g　菟丝子60g　淫羊藿60g　巴戟天60g　五味子30g　益智仁60g　鹿角胶30g　小茴香21g　补骨脂60g　枸杞子60g　续断60g　远志肉21g　肉桂15g　大枣10枚　甘草9g　熟地黄60g

上药共研细末，炼蜂蜜为丸，每丸重9g。每日早、中、晚各服一丸。

10月13日：丸方尽剂后，精神大增，头不昏晕、麻木，手足不冷，大便初硬后溏，痰量大减，腰痛、食少等症又有改善；阳事应时而兴，但举尚不坚；两尺脉已转有力，舌转红润。再拟丸方，已尽全功。

熟地黄 60g　五味子 30g　丹皮 30g　山药 60g　泽泻 30g　茯苓 60g　肉桂 15g　制附片 21g　党参 60g　白术 30g　法半夏 60g　陈皮 30g　枸杞子 60g　菟丝子 60g　淫羊藿 60g　小茴香 21g　续断 60g　楮实子 60g　巴戟天 60g　远志 21g　大枣 10 枚　柏子仁 30g　香附 30g　甘草 9g

上方诸药共研细末，炼蜂蜜为丸，每丸重 9g。每日早、中、晚各服一丸。

此料丸方尽剂后，他特登门来告，性功能已恢复正常，全身症状亦解除。两年后，再次见面时，自称疗效始终巩固。

五十三、癃闭（尿潴留）

肾阳虚衰，气化无权证

毛某，女，72岁，居民。1975年9月29日初诊。患者突然于9月12日大小便不通，并发腹胀、呕吐。当即去医院急诊，诊断为尿潴留，采用每日导尿办法，得以暂时缓解。据最近检查，发现尿道有一樱桃大的块状物，导尿颇感痛苦，于是来我处进行中药治疗。

患者除上述症状仍存在外，尚觉头部昏晕，腰间胀痛，胃纳不香，口中干苦，鼻内干燥。诊得左右寸关脉均浮，左尺脉细弱，右尺脉似有似无；舌质淡红，上有微白苔。

根据脉症分析，本案右尺脉似有似无，是老年命火不足之脉象。肾阳虚衰，使膀胱不能气化，则小便癃闭不通。肾司二便，肾气不充，故大便亦艰涩；二便不利，故腹中胀满；气不得下泄，则上逆发为呕吐。阳不化水，则水停中脘，脾为湿困，故舌上微白，胃纳不香；津液不得上承，故口中干苦，鼻内干燥。腰为肾之府，故其腰间胀痛，亦为肾虚所致。肾虚则髓海不足，故有脑转头晕之症。本案左尺脉细弱，肾阴亦嫌不足。但根据现症，应以肾阳虚衰为主，故治疗关键在于振奋肾阳。《素问·灵兰秘典论》说："膀胱者，州都之官，津液藏焉，气化则能出矣。"当务之急，应加意扶持肾中阳气，从而加强气化作用，则小便自能畅通。此种强肾利水之剂，济生肾气丸确有特效，曾经屡试不爽。该方由八味肾气丸加车前仁、牛膝组成。肾气丸本阳根于阴之义，在育肾阴之六味地黄丸基础上加味组成，亦与本例病机相符。本例再加桑寄生、续断补肾强腰除湿，方中因缺枣皮，故以菟丝子代之。处方如下：

熟地黄 9g　丹皮 9g　茯苓 12g　泽泻 9g　山药 12g　菟丝子 9g　牛膝 9g　桑寄生 15g　肉桂（后下）3g　制附片（先熬开半小时）9g　车前仁 9g　续断 9g　6 剂

10 月 27 日二诊：患者服上方一剂后，即能自行排尿，随即大便亦能自解，气有下行之势，呕逆亦停止。但小便尚欠通畅，每解需停歇 3 次，才觉解尽，且夜多小便，每晚竟达七八次。服至六剂，小便即通畅，一次即能解尽，夜尿亦减至二三次。经医院检查尿液，发现尿中蛋白 +。现仍觉头晕、腰胀、食少、口苦、鼻干，右尺脉渐显，至数清晰可辨。此肾阳虽有来复之势，但尚不充盈，肾脏功能尚未恢复正常，故仍本前法。因患者有燥象，故去辛热之桂、附，而改用其他扶脾强肾之药物。处方如下：

桂枝 9g　白术 9g　茯苓 12g　泽泻 9g　丹皮 9g　熟地黄 12g　山药 12g　菟丝子 12g　巴戟天 9g　车前仁 9g　杜仲 9g　桑寄生 15g　牛膝 9g　益智仁 9g

一月后，患者女儿来说，服上方 6 剂后，目前二便通利，眠食俱佳，精神健旺，诸症亦消失。

巴蜀名医遗珍系列丛书

五十四、石淋（肾结石）

气阴亏虚，湿热蕴结证

黄某，男，32 岁，教师。1970 年 5 月 4 日初诊。患者在几月前左腰部突然发生剧痛，小便浑黄。经医院检查，确诊为左肾结石。建议服中药治疗，因此迭进清热利湿、通利小便之剂，愈服则腰痛愈剧，同时更兼恶心食少、眼胞微肿，小便亦更加黄少、浑浊。最近经医院检查，有血尿＋。患者来就诊时，精神委顿，面黄无泽，表情痛苦。因询其以往曾患何病，据称从前即有睡眠多梦、时发头胀、偶尔心慌、全身乏力等症，经服用通利小便中药后，诸症均有加剧。目前头部昏胀，心慌心悸，白天短气乏力，晚上反觉精神较好，不思睡眠。诊得脉象浮细而微；舌质淡红，上有细黄腻苔。按其腰内剧痛，小便黄少、浑浊，应属中医石淋范畴。前医未细致辨证，屡用渗利之法。患者以往即有多梦、头胀、心慌、乏力等症，其属气阴不足之体质可知，一般均以石淋为湿热蕴结所致，而不知阴亏液涸及气虚推动无力，亦可导致沙石积聚。本案过多渗利小便，通阳则耗气，利水则损阴，因此气阴重伤，而诸症亦加剧。从现症观察，其恶心食少，眼胞微肿，面黄无泽，精神委顿，脉微舌淡，应属过服苦寒伤脾，阳气不足之症；其失眠多梦，头部昏胀，心慌心悸，腰痛，脉浮，应属肾阴不足，虚阳上亢之象；其小便黄少、浑浊，舌苔细黄而腻，应属兼夹湿热之症。治法当以两补气阴为主，佐以清利湿热。补气用四君子汤，养阴用六味地黄汤加减；清利湿热宜多用甘寒，少佐苦寒。处方如下：

　　党参 12g　　茯苓 9g　　生地黄 9g　　泽泻 9g　　菟丝子 12g　　牛膝

9g　车前仁 9g　茵陈 9g　白术 9g　知母 9g　白茅根 12g　甘草 3g

服上方 4 剂后，患者腰疼减缓，呕恶稍止，余症仍在。考虑其气阴易耗难养，嘱其作长期服药准备。仍按上方意，略加增损，愈服愈效，诸症渐次递减，唯腰痛始终不息。服药约一百剂时，一日忽感腰部牵引左侧小腹胀痛难忍，尿意窘迫，当即上厕所小便，自觉有物在尿道中滑动，愈动则疼痛愈烈，开始小便淋漓不畅，忽有物随小便冲出，落于尿槽铿然有声，小便立即畅快排除，腰腹部痛感顿除，自觉一身轻快。他从尿槽中拾起两物，于清水中洗净，立即带来我处告知。观此两物，颜色和大小都与小藏青果相似。后经随访，未再复发。

巴蜀名医遗珍系列丛书

五十五、尿血（急性肾盂肾炎）

肾阴不足，湿热下注，血热妄行证

傅某，男，41岁，干部。1973年11月15日初诊。患者最近突发剧烈腰痛，左侧睾丸肿大如鹅蛋，小腹胀痛，背脊发痛，排尿不畅，小便如血色。经某医院检查，尿中有蛋白（++），白细胞（++），红细胞（++++），上皮细胞少许，确诊为急性肾盂肾炎。他即来我处求诊。

诊得脉象浮细而数，舌质红，苔黄腻。并询得长时期内饮食甚少，睡眠欠佳。根据上述症状分析，脉象浮细，舌质红，睡眠欠佳，为阴虚症状；舌苔黄腻、饮食甚少为湿热症状。足少阴肾经"贯脊属肾络膀胱""腰为肾之府"，膀胱位居小腹，故腰部剧痛，睾丸肿大，排尿不畅，小腹胀疼，背脊发痛，应属肾阴虚损兼夹湿热之候。此因患者素禀肾阴不足，相火偏亢，复加湿热流注下焦，致使下焦火热之邪偏盛，故其脉亦现数象。肾阴不足者，精血本已不固，更加火甚迫血，故成溺血之症。此即张仲景《金匮要略》所说："热在下焦者则尿血。"张景岳说："肾阴不足而精血不固者，宜养阴养血为主。"朱丹溪在治溺血中更有以"六味地黄丸为要药"之说。故本案在清热利湿、凉血止血的同时，必以兼养肾阴为治。

选用知母、牛膝、车前仁、琥珀、甘草梢以通利行水涤热，用小蓟、白茅根、藕节以凉血止血；加六味地黄汤以育肾阴，因枣皮不易购得，改用菟丝子；再加桑寄生以强腰止痛。处方如下：

生地黄9g　丹皮9g　山药15g　茯苓12g　泽泻9g　菟丝子12g　知母9g　牛膝9g　车前仁9g　琥珀粉（冲服）6g　小蓟12g　白

茅根 15g　藕节 12g　桑寄生 15g　甘草梢 3g　4 剂

　　11 月 20 日二诊：患者服上方四剂后，自觉症状有较大改善。经医院检查，尿中已无白细胞，红细胞＋，上皮细胞＋，蛋白微量。尿色已转淡黄，且排出已觉顺畅；腰痛大减，平时坐下已不觉痛，站立十多分钟后方有痛感；饮食略有增进，余症仍在，脉舌同前。因血尿基本停止，故去掉凉血止血药；因少腹阴器亦属肝经所过，故在前法中，加疏肝药物。处方如下：

　　丹皮 9g　刺蒺藜 12g　茯苓 9g　泽泻 9g　菟丝子 12g　山药 12g　知母 9g　黄柏 9g　芦根 9g　金铃炭 9g　桑枝 30g　牛膝 9g　车前仁 9g　冬瓜仁 15g　甘草梢 3g

　　续服上方数剂，诸症即告痊愈。睾丸肿大亦消失，眠食转佳。经随访数月，情况一直良好。

巴蜀名医遗珍系列丛书

五十六、水肿（肾炎）

1. 水湿郁遏化热，三焦决渎失司证

蓝某，女，23岁，学生。1970年5月7日初诊。患者患慢性肾炎已半年余，近来水肿情况突然增剧，全身面目手足均肿胀，以致足不能行，眼不能开，经本院同学抬来我家就诊。主诉：胸中窒闷，气粗似喘，食少腹胀，小便短赤；据最近检查，胸腔有少量积液。诊得脉象沉濡而数，舌苔黄腻而滑，以手按肿胀处，呈凹陷不起。此为水湿郁遏化热，充斥三焦，影响三焦决渎之功能，使水液溢于水道之外，而发为全身水肿。湿热之邪侵犯上焦，则肺脏受邪，宣降失权，故见气粗似喘，胸腔积液、胸中窒息不舒；湿热滞于中焦，则健运失司，故食少腹胀；湿热流于下焦，则小便短赤。其脉沉濡而数、苔黄腻而滑均符合湿热导致停水之象。根据以上分析，治当以清热利湿、泻肺行水之法，用茵陈五苓散合四妙散加减。因湿已化热，故去桂枝以防过热；又因停水甚剧，故去白术以杜其壅；因黄柏不易购得，故用炒知母以代之。用通草、木通代苡仁，以增强利水之力；用葶苈子以泻肺行水；用莱菔子以消胀行气，取气行则水行之义。处方如下：

　　白茵陈12g　猪苓12g　茯苓12g　泽泻12g　苍术9g　牛膝9g　炒知母12g　葶苈子6g　莱菔子12g　木通6g　通草3g

　　5月11日二诊：患者服上方4剂后，小便渐通，眼稍能开。小便黄热而痛，大便尚欠通利。前方中去苍术、木通，加枯黄芩、滑石、车前仁、槟榔。

　　莱菔子12g　葶苈子6g　牛膝9g　车前仁9g　泽泻9g　茯苓

12g　茵陈 12g　知母 9g　枯黄芩 9g　滑石 12g　猪苓 9g　通草 3g　槟榔 9g　4 剂

5 月 14 日三诊：小便更行通利、色黄，已不似前之热烫；肿胀渐减，已能步行前来就诊，出气仍粗，胸腔中觉有水液流动。再本前方意，加重泻肺行水，并兼顾脾胃。

葶苈子 9g　桑白皮 9g　法半夏 9g　防己 9g　苡仁 12g　泽泻 9g　山药 12g　木通 6g　猪苓 9g　石韦 9g　莱菔子 12g　通草 3g　4 剂

5 月 17 日四诊：二便通畅，肿胀大减，饮食增进，气喘渐平，小便仍黄。续用前方意。

莱菔子 12g　桑白皮 9g　葶苈子 6g　杏仁 6g　泽泻 12g　猪苓 9g　苡仁 12g　木通 6g　石韦 9g　通草 3g　4 剂

5 月 21 日五诊：近日偶患感冒，觉头痛、鼻塞、口苦，小便又觉黄热，肿胀稍有增加。当加入解表清里，并用丹皮、泽泻，以增强舒泄之力。

紫苏梗 9g　防风 9g　防己 9g　莱菔子 12g　泽泻 9g　猪苓 9g　枯黄芩 9g　炒知母 9g　牛膝 9g　丹皮 9g　通草 3g　4 剂

5 月 27 日六诊：患者感冒已解，肿胀更消，小便不热。近来因生气，觉肝区疼痛，饮食稍减。舌苔仍黄腻，脉细数。此应防肝郁乘脾，更加重湿热症状。用疏肝运脾，清利湿热法。

柴胡 6g　川芎 6g　姜黄 6g　木香 6g　莱菔子 12g　苍术 9g　茵陈 12g　泽泻 9g　猪苓 9g　木通 6g　通草 3g　4 剂

5 月 31 日七诊：前症稍缓，饮食增进，肿胀再减，但仍觉两胁隐痛。近来睡眠欠佳，晚上手足心发热。此因久服利尿药损阴，水肿尚未全消，养阴尚非其时，用疏肝泻肺行水法。

刺蒺藜 12g　柴胡 6g　桑白皮 9g　地骨皮 12g　防己 9g　泽泻 9g　猪苓 9g　槟榔 9g　木通 6g　通草 3g　4 剂

续服上方数剂后，水肿即基本消退，胸闷、气粗、食少、腹胀、小便短赤等症均已缓解。睡眠不稳，手足心热，口舌微干，后用益脾养阴法以奏全功。

2. 脾肾阳虚证

周某，女，成年，干部。1961 年 1 月 18 日初诊。患者患水肿病，时发时愈。近来头身又肿，形寒畏冷，手足麻木，食少乏力，腰脊尾椎疼痛，月经提前量多，有时头昏，脉象虚细而缓，舌淡无苔。此脾肾阳虚，故出现腰痛、食少、畏冷、乏力、脉虚舌淡等症状；阳虚气弱，清阳不升，故有头昏之症；气虚不能摄血，故月经提前量多。背为阳，系督脉所过，督脉总督一身之阳，阳虚督脉失养，故背脊尾椎疼痛。阳气虚，则卫气不行。《内经》说："卫气不行，则为不仁。"故有手足麻木之症。脾主水湿之运化，肾司水湿之排泄，脾肾虚寒，功能失调，故聚水而发为肿胀。治宜温补脾肾为主。故用党参、茯神、白术、砂仁、甘草补气，而兼温运脾土；用鹿角霜、杜仲、续断强阳，又兼暖补督脉；加焦陈艾、黑炮姜、吴茱萸以温摄下元。此种证型，切忌渗利导水，必须加意扶持阳气，阳强则停水自化，肿胀自然消除。处方如下：

党参 9g　茯神 9g　鹿角霜 6g　焦陈艾 3g　黑炮姜 3g　白术 6g　炒杜仲 9g　续断 9g　砂仁（淡盐水炒）6g　吴茱萸 6g　炙甘草 3g　2 剂

1 月 24 日二诊：患者服上方 2 剂后，诸症俱减。水肿渐消，精神转好，饮食增加；舌稍转红，渐布薄苔，此为胃气逐渐充盈之象。左脉稍有力，右脉尚觉虚软。于前方中再加重药味。

党参9g　白术9g　黄芪9g　鹿角霜6g　焦陈艾3g　广陈皮6g　炮姜6g　续断9g　牛膝9g　杜仲9g　吴茱萸6g　补骨脂9g　炙甘草3g　2剂

2月2日三诊：服上方后，诸症更减，尤以腰脊疼痛明显减轻。时值月经来潮，虽较前改善，但仍属提前量多。脉象空弦，气机尚不充盈。于前方意中，加养血调经之品。

党参9g　当归9g　炒杜仲9g　菟丝子9g　狗脊6g　吴茱萸6g　杭白芍9g　黄芪9g　炮姜6g　白术9g　桑寄生9g　炙甘草3g　2剂

患者服上方后，诸症若失，水肿亦全部消退，但仍体瘦脉弱，嘱以增加营养，缓缓调理。后经随访，她身体已较健康，10余年来很少患病。

五十七、中消（糖尿病）

胃热津伤，阴亏火炽证

江某，男，成年，干部。1974 年 8 月 27 日初诊。患者近来多食易饥，以往每顿只能进三两饮食，最近突然增至五两，尚感饥饿。经医院检查，尿糖（+++），确诊为糖尿病。并自觉头昏，眼干，全身无力。诊得舌质红而少苔，脉象浮大。

《景岳全书》说："中消者，中焦病也。多食善饥，不为肌肉而日加瘦削，其病在脾胃，又谓之消中也。"此病多因嗜食辛辣酒品，使胃中积热，胃热则多食易饥；由于邪热不杀谷，水谷精微尽从小便出，不能化生气血，故见头昏、乏力；胃热劫津，阴液受损，故见眼干，舌红少苔，脉象浮大。阴精愈亏，则邪火愈炽，因此病情日益加重。《医门法律》说："凡治初得消渴病，不急生津补水，降火散热，用药无当，迁延误人，医之罪也。"本案既为阴亏火炽，生津降火实为当务之急。然因消渴为水液代谢失调之病，而人体司水之脏器为肺脾肾三脏，故其治疗之病位，除以脾胃为主外，还应兼顾肺肾。故用天花粉、石斛、山药、葛根、麦冬、玄参、百合等大量益胃而兼顾肺肾阴分之品；用黄连、银花、知母以撤火热；再加茯苓、甘草健脾以运药、补气以配阴。处方如下：

天花粉 9g　石斛 9g　山药 12g　葛根 9g　麦冬 9g　玄参 9g　百合 12g　黄连 6g　银花 9g　知母 9g　茯苓 9g　甘草 3g

9 月 7 日二诊：患者服上方 5 剂后，诸症退减，每餐饮食已降至二两多，食后已不觉饥饿，亦无口渴感觉。此中消证已罢。经西医检查，

尿糖已减为 +。再用上方意以巩固之。

　　葛根 9g　沙参 9g　天花粉 9g　生地黄 9g　石斛 9g　麦冬 9g　百合 12g　菊花 9g　银花 9g　黄连 6g　知母 9g　芦根 12g　甘草 3g　4 剂

五十八、寒厥

脾肾阳衰，水饮不化证

李某，女，60岁，居民。1978年3月5日初诊。患者素来咳嗽痰多，曾经西医诊断为肺气肿。一月来，连续发生昏仆，尤以近几日愈发愈频，其发作前自觉全身抖颤，天旋地转，站立不稳，继后即昏仆不知人事；外症头汗淋漓，四肢逆冷；约半小时左右，才能逐渐醒来。此次诊断，适逢患者昏仆刚醒，观其面色惨白，少气乏力，尚自感头昏身强，手足麻冷，腹胀食少。诊得脉微弱，舌质淡，苔白腻。

从患者脉弱舌淡、面白少气、畏寒战栗等症观察，显系阳气虚衰之证。《素问·厥论》说："阳气衰，不能渗营其经络，阳气日损，阴气独在，故手足为之寒也……阳气衰于下，则为寒厥。"阳气者，精则养神，柔者养筋；阳虚筋脉失养，故一身强痛。肾阳不足，则脾阳不旺，故腹胀食少。脾虚水饮不化，聚液成痰，故生痰咳嗽。阳虚不能制水，水气上泛，则昏眩。虚甚则有欲脱之势，故有昏仆、头汗、四肢逆厥之危症。治法当以扶阳行水为主，并佐养阴以维阳、镇降以摄阳。方用参附龙牡汤加味。

党参15g　附片12g　龙骨12g　牡蛎12g　茯苓18g　白术12g　麦冬15g　五味子6g　白芍12g

3月7日二诊：服上方2剂后，患者近两日未发生昏仆现象，精神稍好，头昏亦减轻。仍食少，身强，手足麻冷，脉细无力，舌苔白腻。此应加重扶阳。原方加干姜9g，再服2剂。

3月9日三诊：前症续减。饮食增进，痰少咳缓，近日来未见昏仆。

但有时觉头部昏晕，走路不稳；肌肉时发抽动，左手尚麻，睡热后足部发痛。此应属阳气有来复之象。《伤寒论》中说："头眩，身瞤动，振振欲擗地者，真武汤主之。"故原法去干姜，加入生姜6g，合成真武汤、生脉散，加龙骨、牡蛎以治之。

续服上方四剂，停药后，诸症消失。随访五个月，均未有昏仆现象。

五十九、痰厥（冠心病）

痰湿阻塞，胸阳不振证

赵某，男，45岁，干部。1977年4月20日初诊。患者6年前即阵发心、胸部堵塞感，四肢厥冷。3年前加重，每发则周身瘫软无力，不能动弹，冷汗自出，心胸闷乱，舌头强硬，不能言语。经医院注射低分子右旋糖酐及内服苏合香丸后，移时即缓解。并确诊为冠心病、无痛性心绞痛、广泛性心肌缺血等病。近年来，常服硫酸软骨素A及穿龙冠心灵，未见效果，且愈发愈频。本周内连续发生两次。因这次发作已两小时未见缓解，病势十分危急，其家属急驱车前往我处，请求抢救。到其家时，见患者僵卧不动，颜面苍白，眼能睁，而口不能言，汗出肢冷。经询问家属及查阅病历，除病情已如上述外，还得知患者平时咳嗽痰多，胸闷畏寒，眠差乏力，其发作多在生气、劳累、寒冷、夜半以及饮食之后。本次即由于晚饭过于饱食，自感胸闷腹胀，不久即发作。诊得满舌白腻，脉象浮滑。

据患者苔白腻，脉浮滑，平时咳嗽痰多，显系湿痰为患。痰扰心神，故平时眠差；痰阻胸膈，故心胸闷乱；痰遏心阳，故冷汗自出；心阳不振，气血不能温养全身，故周身瘫软，四肢厥冷。舌为心窍，心主语言，痰阻心舌，故舌体强硬，语言难出。其所显现之诸般症状，总由痰湿阻塞心胸，使阴阳气不相顺接而发为痰厥之候。此证之病位虽在心胸，而其病本则在脾胃。盖以脾为生痰之源，若痰湿不去，则病将始终难除。其病多发于郁怒者，因郁怒伤肝，肝郁乘脾也；多发于劳累者，因劳则耗气，脾虚不运也；多发于寒冷夜半者，因寒则中阳不振，脾不行水也；多发于过饱者，因过饱则肠胃乃伤，脾不健运也。凡此种种，俱能使脾胃呆滞，聚液为痰，且胃络通心，故致痰阻心脉，而发为以上种种见症。当此痰瘀交阻之际，总宜心脾同治，以温通心阳为主。故拟运脾消食化痰、宣痹通阳开窍之法。方用二陈汤，加藿香、厚朴、枳壳以运脾消食化痰；用苓桂术甘汤以振心阳、瓜蒌薤白半夏汤以开胸痹；再加石菖蒲、郁金、丹参以通心气，活心血。处方如下：

桂枝6g　白术9g　茯苓9g　陈皮9g　法半夏3g　藿香9g　厚朴9g　枳壳9g　瓜蒌21g　薤白6g　石菖蒲9g　郁金9g　丹参12g　甘草3g　3剂

4月23日二诊：急服上方，移时即缓解，乃续服3剂，近日未发。自觉心胸开豁，咳嗽痰液减少，腹部不胀，舌体灵活，睡眠转佳，饮食正常。但周身乏力，脉转虚软，舌质甚淡，苔仍白腻。此痰浊稍减，虚象毕露。如不急进补脾通阳、行水化痰之剂，仍恐湿痰再聚为患。故从前方意中，参入六君子汤。

泡参12g　炒白术9g　茯苓9g　法半夏9g　薤白6g　化橘红6g　桂枝6g　瓜蒌21g　丹参12g　石菖蒲6g　枳壳9g　藿香9g　厚朴9g　甘草3g　4剂

5月24日三诊：服上方20剂，一个多月来均未发病。易饥能吃，睡眠正常，精神大增，胸部不闷，手足转温。以往上下楼梯都觉心慌乏力，现一身轻快，活动量增大，早上能散步40分钟，体重增加。只在晨起自感轻微头昏，尚微咳有痰；舌淡无苔，有少许滑液；脉稍转有力，但两尺甚虚。再用强肾补脾、温阳驱痰法以善其后。仍从六君子汤加味。

党参9g　炒白术9g　茯苓9g　化橘红9g　法半夏9g　桂枝

6g　益智仁 9g　远志肉 6g　瓜壳 12g　补骨脂 9g　菟丝子 12g　石菖蒲 9g　甘草 3g

续服上方 12 剂，诸症消失，后即停药。随访 5 个月，均未复发，并已恢复健康。

六十、肉痿（硬皮病）

气血不足，肝郁脾滞证

阎某，女，37岁，干部。1971年11月18日初诊。患者平时性急易怒，胸襟比较狭窄。几月前右肋下忽有一块皮肤色泽变暗变硬，不知痛痒，并往内萎缩凹陷，其面积日益加宽。经某医院检查，诊断为硬皮病。患者精神十分紧张，曾四处求医，均未见效果，而病情还不断发展。

来就诊时，患者右肋下病变部位已有一个拳头大了。观其面色萎黄，表情抑郁，精神不佳。自述全身乏力，不思饮食，晚上入睡亦较困难，月经或前或后，经量少而色淡。诊其脉弦而细，舌质淡而少苔。《素问·痿论》说："脾气热，则胃干而渴，肌肉不仁，发为肉痿……有渐于湿，以水为事，若有所留，居处相湿，肌肉濡渍，痹而不仁，发为肉痿。故下经曰：肉痿者，得之湿地也。"从其右肋下肌肉麻痹、萎缩等症状观察，显然应属中医肉痿之证。但其病因与《素问·痿论》却迥然大异。本案并无热与湿之征象，如死搬书本，则不免陷于教条，还应从其身体反应的病情，进行具体的分析辨证，方能有的放矢。患者平素性急易怒，胸襟狭窄，表情抑郁，其为肝气郁滞可知；其肌肉萎缩凹陷部分，亦恰在足厥阴肝经所过部位。不思饮食为肝郁乘脾；脾胃不和则睡眠不安。其面色萎黄，精神不佳，全身乏力，月经或前或后、经量少而色淡，舌质淡而少苔，均为气血不足之征。由于营血不足，故局部麻木不仁。脉弦为肝郁，细为血少。综合诸症分析，应为气血不足，肝郁脾滞。由于脾主肌肉，肝气愈郁，则脾愈虚愈滞，致使其局部肌肉萎缩变性现象愈来愈加发展。《素问·痿论》中对痿证总的治则是:"各补其荣而通其俞,调其虚实,和其逆顺。"从本案的病机看来,用补中兼通的方法是合适的。故以补气益血、疏肝解郁、调合脾胃为治。用泡参、茯苓、甘草、当归、白芍以补气益血;用柴胡、丹皮、郁金以疏肝解郁;用法半夏、神曲、谷芽以调和脾胃。处方如下:

泡参 12g   茯苓 9g   当归 9g   白芍 12g   柴胡 6g   丹皮 9g   郁金 9g   法半夏 9g   神曲 9g   谷芽 15g   甘草 3g

服上方 11 剂后,诸症大减,精神转佳,饮食、睡眠均有改善;右肋下肌肉凹陷处开始往上回升,且质地转为柔和。以后按此方意,加减共服三十余剂,其凹陷处即恢复常态,皮色与感觉亦恢复正常;经期应时而至,并无其他症状。嘱其平时应胸襟开阔,以杜其再发。随访至1974 年,均一直正常。

六十一、筋痹（类风湿）

肝热阴亏，筋失濡润证

姜某，女，44岁，干部。1974年8月31日初诊。其家属说：患者于1964年曾患急性无黄疸型肝炎，此后即发生手足关节疼痛，屈伸时疼痛更甚，并遂年加重。1973年已发展成手足关节处筋肌紧张疼痛，牵引手足剧痛，关节处红肿变形，时发抖战。经某医院检查，诊断为类风湿。前医以风湿论治，服大剂辛温药，遂致发狂，不能片时安静，通宵失眠，口中胡言乱语。1974年6月她将一瓶安眠药服下，幸经医院及时抢救，未致死亡，但月经从此停闭。

见患者神志尚未清楚，前症更有增加，满面发红，频频思饮，晚上仍不能入睡。能自述手足关节剧烈疼痛，行走困难，周身肌肉疼痛。诊得脉象浮弦有力，舌红少苔。据上述症状分析，患者原患急性肝炎，应属肝热之证；肝热耗损肝阴，病愈后未能及时用药物调养，以致筋脉失于濡润，故在关节屈伸时牵引筋脉疼痛，留连日久，病情亦更行加重。前医不知西医诊断的类风湿与中医所称的风湿，概念本不一致，而错用辛温之药。此等水亏之证，安得以火热迫之，遂使水愈亏而火愈炽，而成此阳热发狂之证。津愈亏而筋愈难养，故有频频思饮，筋难屈伸，疼痛加剧，甚至行走困难。此即《素问·痹论》说："痹在于筋则屈不伸也。""肝痹者，夜卧则惊。"患者通宵不眠，是肝不能藏魂之故。且脉象浮弦，舌红少苔亦属肝阴亏损之象。据其所出现症状，治法应以养阴安神潜阳为主，佐以通利关节、涤热益胃之品。故用女贞子、旱莲草、白芍、甘草以养阴柔筋；用牡蛎、琥珀、柏子仁、酸枣仁以潜阳安神，用桑枝、牛膝通关节；用知母、莲子以涤热益胃。处方如下：

女贞子15g 旱莲草15g 白芍15g 牡蛎15g 琥珀4.5g 柏子仁12g 酸枣仁12g 桑枝30g 牛膝9g 知母12g 莲子15g 甘草3g

9月5日二诊：患者服上方十余剂，睡眠有所增进，神志逐渐清醒；关节疼痛稍缓，但仍红肿疼痛。抖战现象未止，面赤口渴，头尚昏痛，周身肌肉仍疼痛，脉仍浮弦，舌红少苔。此阴分虽稍得涵养，但风阳之势并未停歇。在前方意中，加入息风止疼药，并加重涤热荣筋、通利关节药物。处方如下：

蜈蚣3条 全蝎3g 知母12g 羚羊角粉（冲服）1g 白芍12g 玉竹12g 桑枝30g 牛膝9g 藕节9g 秦艽9g 豨莶草15g 菊花9g 柏子仁9g 甘草3g

1975年6月17日三诊：上方加减，续服60余剂，关节红肿疼痛减轻，抖战现象已止，已能开始行走，神志始终清楚，头部已不昏痛，周身肌肉疼痛亦缓解。但自觉血往关节聚结，关节处仍长大，心中虚烦懊恼，胸闷不舒，饮食虽有所增加，有时又知饥不欲食，时而嗳气，口渴思饮，眼微发红，睡眠欠佳，脉浮象稍减，舌质红、中心微黄。因此案已服大剂量养阴涤热，通利关节药物，病势仍消退缓慢，热象始终未除，结合其口渴、烦热、苔黄、关节红肿变形等症，考虑其热已化毒，因之病难速已。决定用茵陈、黄芩、决明子、紫花地丁以清热解毒；用淡豆豉、焦栀子以除虚烦；用瓜蒌、薤白、丝瓜络以开胸闷；用牡蛎、天花粉、桑枝、白芍，甘草等以育阴潜阳，通利关节；加山楂以健胃、枳实以行气。处方如下：

茵陈18g 瓜蒌20g 丝瓜络5寸 紫花地丁15g 淡豆豉15g 焦栀子15g 炒枳实9g 黄芩15g 白芍15g 生山楂15g 牡蛎18g 决

明子 18g　天花粉 12g　桑枝 30g　甘草 9g

　　上方加减，续服 70 余剂，在服中药期间亦曾加服地塞米松、氯化奎林、奋乃静、强的松等西药。1975 年 11 月 27 日，患者来我家时，行动自如，关节肿胀变形情况已恢复正常，眠食均佳，精神愉快。只有时尚觉热重，如喉痛、牙松、眼红、唇干，有时关节尚觉微痛。经服中药后，即行缓解，停药又复生热。此应为阴液损伤太甚，阴易亏而难养，此属阴虚生热，还应缓缓调治。本案至今虽未彻底治愈，但主要病证已获解决，故亦记录，以供研究。

六十二、血痹

1. 气血不足，风邪乘袭，血行滞涩证（血管硬化、神经炎）

张某，男，40岁，干部。初诊：患者久患全身麻木，先由手背渐及四肢，颜面舌部亦有同样感觉。并常有头痛头昏、气逆恶心、睡眠短少、手足清冷等症。经成都及天津等地有关医院检查，诊断为血管硬化及神经炎。

最近又因感冒，全身更觉酸楚。诊得脉缓无力，舌中见黑苔。《金匮》说："血痹之脉为阴阳俱微。""外症身体不仁，如风痹状。"与本案全身麻木、脉缓无力颇相类似。其受病之因，多为平时缺少劳动锻炼，身体虚衰，气血不足，偶因烦劳，汗出遇风，则更使血行滞涩，而发为此血痹之证。《内经》说："营血虚则不仁。"其舌中黑苔，亦可为阴血不足之佐证。且"血为气之母"，营血衰少，每易导致卫气之不足，故有手足清冷、脉缓无力等气虚现症。气虚则清阳不升，血虚则虚火易动，故头痛头昏；气逆恶心、睡眠短少，均为气血不足所引起。其近日更觉全身酸痛，是为新感之故。根据上述分析，本案应以培养阴血为主，佐以益气解表。拟用四物汤、肉苁蓉、沙参、玉竹、钗石斛、麦冬以培养阴血；用黄芪、甘草以补卫气；用防风、菊花、秦艽以疏解风邪。处方如下：

当归9g　川芎9g　生地黄9g　白芍9g　沙参9g　玉竹9g　肉苁蓉9g　钗石斛9g　麦冬9g　黄芪9g　菊花9g　防风9g　秦艽9g　甘草3g

二诊：服上方2剂后，感冒已解，舌中黑苔渐退，睡眠转好。偶尔腹中隐痛，时觉皮肤有针刺感，此气血有流畅之势。应撤去表药，加意培养气血，使血濡气煦，则诸症可望缓解。

当归9g　川芎9g　白芍9g　生地黄9g　山药9g　肉苁蓉9g　菟丝子9g　女贞子9g　麦冬9g　泡参9g　黄芪9g　甘草3g　牡蛎9g　7剂

三诊：前药已见小效，面部麻木减轻，未反应头昏、气逆等症，仍脉弱、肢冷。阴血虽渐恢复，阳气尤觉衰微。再拟增强气血、滋养脾肾之方以观后效。

党参9g　白术9g　茯苓9g　当归9g　熟地黄9g　白芍9g　川芎9g　黄芪12g　制附片15g　炮姜4.5g　桂木3g　淫羊藿9g　枸杞子9g　甘草3g　7剂

四诊：服上方后，麻木现象又有所减轻，未见异常反应。余症仍在，仍本前法处理。

党参9g　白术9g　茯苓9g　当归9g　熟地黄9g　白芍9g　川芎9g　黄芪9g　酸枣仁9g　桂木9g　制附片15g　鹿角霜6g　吴茱萸4.5g　甘草3g　6剂

五诊：麻木症状全部减退，惟肢体尚感酸软，手足时觉清冷。近日因工作关系，睡眠较差，此血气未充，营卫运行艰涩之故。续用上法调养，以助恢复。

党参15g　茯神9g　制附片15g　黄芪15g　何首乌12g　熟地黄9g　当归9g　川芎9g　枸杞子9g　菟丝子9g　肉苁蓉9g　黑芝麻9g　甘草3g　6剂

服上方六剂后，诸症即告痊愈。后因气候干燥，微发咳嗽，又来就诊。脉象已柔和有力，再予养血中佐以清润之品，以收兼顾之效。

2.阴亏血虚，筋脉失养，经络不通证

晋某，男，50岁，工人。1971年7月13日初诊。患者久患左肩臂疼痛，经服祛风湿药物及针灸治疗后，左肩臂反麻木不仁。现症饮食甚少，渴饮不多，口鼻均有热感，全身乏力，睡眠甚差。经西医检查，肝脏肿大。诊得脉象弦细而缓；舌质淡红，中心有微黄苔。

从患者左臂麻木及脉象细弦等主症观察，应属中医血痹证范畴。其久患左臂疼痛，应属血虚不能养筋所致。祛风燥湿等辛温药物，均属劫血耗阴之品，故服之血愈伤而阴愈竭。营血不足，故左臂反觉麻木不仁；经络失养，则周身乏力；阴虚阳亢，则睡眠不安；胃阴受灼，故出现饮食少、渴饮不多、口鼻热感等症。其脉象弦细而缓、舌质淡红、中微黄苔，亦符阴血衰少、虚热内生之象。此证虽属血痹范畴，但不能执《金匮》板法，而用黄芪桂枝五物汤，盖彼兼表而此属里；彼为阴阳营卫俱虚，而此属阴血亏损化燥，如重投甘温则血将难复，病将难愈矣。拟养血益阴柔肝通络法。

当归9g　白芍12g　生地黄12g　制首乌12g　女贞子12g　玉竹12g　山药15g　秦艽9g　桑枝30g　海风藤9g　豨莶草9g　甘草3g

7月20日二诊：患者服上方4剂后，诸症大减。目前左肩臂只感轻微麻木，并无痛感；睡眠、精神、饮食均有改善。仍觉口干鼻热，脉象浮弦，头部微昏。再本前方意加减，增入潜阳之品。

当归9g　白芍12g　生地黄12g　鸡血藤12g　女贞子12g　玉竹12g　山药15g　牡蛎12g　钩藤12g　桑枝30g　豨莶草12g　丝瓜络4寸　海桐皮9g　甘草3g

8月24日三诊：服上方4剂后，自觉左肩臂已不痛不麻，诸症亦减退，即停药一月。此次来诊只感左手二指尖微痛，胃中及口鼻有热感，

头部有时微昏，胸部微闷，脉象浮弦，舌质干红。仍属血虚生热、脉络痹阻之候。再用养血益阴、清热宣痹之法，以巩固之。

生地黄 12g　白芍 12g　玉竹 12g　山药 15g　知母 12g　瓜蒌 21g　薤白 6g　法半夏 9g　桑枝 30g　丝瓜络 4 寸　豨莶草 9g　甘草 3g

服上方 4 剂后，诸症消失，以后即停药。随访至 1978 年 12 月，据患者说，7 年多来，一直未再发过此病，亦未再服其他药物，且肝脏早已恢复到正常范围。

巴蜀名医遗珍系列丛书

六十三、痰瘰（喉结核）

阴虚肺热，气郁痰凝证

卢某，女，65 岁，居民。1962 年 11 月 8 日初诊。患者于 1951 年曾患肺结核吐血，经治疗后，吐血已止，但咳嗽频发。1959 年喉头部位开始生一小包，辗转求医，未见效验。最近喉头包块已渐大如核桃，影响到吞咽和发音困难，经西医诊断为喉结核。来就诊时，患者项下生瘰，按之甚坚硬；右手小指亦有核肿现象，其胁下亦有肿块，但时聚时散；声音嘶哑，咳吐稠痰，脉象细数，舌苔白厚。究其病机，早年即患肺痨，阴精消烁，肺叶受损。肺伤则通调失权，水饮内聚，故见舌苔白厚；水湿为肺家虚热熏蒸，则炼成稠痰，痰阻肺道，则发为咳嗽；其胁下包块时聚时散，是肝气不畅之征。痰火更加气郁，故在喉头和右手小指结成胶固之痰核，此应属中医痰瘰之候。其吞咽和发音困难，为喉头痰瘰阻挡之故；其脉象细数，为阴虚生热之象。其症既成痰瘰，治法当以消瘰为主，兼顾他症。故用玄参、牡蛎、浙贝母、海藻、夏枯花化痰消瘰，其中玄参兼能养阴清热，通利咽喉；浙贝母兼能宣散郁火，润肺止咳；牡蛎兼能育阴潜阳；海藻兼能行水泄热；夏枯花兼能补肝泻火。再加白芍以敛阴和营。处方如下：

玄参 15g　浙贝母 15g　牡蛎 18g　海藻 12g　夏枯花 9g　白芍 9g

11 月 20 日二诊：服上方 4 剂后，喉间结核及手小指流痰均变小变软。前几日忽患感冒，今已治愈。目前脉象微见弦数，舌根有白苔。此肝气尚不条达，痰水结滞未尽之象。再重用前方，加入郁金、桑枝，以疏肝通络，行气活血。

玄参15g　浙贝母15g　牡蛎24g　海藻18g　夏枯花12g　白芍9g　郁金9g　桑枝18g

服上方6剂后，颈下及右手小指核肿已全部消退。但颈下核肿部位忽出现一小孔，流出黏稠黄水，用本市庚鼎药房成药渴龙奔江丹调敷患处，不久即愈合。此后他未发现任何症状。1978年访问其子陈某，他说：母亲突于1975年因患肺心病去世。自1962年治疗喉结核痊愈后，直到去世，13年来前病未复发。

六十四、瘿病（甲状腺机能亢进）

肝郁气结，气阴两亏证

张某，女，37岁，教师。1975年2月17日初诊。患者于1974年10月发现颈前正中开始隆起，并有心慌心悸症状，心率每分钟110次左右，出汗甚多，两手发颤，食量增大，但体重反而下降至80斤。经某医院进行甲状腺吸[131]碘功能试验，测定结果：吸碘功能为76%，确诊为甲状腺机能亢进。经过一段时间治疗，心率已控制在每分钟80～90次，出汗、多食情况亦有所改善。但颈前正中部位突起更甚，约有鸡蛋大，中微凹陷，皮色如常；头部和足部有明显浮肿，性急易怒，口干少津，体倦乏力，随时易患感冒。以后辗转求医，均未见好转，经人介绍来我处求诊。诊得脉象弦细，舌质暗红无苔。

巢氏《诸病源候论》说："瘿者……初作与瘿核相似，而当颈下也。皮宽不急，垂榰榰然也。"本案以颈下突起为主症，与此段记载颇相类似，故应以瘿病名之。本案起因于素体肝火偏旺，长期性急易怒，使气郁成瘿，结于颈下而成瘿病。气愈郁则火愈盛，故出现心率加快、心慌心悸、汗出甚多、食量增大等火热症状；火热耗伤阴血，血虚则两手发颤。迁延日久，壮火食气，阳气日渐虚衰，故后期火热之症渐减，而阳虚症状又渐突出。阳不化水，故头、足部发生水肿现象，并有体倦力乏、抵抗力衰减、口干少津、脉细舌净等气阴两亏之症。其颈下肿大，性急易怒，脉带弦象，舌质暗红，说明肝郁之症仍未解除。综合以上分析，患者邪气未除而正气已伤，此种虚中夹实之证，颇难措手，补正则易助邪，祛邪又恐伤正，只宜暂从开郁调肝、软坚消瘿议治，待邪气稍减，再议扶正之法。处方如下：

刺蒺藜 12g 丹皮 9g 枳壳 9g 白芍 12g 青皮 9g 郁金 9g 天花粉 12g 牡蛎 12g 浙贝母 9g 夏枯草 15g 玄参 9g 甘草 3g

2月21日二诊：患者服上方4剂后，胸中稍觉开豁，但又患感冒，咽干微痛，鼻微塞。在前方意中，加玄麦甘桔汤并银花，以清润开提。

刺蒺藜 12g 白芍 12g 郁金 9g 牡蛎 12g 浙贝母 9g 夏枯草 15g 玄参 9g 麦冬 9g 桔梗 6g 银花 9g 甘草 3g 4剂

2月28日三诊：患者感冒已解，心中更觉安和，两手脉弦象略减，口中仍觉干燥，颈上包块有变软感觉。再以疏肝益胃，重用软坚散结之法。

刺蒺藜 12g 白芍 12g 郁金 9g 芡实 12g 沙参 12g 牡蛎 12g 浙贝母 9g 夏枯草 15g 玄参 9g 昆布 9g 海藻 9g

4月28日四诊：上方加减，续服20余剂，颈下包块已开始缩小，性急易怒情况亦有改善。口中仍觉干燥，两手有麻木感；脉象不弦而细，并有短暂间歇；时发心慌，肢体困倦。患者于1969年曾患肾盂肾炎，目前尚有水肿、腰痛情况。看来胸中郁结稍疏，理应扶正为主，观症属心肾气阴两亏之象，故用六味地黄丸合生脉散，加消瘰药。

生地黄 9g 丹皮 9g 菟丝子 12g 茯苓 9g 泽泻 9g 牡蛎 12g 浙贝母 9g 玄参 9g 党参 9g 麦冬 9g 五味子 6g 山药 12g

8月8日五诊：上方加减，续服40余剂，颈前包块更见缩小，精神转佳，水肿亦有消退，已不觉心慌；脉象亦转有力，无间歇现象；两手不觉麻木。但最近突然腰痛剧烈，小便黄涩，舌微黄腻，脉象细数。此湿热之邪乘虚侵犯肾脏，拟知柏地黄丸加味。

生地黄 9g 山药 12g 茯苓 9g 泽泻 9g 知母 9g 黄柏 9g 车前

巴蜀名医遗珍系列丛书

仁 9g　杜仲 9g　桑枝 30g　菟丝子 12g　牛膝 9g

8 月 16 日六诊：续服上方 6 剂。腰痛大减，小便已转清利，头部水肿渐消，偶尔有心慌现象。脉已不数，但仍细弱；颈下包块更明显平塌。从现症来看，以肾病为主，治肾则颈下包块消退更快，此为肾脉络舌本之故。目前湿热已去，再以培肾为主，兼养心血。

杜仲 9g　菟丝子 12g　牛膝 9g　生地黄 9g　山药 12g　泽泻 9g　白芍 12g　丹参 12g　桑枝 30g　车前仁 9g　丹皮 9g

12 月 20 日七诊：上方加减，续服 40 余剂，颈下包块已全部消散，水肿亦有消退，眠食俱佳，精神转旺，体重已增至 100 斤。11 月初，经某医院复查，吸碘功能由 76% 下降到 30%。目前只有在劳动以后尚觉腰部胀痛，脚部尚有微肿，要求处方以巩固之。

党参 12g　白术 9g　茯苓 9g　熟地黄 12g　枣皮 9g　泽泻 9g　山药 12g　丹皮 9g　狗脊 9g　杜仲 9g　补骨脂 9g　桑枝 30g

续服上方多剂，情况已基本正常。偶因他病来诊，始终未见反复。随访至 1977 年 1 月，均一直坚持全天工作。

六十五、乳岩（乳腺肿瘤）

肝郁成瘰，气血不足证

肖某，女，30岁，农民。1974年10月初诊。患者于1974年初因月经紊乱，两乳头有坚硬结块，身体日渐消瘦。经某医院检查，未能确诊；并经多方治疗无效，以后病情继续发展。近来两乳部肿块已长大如核桃，坚硬如石，疼痛不已；少气乏力，动则心慌，手足麻木，不思饮食，头部昏晕，头之两侧发痛；月经一直紊乱，有时一月几至，有时又两月一至；早已不能劳动。根据最近医院检查，初步诊断为乳腺肿瘤，但究属恶性或良性尚未确诊。患者思想异常痛苦，情绪消沉，面色苍白，形体瘦削。诊得脉象细弦，舌质淡晦。清代陈实功《外科正宗》说："忧郁伤肝，思虑伤脾，积想在心，所愿不得志者，致经络痞结成核，初如豆大，渐如棋子，半年、一年、二载、三载，不痛不痒，渐渐而大，始生疼痛，痛则无解，日后肿如堆栗，或如覆碗，色紫气秽，渐渐溃烂，深者如岩穴，高者若泛莲，疼痛连心，出血作臭，其时五脏俱衰，四大不救，名曰乳岩。"因思此段记载的未溃症状，恰与本案相符，故本案应属乳岩之未溃阶段。如不及早图治，溃烂后则难以治疗。

本案起病于忧郁伤肝，由于足厥阴肝经通过乳部及少腹，肝经气郁故开始即有月经紊乱和乳头结块等症；肝郁乘脾，脾胃受伤，故不思饮食；食少则气血生化无源，故出现少气乏力、手足麻木、头部昏晕、形体消瘦、面色苍白、动则心慌等一系列气虚血少之症。由于病情加重，情绪消沉，则肝气更加郁结，而积块亦逐日增大，气机壅塞过甚，不通则痛不已。由于胆经循耳前后，肝胆相为表里，肝气郁滞则发为两侧头痛。且脉弦属肝郁，细为血少；舌质淡为气血不足，暗晦为气机不畅，亦与此病机分析大体吻合。综合以上分析，其病机应为肝郁成瘰，导致气血不足之证。故应以疏肝消瘰、补益气血为治。在疏肝方面，因考虑本案系乳岩之证，故在用柴胡、青皮疏肝气的同时，加瓜蒌、丝瓜络、鹿角霜，以通胸中之络。在消瘰方面，此种虚中兼实之证，切不可恣意攻伐，故只用软坚散结稍加走窜之品，用玄参、牡蛎、浙贝母以软坚；加穿山甲行散经络，通经止痛。在补益气血方面，此种气机郁滞之证，又不能过于壅塞，故仅用当归、赤芍补血更兼行血；用甘草补气更能消肿，待气郁稍舒，根据情况再加其他补益之品。处方如下：

柴胡 9g　青皮 9g　丝瓜络 12g　瓜蒌 21g　玄参 9g　牡蛎 12g　穿山甲 9g　鹿角霜 9g　浙贝母 9g　当归 9g　赤芍 9g　甘草 6g

续服上方 10 余剂后，患者乳部硬块变软，疼痛即停止；饮食增加，精神转好，余症亦改善。后即以此方意加减调治，到 12 月份，服药四十余剂，全身即无明显症状。两侧乳部包块亦大为缩小变软，仅能扪及。已能参加农业劳动，以后又续服 10 余剂，到 1975 年 1 月，即全部消散，完全恢复健康。随访至 1976 年 1 月，均一直正常，未再复发。

六十六、瘕证（附件炎）

肝郁脾虚气滞证

陆某，女，40 岁，工人。1976 年 7 月 7 日初诊。患者几月前忽然发现左小腹部位长出小包，并逐渐长大，最近已有鸡蛋大小，推之能移动。患者怀疑为癌症，情绪异常紧张。经某医院检查，未能确诊。外科医生不便进行手术，特建议服中药。患者说：现感全身乏力，动则气短不续，两胁及少腹两侧胀痛，饮食甚少，大便稀溏，一日二三次，频频嗳气，自汗怕冷，舌淡少苔，脉象弦细。

《诸病源候论》说：结块"盘牢不移动者，是癥也。言其形状可征验也……随气移动是瘕也。言其虚假不牢，故谓之瘕也。"此案结块推之能移，故应属瘕证范畴。两胁和少腹两侧均属足厥阴肝经所过部位，肝气郁滞，故不通则痛；气聚日久，故结为瘕块；脉弦亦符肝郁之征。肝郁乘脾，脾阳困顿，健运失常，故嗳气、食少、便溏；脾胃受伤，则气失生化之源，故见全身乏力、气短不续、自汗怕冷、舌淡脉细等阳气不足之象。综合以上分析，本案应属肝郁脾虚气滞。故用柴胡、白芍、枳壳、香附、金铃炭以疏肝；用党参、白术、茯苓、甘草以补脾；用小茴香、厚朴、木香以温通少腹之气。处方如下：

柴胡 9g　白芍 12g　枳壳 9g　香附 9g　党参 9g　白术 9g　茯苓 9g　小茴香 6g　厚朴 9g　木香 6g　甘草 3g　金铃炭 12g

7 月 10 日二诊：患者服上方 4 剂后，嗳气减轻，饮食增进，时转矢气。气有下行之势。再本原方意，加荔枝核、橘核，以增强驱散小腹包块之力。

太子参 9g　白术 9g　槟榔 9g　荔枝核 9g　橘核 9g　青皮 9g　小
茴香 6g　茯苓 9g　柴胡 9g　白芍 12g　金铃炭 12g　厚朴 9g

10 月 21 日三诊：服上方 8 剂后，左小腹包块即全部散去，自觉全
身有力。以后又续服多剂，饮食渐趋正常，无短气、自汗、怕冷等感
觉。目前自觉少腹两侧有两条粗筋样感觉，微有隐痛；仍有嗳气现象，
口干，尿黄。舌质已转微红，上有黄腻苔；脉转弦劲有力。最近经医院
检查，确诊为附件炎。看来虚象大减，已转为肝郁湿热之证，用丹栀逍
遥散合四妙散加味。

丹皮 9g　栀子 9g　当归 9g　白芍 9g　柴胡 6g　白术 9g　茯苓
9g　金铃子 12g　香附 9g　苍术 9g　黄柏 9g　苡仁 9g　牛膝 9g　甘草 3g

上方加减，续服 10 余剂，诸症悉除。随访至 1977 年 1 月，未见
复发。

六十七、积证（腹部粘连）

1.气血瘀滞，肠胃阻涩，寒热错杂证

邱某，男，59岁，工人。1977年6月8日初诊。患者自1940年以来即患胃痛病，1956年因腹中剧痛，经医院诊断为阑尾穿孔引起腹膜炎，立即剖腹，发现阑尾良好；又改诊为十二指肠穿孔，乃缝合右下腹部，于上腹部开刀，对穿孔部位进行了修补，并将胃做大部切除术。1960年至1968年前后发生三次肠梗阻，又进行了三次手术。1970年十二指肠溃疡处又复穿孔，又再度进行手术治疗。因开刀次数过多，形成了严重的腹部粘连。粘连部位随时发生疼痛，饮食稍一不慎，或气温下降，即疼痛剧发。几年来，经中西医多方治疗，效果均不显著。1977年以来，病势更趋严重，其剧痛时间已延续到两天之久，服药虽得缓解，不久又复发作。其疼痛部位，在十二指肠溃疡处与回肠吻合处和胃部，此起彼伏，从未间断，且合并腹胀呕吐，剧烈时甚至滴水不能入口，只好用输液方法维持生命。

来就诊时，见患者形瘦骨立，极度衰弱。自诉胃肠疼痛，腹胀肠鸣，食入少许汤面也感剧痛难忍；嗳腐吞酸，恶心呕吐，并时发腹泻，仅能进葡萄糖水、牛奶等液态食物，且喜冷饮。诊得脉象弱涩，舌淡红，苔白薄。《济生续方》说："夫积者，伤滞也。伤滞之久，停留不化，则成积也。"张景岳说："或以饮食之滞，或以脓血之留，凡汁沫凝旋成癥块者，皆积之类。"故本案应属积证范畴。古代虽无手术后粘连之名，但肠道粘连可使气滞血阻，传化失常。气血瘀滞不通则痛，积为有形之邪故痛有定处；肠道传化失常，故出现嗳腐吞酸、恶心呕吐、腹痛腹

胀、肠鸣泄泻等消化道症状。气血本已不畅，如天气转冷，则血液更加凝涩，肠道本已欠通，如饮食疏忽，则传化更加阻滞，故每因受寒及饮食而剧发。张景岳说："积以寒留，留久则寒多为热。"故出现反喜冷饮。综观诸症，显系寒热错杂之象。《伤寒论》说："胃中不和，心下痞鞕，干噫食臭，胁下有水气，腹中雷鸣下利者，生姜泻心汤主之。"颇符本案寒热错杂之消化道症状。然《圣济总录》说："凡使血气沉滞留结而为病者，治须渐磨溃消，使气血流通，则病可愈矣。"故即以生姜泻心汤与行气活血之桂枝茯苓丸、金铃子散加减，再增加运脾导滞、通利三焦药物。处方如下：

藿香 9g　厚朴 9g　法半夏 9g　茯苓 9g　枳实 9g　生姜 3g　桂枝 6在　金铃炭 15g　延胡索 12g　桃仁 9g　柴胡 9g　黄连 6g　黄芩 9g　3 剂

6月11日二诊：每服上药一次，即感肠胃疼痛及肠鸣加剧，但不久即减缓，腹胀、嗳腐等现象相继消失，且有饥饿感觉。多年来右侧卧则阑尾部位有压痛，故不敢向右卧，昨夜醒来发现自己右卧而无疼痛感觉。患者因少气乏力，行走不便，由其女儿前来改方。考虑桂枝、桃仁过于温通破血，对于粘连部位通破之力太强，虽然能加快改善症状，但服药后患者剧痛难忍。《医学统旨》说："治积之法以行气为主。"确系经验之谈。故改用疏肝行气兼以较轻微之活血药。以肝主疏泄，气行则血行。用越鞠丸合金铃子散，加疏肝活血药物，缓缓图治。

香附 9g　丹参 12g　郁金 9g　焦栀子 9g　法半夏 9g　神曲 9g　金铃炭 12g　延胡索 9g　刺蒺藜 12g　丹皮 9g　枳实 9g　厚朴 9g　4 剂

6月26日三诊：续服上方多剂，腹部胀痛大减，只有时感轻微胀痛；已能进少许饮食，但进食稍多一点，即有嗳腐现象。自觉下腹部空虚下沉，仍感极度疲乏，少气懒言。此应疏导中兼以补气消食，用四君、四逆、楂曲平胃等方化裁。

党参9g　白术9g　茯苓9g　柴胡9g　白芍12g　苍术9g　厚朴9g　陈皮9g　神曲9g　炒谷芽12g　枳实9g　甘草3g　4剂

7月12日四诊：上方加减，续服多剂，精神显著好转，每餐饮食已达二两多，多吃则感腹部胀痛，无嗳气反应，大便软而成形。腹中微有烧灼感觉；腹部偶起小包，于矢气后即消失。看来宿食渐消，而瘀滞未尽。再以行气活血为主。

柴胡6g　白芍12g　积壳9g　广木香6g　黄连6g　厚朴9g　金铃炭12g　延胡索9g　桃仁6g　香附9g　郁金9g　甘草3g　4剂

8月8日五诊：上方加减，续服多剂。初服腹部仍感疼痛，但不久即消失，反觉腹中通畅；欲食不敢多吃，多食则腹胀腹泻。精神转好，舌苔白腻。再用消食、活血、行气三法并进。

苍术9g　陈皮9g　厚朴9g　柴胡6g　白芍9g　茯苓9g　金铃子12g　延胡索9g　神曲9g　莱菔子12g　香附9g　甘草3g　4剂

9月10日六诊：续服上方多剂，患者步行来我家，自述已停药一周，一切症状基本消失，宛如无病之人。目前每日早上能吃1斤牛奶、2个鸡蛋，中午、下午均能吃二两多饮食，晚上还能吃一些点心，腹部不痛不胀。自觉健康有力，要求再处方巩固疗效。仍本上方意，嘱其再服四剂，即停药观察。随访至11月，一切均属正常。

2. 阴虚肝郁，水血互结，肝肾受累证（多囊肝、多囊肾）

李某，男，43岁，工人。1978年10月24日初诊。患者两年前发现肝大，右胁下有积块，疼痛难忍，自觉有下坠感；腰部两侧疼痛。曾到北京某医院检查，诊断为多囊肝、多囊肾。曾经中西医治疗，未见效果。该单位领导同意他在全国各地求医，经多方打听，始来成都就医。症状除上述外，并述及有少寐多梦，肠间水声辘辘，少腹胀痛，小便发黄，眼睛干涩，头目发胀等症。诊得舌质红，苔薄黄，脉弦细。此为阴虚肝郁，水血互结，肝肾受累之证。总缘肝肾之阴不足，故见少寐多梦、眼睛干涩、头目发胀、腰部疼痛、舌红脉细等症；阴虚易致肝郁，气滞易致血瘀水停，故有右胁积块、疼痛难忍、肠内积水、少腹胀痛、脉弦等症。其小便发黄，舌苔薄黄，应为气郁湿聚化热之征。此种正虚邪实之候，用药应有分寸，补阴宜兼固阳，疏肝切勿耗气，行水不宜伤阴，破瘀最忌伤正。故选用玄参、牡蛎、菟丝子、桑寄生、山药育阴兼固阳气，且具软坚行水益脾之效；用刺蒺藜、丹皮、金铃炭疏导肝经气血，而无耗气劫阴之弊；只佐一味土鳖虫以逐瘀积；用茯苓、泽泻、苡仁行水健脾而兼顾气阴；再佐黄柏一味，坚阴以退湿热。处方如下：

　　玄参 10g　牡蛎 12g　菟丝子 12g　桑寄生 15g　山药 15g　刺蒺藜 12g　丹皮 10g　金铃炭 12g　土鳖虫 8g　茯苓 12g　泽泻 10g　苡仁 12g　黄柏 10g

　　10 月 27 日二诊：患者服上方 3 剂后，胁痛、肠鸣均减，小便已不太黄。此肝气稍疏，郁热亦减。上方中去黄柏，加入白芍 12g，瓦楞子 12g，以加重养阴软坚之力。嘱其服 4 剂。

　　11 月 1 日三诊：小便次数及每次排尿量均增多，肠内水声随即消失，腰胁疼痛再减，但自感乏力。两尺脉均弱，此滋阴通利，有损阳气之象。原方意中宜从阴阳平补。上方去玄参、苡仁，加入巴戟天 12g，补骨脂 10g。嘱服 4 剂。

　　11 月 8 日四诊：上方续服 7 剂，诸症均有减轻。小便渐趋正常，自觉头目发胀、少腹胀痛较为突出，且近来痰液较多。宜加重育阴软坚、行气驱痰之品。上方中加入莱菔子12g，鳖甲12g。嘱其服四剂。

11月14日五诊：服上方5剂后，小腹胀痛、头目发胀、胁痛等均大减。自觉积块变软，腹壁柔和；睡眠转佳，饮食增进，精神甚好，只觉眼睛干涩较重。再用育阴疏肝、软坚散结之法。本杞菊地黄丸加减。

枸杞子10g　菊花10g　山药12g　茯苓12g　泽泻10g　丹皮10g　丹参12g　浙贝母10g　金铃炭12g　牡蛎12g　鳖甲10g　玄参12g　刺蒺藜12g　菟丝子12g

11月17日六诊：服上方4剂后，诸症再减，腰已不痛，只在过劳后有酸软感觉；胁腹虽柔软，但右胁下仍不时隐隐作痛，小便微黄，脉象弦细。此宜重在补益肝脏阴血，佐以疏肝软坚行水。用一贯煎加味。

沙参10g　麦冬10g　生地黄10g　当归10g　枸杞子10g　金铃子10g　牡蛎12g　玄参10g　丹参10g　浙贝母12g　丹皮12g　刺蒺藜12g　茯苓12g　冬瓜仁12g

11月21日七诊：服上方4剂后，自觉诸症逐渐消失，右胁及腰部已无酸痛感觉，眠食均佳。现只有时感觉咽喉干燥，剑突下偶尔隐隐作痛，余无异常。患者准备返回辽宁，要求处方以巩固疗效。用育阴疏肝、软坚行水轻剂，并嘱其多服数剂。

生地黄12g　丹皮10g　茯苓12g　泽泻10g　山药12g　刺蒺藜12g　菟丝子12g　丹参10g　浙贝母10g　瓦楞子10g　牡蛎12g　苡仁12g

后来，患者从辽宁来信说，他的病已基本痊愈，特致以谢意。

六十八、虚损

1. 五脏精气亏虚，兼夹湿热证（胃下垂、肾下垂等）

周某，男，45 岁，干部。1974 年 4 月 16 日初诊。患者 17 岁即患遗精、滑精；20 岁后患疟疾一年多；25 岁患慢性胃肠炎；27 岁患肺结核，经治疗后钙化。7 年前开始腰痛、阳痿，5 年前即感头部晕痛，视物昏花，经常失眠，全身乏力。曾辗转求医，未获效验。不但前症日益加重，更感经常胃胀腹响，饮食不佳；大便一日三四次，稀薄不成形；小便时黄，心慌心悸，咳嗽痰稠，惊惕自汗，少气懒言，午后及晚上口干，但喝水后即欲小便，自觉全身无一适处。据最近西医检查，确诊为胃下垂、双肾下垂、十二指肠球部溃疡、双肺气肿、肝脏肿大等病。患者系湖南干部，早已不能工作，其单位领导同意他来成都治病，后即来我处求治。除症状已如上述外，诊得舌质干红，苔微黄腻；脉浮而虚弱，两尺脉似有似无。

根据以上症状分析，应为五脏精气俱亏，兼夹湿热之候，属中医虚损病范畴。肝虚则头晕失眠，视物昏花；心虚则心悸怔忡，惊惕自汗；脾虚则胃胀腹响，食少便溏；肺虚则少气懒言，咳嗽痰稠。肾虚则遗精阳痿，腰痛、尿频。其小便时黄，苔微黄腻，为尚夹湿热之象。本案五脏俱病，虚实夹杂，颇难下手。思先天之本在肾，后天之本在脾，似应从脾肾着手，但检阅以往曾服方药，多属峻补脾肾，而效果均不显著。再思良久，始悟出脾虚不受峻补，补而不运则呆，脾不运药则扶肾何益？且扶正而不驱邪，则留邪仍然损正。因拟轻补脾胃，行气驱邪，兼顾肾气之法，此扶中土以运四旁也。用沙参、白术、茯苓、甘草、山药、葛根、天花粉升阳补脾益胃，黄连、冬瓜仁清热除湿，厚朴、广木香行气运药，加菟丝子轻固肾气。处方如下：

沙参 12g　白术 9g　茯苓 9g　山药 12g　葛根 9g　天花粉 12g　黄连 6g　冬瓜仁 12g　广木香 6g　菟丝子 12g　厚朴 9g　甘草 3g

5月30日二诊：上方加减共服 12 剂，自觉精神转好，腹响稍减，眠食均有改善，大便已减为一日 2 次。余症仍在，时觉惊骇，胁部微胀。原方意中加入刺蒺藜 12g、丹皮 9g，行肝经气血而助脾之健运。

6月18日三诊：上方加减续服 12 剂，饮食增进，腹胀肠鸣续减；最近大便每日只解一次，仍不成形；舌上腻苔已退，小便不黄，仍头昏目眩，眠差腰痛，夜多小便，自汗脉弱，舌质干红。此脾胃初健，湿热渐撤，肾脏精气亏损之象大露。宜以扶肾为主，兼顾脾胃。用还少丹加减。

枣皮 9g　山药 12g　茯苓 9g　熟地黄 12g　楮实子 12g　杜仲 9g　牛膝 9g　小茴香 6g　巴戟天 9g　枸杞子 9g　远志肉 6g　五味子 6g　大枣 3 枚　厚朴 9g　4 剂

6月25日四诊：上方加减，续服 7 剂，自觉精神更好，口中已有津液；腹胀肠鸣续减，每日解大便一二次，较以往干些。仍头昏眼花，腰痛眠差。舌质干红；两尺脉已较明显，但仍微弱。在上方意中，加血肉有情之品，以填精补髓为要。

熟地黄 12g　枣皮 9g　杜仲 9g　枸杞子 9g　鹿角胶 9g　巴戟天 9g　续断 9g　牡蛎 12g　益智仁 9g　茯苓 9g　淫羊藿 9g　桑寄生 15g　龙骨 12g

7月25日五诊：上方加减，续服 20 余剂，头晕、眼花、眠差、口渴、尿频均减，活动后腰腿发痛。最近又感腹胀腹痛，咳吐稠痰加重，自汗、阳痿、滑精等症仍在。看来脾运仍属不健，峻补肾中精气尚嫌过早。仍拟脾肾阴阳平补之法，用四君子汤合六味地黄丸加减。

太子参12g　黄芪12g　白术9g　茯苓9g　菟丝子12g　泽泻9g　山药15g　熟地黄12g　丹皮9g　益智仁9g　杜仲9g　续断9g　钩藤12g　牡蛎12g　甘草3g

9月12日六诊：上方加减，续服30余剂，眠差、心悸、惊惕、食少、便溏、咳痰、自汗等症续减，余症仍在。再拟填精补髓之法。

熟地黄12g　杜仲9g　枸杞子9g　枣皮9g　鹿角胶9g　五味子6g　牡蛎12g　巴戟天9g　续断9g　鱼鳔胶9g　淫羊藿9g　丹参12g　龙骨12g　山药15g　甘草3g

10月4日七诊：上方加减，续服20余剂，诸症均有改善。最近经医院检查，右肾中度下垂，左肾轻度下垂，胃下垂8cm左右，肝微大，双肺气肿。短气、腹响、屁多、腰疼等症仍在，晚上咳嗽，前额疼痛，舌质干红，脉象细弱。拟升阳益气、固肾养血之法。

柴胡9g　升麻3g　葛根9g　白芍12g　党参9g　白术9g　茯苓9g　法半夏9g　陈皮9g　菟丝子12g　续断9g　杜仲9g　益智仁9g　当归9g　甘草3g

11月5日八诊：上方加减，服20余剂，大便日行一次，先干后溏；咳痰、胸闷、腹胀均减，前额不痛。平时已不觉腰痛，用力时才感酸痛。近来天寒怕冷，夜尿增多，睡眠尚差，少腹微疼，嗳气放屁，头昏视差。再拟两补脾肾、温阳行气之法。

党参12g　黄芪15g　肉桂末（冲服）1.5g　白术9g　白芍12g　茯苓9g　厚朴9g　青皮9g　菟丝子12g　法半夏9g　甘草3g　枸杞子9g　杜仲9g　枣皮9g

11月30日九诊：上方加减，续服20剂，一般情况均有好转。最近感冒风寒，鼻塞流涕，头昏咳嗽加重，脉浮自汗。用调和营卫、理肺扶脾益肾之法。

桂枝9g　白芍12g　苏条参9g　菟丝子12g　黄芪12g　茯苓9g　大枣3枚　杜仲9g　枣皮9g　山药12g　法半夏9g　化橘红9g　厚朴9g　杏仁9g　甘草3g

12月6日十诊：上方服3剂后，感冒已解，只轻微咳痰。精神好转，腰部遇寒冷痛，饮食增加。但大便仍不成形，多食则胃部不适。仍拟脾肾双补、运脾行气之法。

党参12g　白术9g　茯苓9g　法半夏9g　陈皮9g　广木香6g　草豆蔻9g　益智仁9g　炒枣仁9g　枸杞子9g　枣皮9g　杜仲9g　熟地黄9g　甘草3g

1975年1月1日十一诊：上方加减，续服20余剂，自觉身体有力，诸症均有减退。已无心悸、惊惕、自汗、胃痛、遗精、尿频等症，每餐能吃三两饮食；大便日解一次，已不溏薄，但尚不完全成形；平时已不觉腰痛，但不能过于劳动，睡眠尚不完全正常，偶尔有头昏、眼花、腹响等症，有轻微咳痰现象。脉转有力，两尺脉已大显。据患者说，主要病证已基本治愈，又有了生活信心，精神十分愉快，准备返回家乡，要求处一丸方，以巩固疗效。仍本扶脾补肾、行气养血之法，用脾肾两补汤加减。

太子参30g　白术21g　茯苓30g　山药30g　莲子30g　丹参30g　白芍30g　枣皮30g　黄芪30g　菟丝子30g　续断30g　杜仲30g　桑寄生30g　神曲30g　厚朴30g　陈皮21g　法半夏30g　泽泻30g　熟地黄30g　枸杞子30g　香附24g　甘草9g

巴蜀名医遗珍系列丛书

上方诸药，共研为细末炼蜜为丸，每丸重9g。每日早、中、晚各服一丸。

几月后，患者来信说，病情未见反复，身体已更加健康。

2. 气阴两虚，肝郁湿聚证（冠心病、肝脾肿大）

李某，女，48岁，干部。1974年4月20日初诊。患者早年患哮喘及高血压等病，1971年曾发心绞痛，以后又患痢疾，后又续发肾盂肾炎，致使体质日益衰弱。近几月来心痛频发，动则心慌、短气、自汗，胁腹胀痛，饮食甚少，每餐仅能进食一两左右，食即嗳气，睡眠甚差，尿少足肿，腰膝酸痛，性急易怒，眼花耳鸣。据某医院检查，确诊为冠状动脉粥样硬化性心脏病、肝脾肿大、中度腹水等病。经住院治疗，未见改善，即来我处求诊。诊得两手脉浮微而数，左尺脉似有似无；舌质淡，上布微白苔。中医认为病久体弱即为虚，久虚不复则为损。本案久病耗伤体质，故见种种衰弱症状，应属虚损病的范畴。其短气、自汗、饮食甚少、嗳气、腹胀、脉微舌淡，为脾虚气虚之征；眼花耳鸣、腰膝酸痛、睡眠甚差、心中悸痛、左尺脉似有似无，又为阴精不足、心肝肾三经失养之象。"气化原由阴以育"，肾阴不足，则气化失司，故小便短少；脾肾亏虚，水湿内聚，故苔白，足肿。其胁痛、易怒，为肝郁之故。综合以上分析，本案应为气阴两虚，肝郁湿聚之证。当从扶脾益气，养心滋肝育肾，解郁行水立法。故用太子参、茯苓、甘草以补气扶脾；用丹参、女贞子、旱莲草、菟丝子、牡蛎、鳖甲、白芍以养心育肾、滋肝软坚；用刺蒺藜、丹皮以舒肝解郁；用泽泻合茯苓以除湿行水。处方如下：

太子参12g　丹参12g　白芍12g　菟丝子12g　茯苓9g　泽泻

9g　女贞子 12g　旱莲草 12g　牡蛎 12g　鳖甲 9g　刺蒺藜 12g　丹皮 9g　甘草 3g　4 剂

4 月 29 日二诊：患者服上方四剂后，已见显效。心痛未发，心慌亦减，小便已较通利，昨日尿量为 1650mL，足肿渐消，肝大由 9cm 减为 6cm，腰痛、耳鸣、眼花等均有缓解；脉稍转有力，肾脉已显露。自汗、眠差、性急等症未减，大便干燥，不易解出；近日饮食略有增进。因昨日爽口食多，腹中嘈杂、嗳气。舌质仍淡，上微黄腻；小便微黄，此与饮食停滞有关，积湿有化热之虞。仍本前法加生谷芽以消食，加桑枝、天花粉育阴兼除湿热。

苏条参 12g　白芍 12g　牡蛎 12g　酥鳖甲 9g　丹参 12g　桑枝 30g　天花粉 12g　女贞子 12g　甘草 3g　旱莲草 12g　刺蒺藜 12g　茯苓 9g　生谷芽 15g

5 月 6 日三诊：服上方 4 剂后，觉胃中安和，饮食又有增进，足肿更有消退，已无心慌、腰痛、耳鸣、眼花症状，睡眠好转。经西医检查，脉搏每分钟 70 多次，已无腹水；肝功能基本正常，但仍肝大 5cm；心电图检查亦有好转。仍自汗，昨日有腹泻现象，舌淡，微有黄腻苔。仍本前法。

太子参 12g　白术 9g　茯苓 9g　牡蛎 12g　酥鳖甲 9g　丹参 12g　桑枝 30g　旱莲草 12g　牛膝 9g　天花粉 12g　扁豆 12g　木通 6g　甘草 3g　4 剂

5 月 10 日四诊：小便每日增至 2000mL 左右，足肿已全消。最近肝区微痛，仍气短、自汗。再按前法调理。

党参 12g　白术 9g　茯苓 9g　厚朴 9g　牡蛎 12g　刺蒺藜 12g　丹参 12g　白芍 12g　丹皮 9g　桑枝 30g　天花粉 12g　冬瓜仁 12g　甘草 3g

上方加减，续服 30 余剂，诸症若失，精神转佳，眠食亦趋正常。随访一年，她身体情况尚属良好。

3. 久病耗损，阴阳亏虚，气血不足证（白细胞减少症）

潘某，女，51 岁，教师。1968 年 5 月 30 日初诊。患者 1960 年曾患肝炎；1961 年因腰腹疼痛，经医院检查为肾下垂，两侧肾脏游走于少腹前侧；1963 年又患食道炎。由于连年患病，虽病情有所控制，但体质已极度消耗。近来体重已下降至 70 余斤，身体羸弱，面色㿠白，精神萎靡，睡眠不好，食纳甚差，晚上口干，不欲饮水，脸足浮肿，两腿乏力，行走困难。据最近医院检查，白细胞已减少至 1.9×10^{10}/L。诊得脉象细弱，舌淡苔少。

《诸病源候论》说："大病之后，血气减耗，脏腑未和，故使虚乏不足。虚乏不足，则经络受邪，随其所犯变成诸病。"本案因长期患病，体质耗损，出现了种种衰弱症状，虚劳即虚损，故应属虚损病范畴。其身体羸弱、面色㿠白、精神萎靡、两足乏力、脉象细弱、舌淡少苔，均属阴阳气血不足之征。血虚不能养心，故睡眠甚差；阴虚则津液不足，故晚上口干；阳虚则水湿内聚，故脸足浮肿；气虚则脾失健运，故食纳甚差；食差则血气生化无源，故病情日益加重。此应首当健立中土，补益气血，用小建中汤合当归补血汤缓缓调治。

当归 12g　黄芪 15g　桂枝 9g　白芍 12g　生姜 9g　饴糖 15g　大枣 4 枚　甘草 3g

6 月 11 日二诊：患者服上方 10 剂后，食纳增进，精神转好，身体觉有力气，已能行走，余症仍在。前方已见效果，应加重药力，用十四味建中汤加培肾药物。

党参 12g　黄芪 15g　白术 9g　茯苓 9g　当归 9g　熟地黄 12g　白芍 12g　陈皮 9g　肉挂（后下）3g　麦冬 9g　法半夏 9g　菟丝子 12g　肉苁蓉 9g　补骨脂 9g　制附片（先煎）9g　甘草 3g　10 剂

6月24日三诊：患者食量大增，精神更佳，水肿消退，行走更觉有力，睡眠好转。最近到医院检查，白细胞已上升到 $4×10^{10}$/L。但脉象仍属细微，舌淡不泽。再用补中益气兼建中之法以巩固之。

党参 12g　黄芪 15g　白术 9g　陈皮 9g　桂枝 6g　柴胡 6g　升麻 3g　白芍 12g　生姜 9g　大枣 4 枚　饴糖 12g　甘草 3g

患者服上方 10 剂后，身体情况更有好转。后即以此方增损调理，而获痊愈。1978 年她因其他病来诊时说，身体情况较好，前病一直未复发。

4. 体虚久病，气阴两伤证

陈某，男，50 岁，干部。1970 年 7 月 17 日初诊。患者几年前曾患脑脊髓膜炎，因颅内压过高，进行过几次脊髓穿刺术。该病愈后，即后遗头部昏晕，手足麻木，并觉腰脊部位板硬不仁；食少喜呕，少腹胀满，精神委顿。曾经多方就医，均未获效验，已病休数年了。来就诊时，除上述症状依然存在外，见患者少气乏力，面色㿠白。诊得脉象浮弦而大；舌质淡，起裂纹，上浮白腻苔。《金匮要略》叙述虚劳证中，说"无寒热，短气里急，面色㿠白""少腹满，其脉浮大""目眩""人年五六十，其病脉大者，痹夹背行……皆为劳得之"，"腹满甚则溏泄，食不消化也"。患者多有以上症候，故本案应属虚损之范畴。此由素禀体虚，加患热病，使气阴两伤，迁延日久，愈演愈烈。其头部昏晕，手足麻木，为气血不能上荣头脑和外实四肢之故。沈目南说："卫不独行，虚阳上浮则脉大，营卫不充于躯壳，相循背之经隧曰‘痹夹背行’，然背外属太阳经脉所注，背里为少阴精血所流，而阳气不升于背，阴精亦不注于脊，以致气血两痹。"故出现腰脊部位板硬不仁。阳气虚衰，脾不健运，故有食少、喜呕、腹满等症。其精神委顿、少气乏力、面色㿠白、舌淡起裂亦为气血不足所致。治法当以两补气阴，兼以温运入手。《金匮》说："虚劳里急诸不足，黄芪建中汤主之。"故从黄芪建中汤加减。因呕家腹胀，不喜甘壅之味，故去大枣、饴糖，再加党参以增强补气之力；用当归、川芎、女贞子、玉竹、制首乌补阴血以配阳气；加法半夏、青皮利气止呕。处方如下：

黄芪15g 桂枝6g 白芍12g 生姜6g 党参12g 当归9g 川芎6g 女贞子12g 玉竹9g 制首乌9g 法半夏9g 青皮9g 甘草3g

7月21日二诊：患者服上方4剂后，头晕、手足麻木均有好转，饮食增进，已无恶心感觉，精神转佳。仍腹胀，腰部板结。脉象浮弦；舌淡起裂，上浮白腻苔。此气血虽有来复之象，但肝主疏泄之功能尚属无权，有木横侮土、气血凝塞之象。前方中增入疏肝流气之品。

黄芪15g 桂枝6g 白芍12g 生姜6g 炙甘草3g 青皮9g 法半夏9g 香附9g 沙苑子12g 钩藤12g 当归尾9g 金铃炭9g 厚朴9g

7月26日三诊：服上方4剂后，诸症再减，腹胀亦减轻，腰脊部仍板结，脉舌同前。再按前方，兼通筋脉。

黄芪15g 桂枝6g 白芍12g 生姜6g 钩藤9g 刺蒺藜9g 青皮9g 丹参12g 法半夏9g 金铃炭9g 牛膝9g 玉竹9g 伸筋草9g 4剂

8月8日四诊：腰部板结情况已有好转，腹胀再减，每日饭量已增至八两，头晕已轻微。但目前有气往下沉感觉，有时四肢乏力。此气血不足不耐疏导，应在上方意中，重加补益气血药物。

党参12g　黄芪15g　当归9g　白芍12g　川芎6g　生地黄9g　桂枝6g　桑枝30g　青皮9g　刺蒺藜12g　玉竹9g　厚朴9g　牛膝9g　甘草3g

8月14日五诊：服上方4剂后，腰部板硬已解，手足麻木亦轻微，饭量再增，食后不呕，头不晕。但时感头鸣，说话过多尚感气短，腰腹微胀，午后下肢微胀，脉仍浮大，舌淡微腻。此因久病，精气一时难以全充。仍以前方意加入填补精髓，缓缓调理，以善其后。

党参9g　黄芪12g　白芍12g　桂枝6g　牛膝9g　鹿角胶9g　枸杞子9g　生姜6g　山药12g　茯苓9g　泽泻9g　菟丝子12g　厚朴9g

上方加减，服药一月余，约30余剂，诸症若失，身体已逐渐康强，即停药观察。半年后，其姊来说，情况始终稳定，已上班数月，未见异常。

六十九、骨蒸

阴虚肝胆郁热射肺证

雷某，男，73岁，退休工人。1978年11月21日初诊。患者患骨蒸潮热已一年余，经中西医治疗，未见效果。平素头目昏眩，盗汗眠差。近一月来咳嗽甚剧，咳吐白色稠痰，左侧手足麻木，小便较黄，口干口苦。诊得舌淡而晦暗，脉浮而细弦。

此属阴虚肝胆郁热射肺之证。其人头目昏眩，盗汗眠差，应属阴虚之象。阴血不足，则左侧手足麻木不仁；阴虚生内热，故见骨蒸潮热；阴虚肝胆郁热，故有口干口苦、舌质晦暗、脉浮细弦等症；肝胆郁热冲肺，则见咳嗽痰稠。治宜育阴退蒸，养血通络，疏肝平肝，佐以止咳豁痰。故用女贞子、旱莲草、天花粉以养阴生津，用地骨皮、青蒿以除蒸解热，用白芍、甘草、桑枝以养血通络，用刺蒺藜以疏肝平肝，用法半夏、茯苓、枇杷叶以止咳豁痰。处方如下：

女贞子12g　旱莲草12g　天花粉10g　青蒿10g　白芍10g　桑枝30g　地骨皮12g　刺蒺藜10g　钩藤10g　法半夏10g　茯苓12g　枇杷叶10g　甘草3g　4剂

12月1日二诊：患者服上方四剂后，近几日未见骨蒸潮热现象，盗汗亦止，咳嗽减轻。但吐痰尚多，头仍昏晕，左侧手足仍感麻木，口干尿黄，有心慌现象。舌淡暗，脉浮弦而细。应属阴虚内热，复兼痰浊之证，用育阴平肝疏肝通络化痰法。

女贞子12g　旱莲草12g　钩藤10g　牡蛎10g　菊花10g　刺蒺藜10g　海浮石10g　丹皮10g　白芍12g　桑枝30g　竹茹10g　川贝母粉

（冲服）6g　四剂

12月8日三诊：近日仍未见潮热现象，咳嗽吐痰大减，口干苦亦好转，饮食知味。小便略黄热，仍头晕心慌，左手足麻木。再用育阴平肝、泄热通络法。

女贞子12g　旱莲草12g　丹参10g　天花粉12g　钩藤10g　菊花10g　冬瓜仁12g　茯苓12g　白芍12g　桑枝30g　牛膝10g　甘草3g

服上方4剂后，诸症均告痊愈。随访三月余，骨蒸潮热现象从未复发。虽年逾古稀，仍精神饱满，身体康强。

七十、经闭

血虚肝郁夹瘀证

陈某，女，成年，干部。1971 年 4 月 6 日初诊。患者几年前先是月经推后，以后逐渐发展为数月不来月经；1970 年以来，甚至 10 个月不至；两月前曾来潮一次，经量特少，血色乌黑，来时少腹疼痛甚剧。平素抑郁寡欢，性急易怒，面色少华。诊得舌淡而暗，脉缓而涩。

此应属血虚肝郁夹瘀之证。血虚则见面色少华，舌淡脉缓；肝郁则见多愁易怒，舌暗脉涩。营血衰少，更加肝气郁滞，日久必成瘀积。足厥阴肝经循少腹、绕阴器，肝经气滞血瘀，故致月经闭阻、经量特少、血色乌黑及少腹疼痛等症。此证虽以血虚血瘀为主，但因气为血帅，故养血宜兼益气，逐瘀必兼解郁，当以逍遥散加减治之。方用当归尾、白芍、丹参养血行血，佐白术、茯苓、甘草以补气；用桃仁、丹皮、茺蔚子活血调经，佐柴胡、金铃炭、延胡索以解郁。处方如下：

当归尾 10g　白芍 10g　丹参 10g　白术 10g　茯苓 6g　桃仁 10g　丹皮 10g　茺蔚子 10g　柴胡 8g　金铃炭 12g　延胡索 10g　甘草 3g

6 月 23 日二诊：患者服上方 4 剂后，自感少腹疼痛难忍，随即月经来潮，经量甚多，且多属紫色血块。月经过后，自觉一身轻快，心情舒畅，诸症若失。近两月来，月经均应时来潮，但在月经前后，少腹仍有痛感。舌仍淡暗，脉象弦细。此瘀积渐通，但血虚肝郁之象尚在。仍本上方意，酌减祛瘀之品，加重养血疏肝以巩固疗效。

当归10g　白芍10g　柴胡8g　白术10g　茯苓10g　金铃炭12g　青皮10g　延胡索10g　薄荷6g　益母草10g　甘草3g　丹皮10g　4剂

巴蜀名医遗珍系列丛书

七十一、崩证

阳虚气不摄血证

陈某，女，41岁，居民。1945年9月初诊。患者停经三月，体胖面白，精神困倦，舌淡而润。前医辨证为寒湿经闭，用平胃散加桂枝、香附、川芎、丹参、当归等味，行气除湿，温经活血。服一剂后，即感腹痛，随即经来如注，其势甚暴。患者家属即将她送来我处，请求急救。见患者气息微弱，闭目不语。诊脉极为沉细。并询问了初诊时病情。

叶天士说："如面色白者，须要顾其阳气。"该患者体胖面白，形盛气虚，经闭虽由寒湿困阻，但用药未顾正气，同时耗气行血药过量，因此导致阳气更虚，不能摄血而演变为暴崩之证。当务之急，应本脱血益气之法，嘱其先用大洋参15g，煎汤频服。并处下方：

阿胶珠9g　焦陈艾6g　党参15g　黄芪15g　当归6g　白芍9g　熟地黄9g　乌贼骨9g　炮姜3g　炙甘草3g　2剂

二诊：患者急服独参汤，并续服上方2剂后，经量减少，精神转佳。后用人参养营丸，调理善后。

（本案根据家兄李克光供稿整理）

七十二、蓐劳

产后气血亏虚，复感风邪证

江某，女，30岁，工人。1970年5月31日初诊。患者产前即有轻微外感，头昏，厌油。临产再受风邪，以致头晕，咳嗽，时冷时热，冷时皮肤起栗，盖上被子又觉全身发烧，因此坐卧不安，冷汗时出，饮食甚少，心胸及腹部时感辣痛，手足关节则有针刺感觉，有时并觉有热气从下往上冲，心悸怔忡，全身乏力，左背甚痛，临产至今已76天，多方医治，未见效果。据患者说，医生曾告诉她，此为产后寒，平时无药可医，必须等待下次生产时才能设法医治。患者为病所苦，度日如年，焦虑万状，经人介绍来我处治疗。诊得脉象细弱，舌淡无苔。

陈自明《妇人良方》说："妇人因产里不顺，疲极筋力，忧劳心虑，致令虚羸喘乏，寒热如疟，头痛自汗，肢体倦怠，咳嗽痰逆，腹中绞刺，名曰蓐劳。""夫产后蓐劳者，此由生日浅，血气虚弱，饮食未平，复不满月日，气血虚羸，将养失所而风冷客之。风寒搏于气血，则不能温于肌肤，使人虚乏劳倦，乍卧乍起，容颜憔悴，食饮不消；风寒邪气而感于肺，肺受微寒故咳嗽、口干，渐觉头昏，历节疼痛；营卫受于风邪，流注脏腑，须臾频发，时有盗汗，寒热如疟，背膊烦疼，四肢不举，沉重着床，此则蓐劳之候也。"从本案所反应的诸多症状，均与以上论述基本吻合，故为蓐劳无疑。此证总由产后气血亏虚，加被外感而发。其脉弱、舌淡，亦符气血不足之象；其心悸怔忡，热气上冲，亦为虚气上逆所致。此证唯宜补益气血，佐以疏风通络，缓缓图治。补气用异功散，以补中兼行；养血用四物汤，加地骨皮兼退虚热；疏风用荆芥，通络用秦艽。处方如下：

当归 9g　党参 9g　陈皮 9g　白芍 12g　生地黄 9g　川芎 6g　茯苓 9g　白术 9g　荆芥 6g　秦艽 9g　地骨皮 12g　甘草 3g

6月23日二诊：患者服上方 16 剂，自觉发热恶寒减轻，饮食增加，已无冲热现象。手足关节仍有针刺感，身上有虫行感，皮肤麻木感。两手寸关脉弱涩，尺脉小紧；舌质淡红无苔。忆《金匮要略》说："血痹阴阳俱微，寸口关上微，尺中小紧；外证身体不仁，如风痹状，黄芪桂枝五物汤主之。"此虽为虚人感风所设，究其机理与症状，与本案现症均相类似，故以此方合八珍汤同用。

桂枝 9g　白芍 12g　黄芪 15g　生姜 9g　当归 12g　川芎 6g　熟地黄 9g　党参 12g　茯苓 9g　白术 9g　大枣 3 枚　甘草 3g

7月5日三诊：患者服上方 4 剂后，诸症缓解，近几日颇觉轻松。但近日又患感冒，恶寒发热，咳嗽气紧，食少无味，厌油欲吐，手足尖热，背上觉冷，身体疲困，脉弱舌淡。虚人不宜重表，只宜香苏饮合上方意加减。

桂枝 6g　生姜 9g　法半夏 9g　川芎 6g　黄芪 12g　白芍 12g　茯苓 9g　当归 9g　神曲 9g　香附 9g　紫苏 9g　陈皮 9g　甘草 3g

9月12日四诊：病人服上方 2 剂后，新感即解，余症虽有缓解，但症状犹在。后仍以黄芪桂枝五物汤合八珍汤调理，至目前有时觉得全身无病，但有时却感耳如蝉鸣，背微恶寒，身微刺痛。手足尖有烧灼感。饮食时好时差，头微昏痛。脉仍细弱，舌质淡红。仍属气血虚弱，余寒留滞经络之征。其手足尖有烧灼感，应为寒邪久留化热所致，其理与冬日冻疮局部发烧相同。应予前方意中，加通脉四逆汤，并加柴胡通利三焦，和解表里；加牛膝以引血下行。

当归 9g　川芎 6g　白芍 12g　细辛 3g　桂枝 9g　党参 9g　黄芪 12g　茯苓 9g　柴胡 9g　生姜 6g　牛膝 9g　甘草 3g

患者服上方 8 剂后，自觉诸症消失。随访两年，均一如常人。

巴蜀名医遗珍系列丛书

七十三、慢惊风

肝肾阴亏，脾阳不旺证

彭某，男，5岁。1971年2月20日初诊。患者母亲说，小儿先天禀赋较差，4岁时因突受惊恐而致目睛斜视，手足抽搐不已，以后即间断发作；近来愈发愈频，甚至一日发作2～3次。发作时即颈强目斜，抽搐时轻时重，目睛微赤，每发作一二十分钟后，即恢复常态。但现疲惫乏力，睡着后眼睛不能闭合，白睛外露；饮食愈来愈少，面色㿠白，身体瘦弱，喜喝水，但饮亦不多；左侧睾丸上收不能坠入阴囊内。诊得脉浮而细弱，舌干而红净。

此证中医称为慢惊风，亦属古之痫证范畴，总由小儿先天气阴不足，再受惊恐而发。肾阴已属不足，恐怖再伤肾精，使肾阴更加虚乏。肝肾同源，肾阴虚则肝阴亦虚，惊再伤肝，使肝阴愈虚而肝阳愈亢，终必导致筋失濡养，阳亢生风，故见颈强目斜、手足抽搐、睾丸上收、目睛微赤等症。其口渴不多饮，舌干而红净，亦属阴亏见症。又因脾中阳气不足，故见饮食减少、面色㿠白、身体瘦弱等症。眼胞属脾，故睡着后眼胞不能闭合。脉浮而细弱，亦符合气阴不足之证。此种肝肾阴亏、脾阳不旺之小儿慢惊风证，临床上较为常见，如治不得法，迁延日久，势必使阴液愈亏而风阳愈炽，肾精愈伤而发作愈频。治法先当以滋肾涵木息风为主，佐以扶脾益气。故仿六味地黄丸方意以滋肾阴，用玉竹以养肝，钩藤以平肝，僵蚕、全蝎以息风；佐党参、甘草合茯苓、山药以补脾益气。处方如下：

生地黄9g　泽泻9g　山药12g　丹皮9g　菟丝子12g　茯苓

9g　党参 9g　玉竹 9g　钩藤 9g　僵蚕 9g　全蝎 3g　甘草 3g

2 月 26 日二诊：患者服上方 4 剂后，6 天未发抽搐之症。食量稍增，精神转好，左侧睾丸有下坠阴囊之势。稍觉少腹胀痛，睡眠时眼睛仍不能闭合。上方意中稍加温通少腹之品。

太子参 9g　熟地黄 9g　丹皮 9g　山药 12g　菟丝子 9g　泽泻 9g　茯苓 9g　全蝎 3g　肉桂（后下）1.5g　小茴香 3g　玉竹 9g　钩藤 9g

3 月 23 日三诊：续服上方 8 剂，迄今一月余，未发惊风之证。左侧睾丸已下坠阴囊，少腹亦无胀痛感觉；除昏睡露睛外，已无其他明显症状。舌苔已转正常，脉象微浮而无力。《福幼篇》说："补土即所以敌木，治本即所以治标。"故用补脾益胃、养阴息风之法以善其后。

泡参 9g　白术 9g　茯苓 9g　菟丝子 9g　钩藤 9g　莲子 12g　焦山楂 9g　石斛 9g　全蝎 3g　僵蚕 9g　玉竹 9g　甘草 3g　4 剂

巴蜀名医遗珍系列丛书

七十四、解颅（先天性脑积水）

先天不足，肾气虚衰，脑髓不充证

黄某，男，7个月。1971年6月8日初诊。患者父亲来信说，小儿出生70天后，头颅即明显增大，量头围44cm。现在患儿已7个月，头围增至54.2cm，平均每月约增长2cm多，且有递增之势。外貌头大脸小，两眼下视，呈落日状，不见瞳子；颈难支持，头倾不能抬，更不能自由转动；轻敲头顶部则咚咚发响，手足发冷，食乳不多，表情呆钝，始终未见笑容，神气不足，面色㿠白。经西医检查，诊断为先天性脑积水病。

《小儿药证直诀》说："解颅者，生下囟门不合也，长必多愁少笑，目白睛多，面色㿠白，肢体消瘦，皆肾虚也。"据来信所述症状，与以上论述颇相吻合，故本案应以解颅名之。推其病因，应为病儿父母体弱，精血衰少，致使患儿先天不足，肾气虚衰。肾主骨主髓，脑为髓海，肾气不充，脑髓不足，所以头颅开而不合。且肾虚不能制水，水液乘头脑之虚上泛，而成此解颅之病。肾虚本已骨弱，更加脑部积水之负荷，故有颈难支持、头倾难转之症。由于脑髓不充，故智力不足而表情呆钝，不见笑容。肾阳虚则火不生土，而致脾阳不振，故食乳不多，手足清冷。食少则气血生化无源，故见神气不足，面色㿠白等症。其两眼下视，不见瞳子，亦应属肾脾阳虚之证。综合以上分析，应以强肾益脑以治其本，扶脾养血以治其标，当此发展迅速之际，宜多从标治兼以培本。故用党参、黄芪、白术、山药、茯苓、泽泻、甘草以补气扶脾行水；用四物汤养血以生气；用菟丝子、巴戟天、老鹿角强肾以益脑。处方如下：

　　党参 6g　黄芪 8g　白术 6g　山药 8g　茯苓 8g　当归 6g　熟地黄 6g　白芍 6g　川芎 4g　菟丝子 8g　巴戟天 6g　老鹿角 6g　甘草 2g　泽泻 6g

　　试服上方 2 剂，如无异常反成，可续服。

　　9 月 15 日二诊：据其父来信说，试服上方 2 剂后，小儿无异常反应，乃续服三个月，头围增长速度已显著下降。目前头围为 55.7cm，较三月前的 54.2cm，只增长了 1.5cm，平均每月只增长 0.5cm，比以往每月增长 2cm 多已大见好转。看来此病虽属危重，如按法缓缓调理，尚可图治。仍本前法，加重强肾补脑。

　　红参 1.5g　当归 6g　熟地黄 6g　黄芪 6g　白术 6g　茯苓 9g　鹿茸（分三次冲服）0.3g　龟板 6g　龙骨 6g　菟丝子 6g　枸杞子 6g　甘草 3g

　　服上方如无异常反应，可续服。

　　10 月 22 日三诊：据其父来信说，续服上方一月，小儿头围增长情况已基本上得到控制，眼球中黑睛已全部外露，头颅已能自由转动。食乳正常，神态转佳，已长出两个牙齿。但仍不会笑，手足有时发冷。仍本前方意，再加重强肾填精补脑之品，标本兼治，缓缓调服，以巩固疗效。

　　红参 1.5g　当归 6g　熟地黄 6g　黄芪 6g　白术 6g　补骨脂 6g　胡芦巴 6g　鹿茸（分三次冲服）0.3g　茯苓 9g　枸杞子 6g　肉苁蓉 6g　牡蛎 6g　甘草 3g